PTOTST 標準理学療法学・作業療法学・言語聴覚障害学 別巻

義肢装具学

編集 佐伯 覚 産業医科大学リハビリテーション医学講座・教授

医学書院

標準理学療法学・作業療法学・言語聴覚障害学　別巻
義肢装具学

発　行　2018年3月1日　第1版第1刷©

編　集　佐伯　覚（さえき　さとる）

発行者　株式会社　医学書院
　　　　代表取締役　金原　俊
　　　　〒113-8719　東京都文京区本郷 1-28-23
　　　　電話　03-3817-5600（社内案内）

印刷・製本　三報社印刷

本書の複製権・翻訳権・上映権・譲渡権・貸与権・公衆送信権（送信可能化権を含む）は株式会社医学書院が保有します．

ISBN978-4-260-03441-8

本書を無断で複製する行為（複写，スキャン，デジタルデータ化など）は，「私的使用のための複製」など著作権法上の限られた例外を除き禁じられています．大学，病院，診療所，企業などにおいて，業務上使用する目的（診療，研究活動を含む）で上記の行為を行うことは，その使用範囲が内部的であっても，私的使用には該当せず，違法です．また私的使用に該当する場合であっても，代行業者等の第三者に依頼して上記の行為を行うことは違法となります．

JCOPY　〈出版者著作権管理機構　委託出版物〉
本書の無断複製は著作権法上での例外を除き禁じられています．複製される場合は，そのつど事前に，出版者著作権管理機構（電話 03-3513-6969，FAX 03-3513-6979，info@jcopy.or.jp）の許諾を得てください．

執筆者一覧 （執筆順）

佐伯　覚	産業医科大学リハビリテーション医学講座・教授
越智光宏	産業医科大学リハビリテーション医学講座・講師
岡﨑哲也	産業医科大学若松病院リハビリテーション科・診療教授
舌間秀雄	産業医科大学病院医療安全管理部
中元洋子	産業医科大学若松病院リハビリテーション部
久原聡志	産業医科大学若松病院リハビリテーション部
大宅良輔	産業医科大学病院リハビリテーション部
松嶋康之	産業医科大学リハビリテーション医学講座・准教授
木村公宣	産業医科大学病院リハビリテーション部
緒方友登	産業医科大学病院リハビリテーション部
濵田　学	産業医科大学病院リハビリテーション部
中津留正剛	産業医科大学若松病院リハビリテーション部
立石聡史	産業医科大学若松病院リハビリテーション部
髙橋　誠	産業医科大学若松病院リハビリテーション部
早川　淳	産業医科大学病院リハビリテーション部
明日　徹	産業医科大学若松病院リハビリテーション部
村上武史	産業医科大学病院リハビリテーション部
白山義洋	産業医科大学若松病院リハビリテーション部
賀好宏明	産業医科大学病院リハビリテーション部
伊東育未	産業医科大学若松病院リハビリテーション部
吉川真理	産業医科大学リハビリテーション医学講座
牧野健一郎	新王子病院・リハビリテーションセンター長
橘　智弘	九州労災病院リハビリテーション科・部長
加藤徳明	産業医科大学リハビリテーション医学講座
大峯三郎	九州栄養福祉大学リハビリテーション学部・教授
石倉龍太	産業医科大学病院リハビリテーション部
白石純一郎	産業医科大学リハビリテーション医学講座
伊藤英明	産業医科大学リハビリテーション医学講座
樺島美由紀	産業医科大学病院リハビリテーション部
武本暁生	産業医科大学病院リハビリテーション部
飯田真也	産業医科大学病院リハビリテーション部
寺松寛明	産業医科大学病院リハビリテーション部
頓所つく実	産業医科大学病院リハビリテーション部
森　里美	産業医科大学若松病院リハビリテーション部

序

　このたび，医学書院より理学療法士・作業療法士養成校学生向けの義肢装具テキストを刊行することになり，小生が編集を担うこととなった．小生が担当する産業医科大学リハビリテーション医学講座は開学以来，初代教授故緒方甫先生，2代目教授蜂須賀研二先生が，医師・療法士・義肢装具士との連携による義肢装具の診療および研究体制を構築してきた．また，関連施設である九州労災病院や小倉リハビリテーション病院とも連携し，福岡県ならびに北九州市の補装具交付判定事業にも協力するとともに，理学療法士・作業療法士養成校の学生実習を受け入れている．

　近年の義肢装具臨床に関しては，工学技術の進歩に伴う専門性の向上，リハビリテーションの機能分化の流れもあり，一般臨床で携わっている医師や療法士などの臨床家が少なくなった印象がある．義肢装具に関する書籍も数多く出版されているものの，初学者の学生が利用するには内容の専門性が高く，また，義肢装具の個別的解説が中心であり，臨床経験が乏しい学生にとっては，疾患や病態と義肢装具が結びつかず義肢装具アレルギーを起こす原因にもなっている．臨床場面では患者の病態や障害を評価し，そのうえで必要な義肢や装具の処方・製作・適合判定が順番に実施されるわけで，病態から義肢装具への思考プロセスがきわめて重要であり，現在の理学療法士・作業療法士国家試験問題もこの点を重視した出題が多くみられている．

　このようななか，理学療法士・作業療法士養成校学生向けに，臨床的な観点から義肢装具の概要を理解できるよう下記の大変欲張った編集方針で本書を刊行することとした：①従来の義肢装具の個別的解説から脱却し，学生が臨床的かつ科学的思考プロセスを理解し義肢装具への興味を深めることができること，②国家試験対策にも役立つよう過去3年間の義肢装具に関係する国家試験問題を分析し，キーワードをすべて網羅するとともに出題テーマに沿った思考を可能なかぎり本文や図で展開すること，③実習も本書のみである程度対応できるよう，関連事項や専門事項（Side memo, Advanced study, Topics）の解説を設け，どこから読んでも理解できるよう内容の重複を厭わないこと．

　各執筆者にはこの編集方針にしたがって何度も書き換えをお願いし，大変な労力を強いたことをお詫びしたい．手に取っていただくとわかるが，各頁には講義や実習で書き込みができるよう十分な余白がとってある．本来，書籍には無駄な余白を避けるべきではあるが，利用する学生の立場に立った医学書院の配慮と英断に感謝したい．

理学療法士・作業療法士養成校学生のみならず，医師・義肢装具士など多くの方々の入門用テキストとしても本書が活用できると考えている．本書をボロボロになるまで使っていただくことができれば，編集者としてこれほどうれしいことはない．

2017年12月

佐伯　覚

第1章 義肢装具の基礎知識

1 義肢装具療法の流れ ·· 佐伯 覚 2
　❶ 義肢装具外来 ··· 2
　❷ 処方箋・意見書 ··· 3
2 歩行のバイオメカニクス ·· 越智光宏 7
　❶ 運動学とは ··· 7
　❷ 姿勢制御 ··· 8
　❸ 歩行制御 ··· 10
　❹ 異常歩行 ··· 14
3 支給体系 ·· 岡﨑哲也 16
　❶ 治療用装具と更生用装具 ···································· 16
　❷ 支給システム ··· 17

第2章 装具

1 装具総論
　❶ 装具の目的，役割，分類 ······························· 舌間秀雄 24
　❷ 装具の基本構造 ·· 中元洋子 29
　❸ 材料力学 ·· 久原聡志 31
　❹ 代表的な継手の種類と特徴 ·························· 大宅良輔 35
2 脳卒中片麻痺の装具
　❶ 下肢装具の処方と適合 ·································· 松嶋康之 39
　❷ 長下肢装具 ·· 木村公宣 45
　❸ 短下肢装具 ·· 緒方友登 48
3 整形外科治療装具
　❶ 上肢装具
　　1. 肩関節装具 ··· 濵田 学 54
　　2. 肘関節装具 ··· 55
　　3. 前腕・手・手指装具 ······························· 中津留正剛 56
　❷ 下肢装具
　　1. 股関節装具 ··· 立石聡史 58
　　2. 膝関節装具 ··· 60
　　3. 足関節装具 ··· 高橋 誠 63

4. 足底装具・靴型装具　　　　　　　　　　　　　　　　　　　　65
　　　5. 免荷装具　　　　　　　　　　　　　　　　　　早川　淳　67
　❸ 脊椎疾患装具(体幹装具)
　　　1. 腰痛症，腰部脊柱管狭窄症　　　　　　　　　　明日　徹　69
　　　2. 脊椎外傷(骨折)　　　　　　　　　　　　　　　　　　　71
　　　3. 脊椎変形(脊椎側彎症)　　　　　　　　　　　村上武史　73
　　　4. 頸椎装具　　　　　　　　　　　　　　　　　　　　　　75

4 脊髄損傷(四肢麻痺，対麻痺)の装具
　❶ 損傷高位と残存機能　　　　　　　　　　　　　　白山義洋　79
　❷ 上肢障害　　　　　　　　　　　　　　　　　　　　　　　82
　❸ 下肢障害　　　　　　　　　　　　　　　　　　　早川　淳　84

5 関節リウマチの装具
　❶ 関節リウマチに対する装具療法の注意点　　　　　賀好宏明　87
　❷ 頸椎・脊椎病変　　　　　　　　　　　　　　　　　　　　89
　❸ 上肢病変　　　　　　　　　　　　　　　　　　　伊東育未　90
　❹ 下肢病変　　　　　　　　　　　　　　　　　　　賀好宏明　92

6 末梢神経障害の装具　　　　　　　　　　　　　　　　佐伯　覚　95
　❶ 正中神経麻痺　　　　　　　　　　　　　　　　　　　　　95
　❷ 尺骨神経麻痺　　　　　　　　　　　　　　　　　　　　　96
　❸ 橈骨神経麻痺　　　　　　　　　　　　　　　　　　　　　97
　❹ 下肢末梢神経障害　　　　　　　　　　　　　　　　　　　98

7 小児用装具　　　　　　　　　　　　　　　　　　　吉川真理　99
　❶ 脳性麻痺(CP)　　　　　　　　　　　　　　　　　　　　　99
　❷ 発育性股関節形成不全(DDH)　　　　　　　　　　　　　100

第3章　切断

1 切断総論　　　　　　　　　　　　　　　　　　　牧野健一郎　102
　❶ 切断の疫学　　　　　　　　　　　　　　　　　　　　　102
　❷ 切断・離断の部位と名称　　　　　　　　　　　　　　　104
　❸ 上肢切断部位と機能　　　　　　　　　　　　　　　　　107
　❹ 下肢切断部位と機能　　　　　　　　　　　　　　　　　110

2 切断のリハビリテーション　　　　　　　　　　　橘　智弘　113
　❶ 術前・術後管理　　　　　　　　　　　　　　　　　　　113

❷ 断端ケア・弾力包帯装着 …………………………………………………………… 115
❸ 義肢装着前訓練 ……………………………………………………………………… 118
❹ 義肢処方・義肢装着訓練 …………………………………………………………… 120

第4章　義肢

1 義肢総論 …………………………………………………………………加藤徳明 126
❶ 義肢の種類 …………………………………………………………………………… 126
❷ 構成要素 ……………………………………………………………………………… 130
❸ 適合判定 ……………………………………………………………………………… 132
❹ 幻肢・幻肢痛 ………………………………………………………………………… 133

2 大腿義足 …………………………………………………………………大峯三郎 135
❶ ソケットの特徴と選択 ……………………………………………………………… 135
❷ 膝継手の特性と選択 ………………………………………………………………… 138
❸ 大腿義足歩行の特徴 ………………………………………………………………… 143
❹ 適合判定 ……………………………………………………………………………… 145
❺ 異常歩行の原因と対応 ……………………………………………………………… 152

3 下腿義足 …………………………………………………………………石倉龍太 157
❶ ソケットの特徴と選択 ……………………………………………………………… 157
❷ 異常歩行の原因と対応 ……………………………………………………………… 163

4 股，膝，サイム，足部切断用義足 …………………………………白石純一郎 166
❶ 各義足の特徴と適合 ………………………………………………………………… 166

5 義手
❶ 義手の構成要素とパーツ ………………………………………………伊藤英明 171
❷ 義手の分類と特徴 …………………………………………………………………… 176
❸ 能動義手の制御システム ………………………………………………樺島美由紀 180
❹ 適合検査 ……………………………………………………………………………… 182
❺ 筋電義手 ……………………………………………………………………………… 184

第5章　そのほかの補装具，福祉用具

1 車椅子 ……………………………………………………………………武本暁生 188
❶ 分類と基本構造 ……………………………………………………………………… 188
❷ パーツの種類と名称 ………………………………………………………………… 192

ix

❸ 処方と適合判定 ……………………………………………… 197
　　❹ 病態に応じた処方 …………………………………………… 201
　　❺ 介助方法 ……………………………………………………… 203
　2 座位保持装置 ……………………………………… 飯田真也 205
　　❶ 目的と役割 …………………………………………………… 205
　　❷ 基本構成と適合判定 ………………………………………… 206
　　❸ 病態別留意点 ………………………………………………… 210
　3 歩行補助具（杖，歩行器） ………………………… 寺松寛明 212
　　❶ 杖の種類と適応 ……………………………………………… 213
　　❷ 歩行器の種類と適応 ………………………………………… 217
　4 移乗用具 ………………………………………… 頓所つく実 220
　　❶ リフト ………………………………………………………… 220
　　❷ トランスファーボード ……………………………………… 221
　5 自立生活支援用具 ………………………………… 伊東育未 222
　　❶ 食事関連用具 ………………………………………………… 222
　　❷ 排泄関連用具 ………………………………………………… 223
　　❸ 入浴関連用具 ………………………………………………… 223
　　❹ 整容関連用具 ………………………………………………… 224
　　❺ 更衣関連用具 ………………………………………………… 224
　　❻ コミュニケーション関連用具 ……………………………… 225
　6 環境制御装置 ……………………………………… 森　里美 226
　　❶ 環境制御装置（ECS）機器 …………………………………… 226
　　❷ 対象疾患 ……………………………………………………… 227

付録　模擬シラバス ………………………………………… 明日　徹 229

Check sheet ……………………………………………………… 231

索引 ……………………………………………………………… 235

Advanced Study

- 足部の内反と外反 — 13
- AFO を観察する必要性 — 53
- 変形性股関節症に対する装具療法 — 60
- 膝関節マルアライメントに対する装具療法 — 61
- OMC 型装具 — 74
- 装具脱の条件 — 75
- 前腕の回旋運動 — 108
- 断端神経腫の診断 — 115
- シリコーンライナーを用いた断端ケア — 118
- 義肢の処方に至らなくてもリハは必要 — 120
- 義足歩行に必要なエネルギー — 124
- 鏡療法（ミラーセラピー）— 134
- MAS®（Marlo Anatomical Socket）デザイン — 138
- 膝継手の構造と制御機構 — 142
- 筋電義手の訓練指導のポイント — 186
- クッション素材 — 193
- ブレーキのかけ忘れと転倒 — 197
- 両松葉杖と両ロフストランド杖の適応 — 215
- 最新の環境制御装置 — 228

Topics

- 下肢痙縮に対するボツリヌス治療 — 44
- 先駆的な装具について — 49
- ACL 再建術後の装具の効果 — 62
- 足底板 — 67
- LCS の定義 — 71
- RA 患者に対する薬物治療の進歩 — 88
- RA に対する人工関節置換術 — 89
- 装具の材質の進歩 — 92
- 糖尿病合併症と下肢切断発症率の変化 — 104
- 切断者との信頼関係の構築 — 115
- 弾力包帯に代わる soft dressing — 117
- 筋電義手の義肢装着訓練 — 124
- 骨直結義肢 — 129
- 歩速応答（cadence responsible）— 145
- ノーリフティングポリシー（No lifting policy）— 221

第1章

義肢装具の基礎知識

1 義肢装具療法の流れ

> **Essence**
> - 義肢装具製作において，各専門職種の役割を考慮したチームアプローチが重要である．
> - 義肢装具外来は多職種が一堂に会し，処方から適合判定まで一連の業務を機能的かつ効率的に行う．
> - 義肢装具は**補装具**と称され，関係する法制度に優先順位があるため，**製作時期や目的によって交付制度が異なる**．
> - 身体障害者手帳で支給交付される補装具は，**障害者総合支援法**に基づく．
> - 義肢装具処方箋は，製作する義肢装具の重要な設計企画書である．

1 義肢装具外来

　義肢装具療法は，**処方**，**採型・採寸**，製作，**適合判定**（チェックアウト）など，各段階を順序に従って実施する（図1）．適応決定，処方，適合判定は，チームリーダーである医師が責任をもって実施する．

　関連する職種も多くチームとして取り組む必要がある（図2）．採型・採寸などは，国家資格である義肢装具士（PO）が行う．上下肢の動作，歩行や日常生活動作の状況は，担当する看護師，理学療法士や作業療法士が情報を提供するとともに，義肢装具を装着してのリハビリテーション実施が重要である．義肢装具の製作費用についてはソーシャルワーカーが関与するなど，製作過程において本人や家族だけでなく多くのスタッフの参加が必要不可欠である．

　義肢装具の適応および処方は，患者の身体機能の状況，義肢装具を装着する場合の医学的問題，本人の希望をよく把握し，生活や就労の状況をふまえながら決定する必要がある．義肢装具処方箋には，基本的な構造，採型・採寸の別，各部分の構成（継手，支持部の形式や材料，付属品）を記入する（具体的事項については後述）．適合判定は仮合わせ時と完成時に行う．

　病院によっては，上記の義肢装具製作に関する一連の業務を「義肢装具外来（義肢装具クリニック）」との名称で専門外来の1つとして位置づけ，患者を中心に多職種が一堂に会し，義肢装具の適応を検討，処方，製作，適合判定に至る業務を機能的かつ効率的に実施している（図3）．

処方　理学療法・作業療法・言語聴覚療法を実施する際には医師の処方が必要であるように，義肢装具製作においても医師の処方が必要であり，処方の内容が記載された書類が「義肢装具処方箋」である．

採型　石膏ギプスなどで型取りをすること．

採寸　身体各部の長さや周径などの寸法を測ること．

適合判定　完成した義肢装具が処方どおりにできているか，材質・部品は適切か，継手の位置が正しいかなどをチェックし，それが患者に適合しているかどうかを判定する．

▶PO
prosthesis and orthotist
義肢装具士

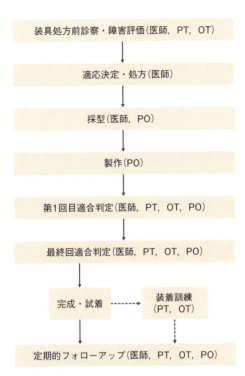

図1 義肢装具療法の一般的な流れ
〔上田 敏(監),伊藤利之,他(編):標準リハビリテーション医学,第3版.p222,医学書院,2012より〕

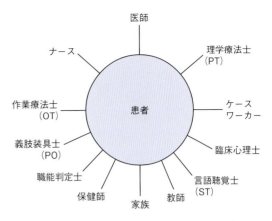

図2 リハビリテーションチーム
〔日本整形外科学会,他(監):義肢装具のチェックポイント,第8版.p3,医学書院,2014より〕

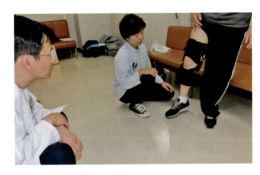

図3 義肢装具外来の様子

❷ 処方箋・意見書

1. 補装具

　義肢装具は一般に**補装具**と称される.同じ装具や義足であっても,製作時期や目的によって交付制度が異なる.補装具は,①治療用装具と②更生用装具に区分され,さらに③日常生活用具を加えて"福祉用具"として位置づけられている(詳細な分類は➡16頁を参照).

　治療用装具には,コルセット,諸装具,訓練用仮義肢,**副子**(スプリント),サポーターなどがあり,主に四肢・体幹の変形や機能障害に対する治療を目的として給付される.治療の一手段として補装具を一時的に使用するため,医療保険制度による**療養費払い**で給付が行われる.一方,更生用装具の交付は,治療を終えて症状が固定していることが前提であり,**身体障害者手帳**を取得していることが必要条件となる.ちなみに,図4のように切断部位によって身体障害者手帳等級が定められている.

　補装具の支給は,損害賠償制度,医療保険制度,労働者災害補償制度,社会福祉制度(障害者総合支援法),公的扶助制度(生活保護法)など各種の法律制度

> **補装具** 学術用語でなく法律用語であり,義務給付としてそれに要する費用の支給が保証されたもの(義肢,装具,車椅子,補聴器,他)の総称名.

> **副子** 骨折した部分や関節などを臨時的に固定する器材.

> **療養費払い** 医療費を全額立て替え払いした場合,あとで請求して療養費として,払い戻しを受けることができる制度.治療用装具を製作する場合,いったん,製作費全額を義肢装具業者に支払い,医師の証明書・領収書などを保険者に提出すると,その後自己負担分を除く額が払い戻される.

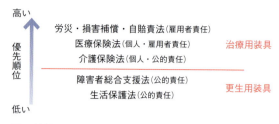

図5 補装具に関する制度間の優先順位

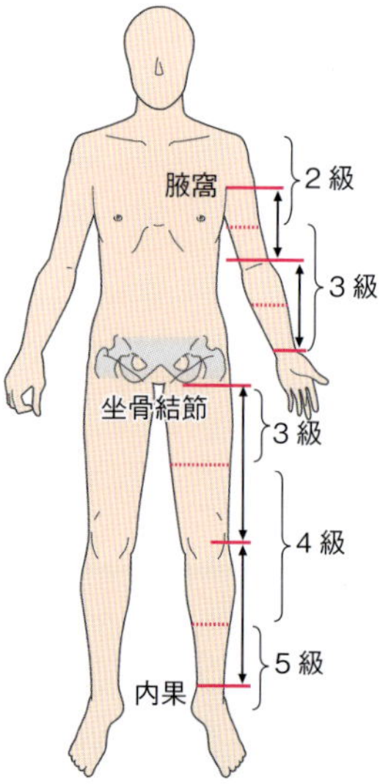

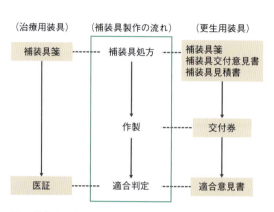

図4 切断部位と身障手帳等級

図6 補装具製作の流れと必要な書類

身体障害者手帳 身体障害者が各種福祉制度を利用する際に提示する手帳で、障害名・障害程度（障害等級区分）が記載されている。身体障害者福祉法に規定され、指定医師の診断書を添えた申請に基づき都道府県知事または指定都市市長が交付する。身障者手帳、身障手帳とも略称される。

障害者総合支援法 正式名称は「障害者の日常生活及び社会生活を総合的に支援するための法律」。障害児者が自立した日常生活または社会生活を営むことができるよう、必要な障害福祉サービスにかかる給付（補装具交付給付も含む）や、その他の支援を行うことを定めた法律。

によって実施されるが、支給には制度間の優先順位があり（図5）、制度ごとに給付対象項目の異同がある点や、制度間で手続き機関に相違があり非常に複雑である。図6に治療用および更生用装具の製作の際に必要な書類を示す。

補装具に関する制度間優先順位に従えば（図5）、脳卒中片麻痺者に処方される短下肢装具や切断者の義足も、初回の製作は医療保険（治療用装具）で対応する。今後も生活のなかで長期にわたって使用する必要がある場合は、**障害者総合支援法**による更生用装具費による支給となる。すなわち、治療的要素のある場合は医療保険で対応するが、日常生活で長期にわたって使用するものであれば更生用装具での扱いとなる（手続きはきわめて煩雑であり詳細は➡17頁を参照）。

2. 処方箋

1）処方に含む内容

義肢装具の処方に含むべき内容として、表1の5項目が必要である。義肢装具処方箋は、これから製作する義肢装具の種目、様式、工作法、付属品・部品などを示した文書であり、これらの内容は、POがその処方をみてどのような義肢装具を製作するかの設計企画書になるだけでなく、義肢装具製作の公的支援を受ける場合の公的文書にもなる。処方箋は病院や施設ごとに異なっていることが多いが、上述の5項目は必須である。表2にプラスチック短下肢装具の処方例を示す。

2）処方の留意点

義肢装具処方にとって最も重要なことは、それを製作する目的である（表3）。義肢製作の目的は機能的な面と美容的な面と大きく2つある。同様に、

表1 義肢装具の処方に含むべき内容

① 義肢装具を装着すべき部位
② 義肢装具のタイプ(型)
③ 材質
④ 継手の種類
⑤ 医学的禁忌

〔日本整形外科学会, 他(監):義肢装具のチェックポイント, 第8版. p3, 医学書院, 2014より〕

表2 短下肢装具処方例(更生用装具)

下肢装具処方箋(交付・修理)

氏名:○○○○(○歳, 男性)
病名:脳出血, 医学的所見:右片麻痺, 右下肢痙縮中等度

● 基本形式:
　名称=右短下肢装具, 採型区分=A-6, 構造=硬性
● 製作要素:
　a. 継手:足継手, プラスチック継手　×1
　b. 支持部:下腿支持部　モールド(熱可塑性樹脂)　×1
　　　　　　足部　モールド(熱可塑性樹脂)　×1
　c. その他の加算要素:足底裏革(滑り止め)
● 特記事項:
　プラスチックはポリプロピレン製, 足関節部コリゲーション付

処方年月日:○年○月○日, 担当医師:○○○○

表3 義肢および装具処方の目的

義肢
① 機能
② 美容装飾

装具
① 関節の保持
② 変形の矯正・予防
③ 機能の代用
④ 歩行の介助
⑤ 免荷

〔日本整形外科学会, 他(監):義肢装具のチェックポイント, 第8版. p3, 医学書院, 2014より〕

表4 義肢装具処方の際の留意点

① 年齢
② 性別
③ 疾患・障害
④ 切断端や変形の状態
⑤ 健側肢および全身状態
⑥ 目的(表3の項目, 職業, 使用環境など)
⑦ 意欲
⑧ 費用と負担

〔日本整形外科学会, 他(監):義肢装具のチェックポイント, 第8版. p3, 医学書院, 2014より〕

装具製作の目的は表3に示す5項目がある．1つの装具で複数の製作目的を有する場合もあり，例えば，関節リウマチの手指変形に対して，関節の保護，変形の矯正・予防の2つの目的を有する上肢装具を製作することがある．

目的にかなった義肢装具製作には，患者の状態についていくつか留意するべき項目がある(表4)．これらの情報は，適切な問診や正確な評価によって得られる．また，本人の希望，使用場所や環境についても十分に配慮して製作にあたることが重要である．以下，主要項目の留意点について説明を加える．

(1) 年齢

高齢者の義足処方では筋力や持久力を考慮し，素材の軽量化と歩行の安全性・安定性を図る．小児の場合には身体面の成長発達だけでなく，精神面の発達の両面に注意を払い，製作時期に配慮する．

(2) 性別

女性の場合は機能面よりも美容面を重視する患者も多く，処方前には十分に希望を考慮する．

(3) 疾患・障害

関節リウマチなどで，変形が進行する場合には，疾患の機能予後も見すえて処方を行う．また，状況の変化が予想される場合に適宜フォローアップして，装着している義肢装具のチェックを行う．

(4) 切断端や変形の状態

義肢の適合状態を定期的にチェックするが，その際，神経腫や幻肢痛，切断端の変形や荷重部の皮膚の状態についても注意を払う．

(5) 健側肢および全身状態

糖尿病や末梢循環障害で切断を余儀なくされた患者が増え，健側肢にも循環障害を合併していることが多く，義肢の処方はより慎重に行うべきである．また，脳卒中や心疾患を合併している場合も多く，義足歩行によるエネルギー消費量増大を考えた場合，全身状態が十分でない患者への義足処方は禁忌となることがある．

(6) 目的

農作業などの重労働か，デスクワークなどの座位作業なのか，使用する環境が屋内か屋外か，これらを考慮に入れて義肢装具処方を行う．

(7) 意欲

切断後に心理的問題を抱える患者も多い．患者が義肢装具を必要としているのか，それによりどのような機能獲得を期待しているかを把握しておく．

(8) 費用と負担

近年，新しい義肢装具のパーツが開発・実用化されているが，支給体系によっては認められていないこともあり，優れたパーツ導入には高額の自己負担を強いられる場合がある．求める機能と費用負担のバランスを常に考えておく．

3）意見書

医療保険で治療用装具を製作する際には，意見書は不要である（ただし，完成時に適合判定を行ったあと，医証あるいは治療用装具装着証明書の発行が必要となる）．一方，福祉制度など医療保険以外の制度で更生用装具を製作する場合には，製作時に補装具交付意見書が必要となり，完成時には適合意見書が必要となる（図6）．

更生用装具の使用目的は「日常生活のため，あるいは就労や就学のため」であり，基本的に補装具は1種目につき1個の支給となる．作業用の義手や義足，学校で使用する車椅子など就労や就学のために日常用とは異なる目的で補装具を必要とする場合は，さらに1個の支給が認められる．更生用装具申請の受付に際しては市町村の窓口での対応となるが，障害者総合支援法は他法優先を原則とするため，他法での製作が可能かを申請の段階で検討する必要がある（図5）．

更生用装具費の支給は，最終的には**身体障害者更生相談所**が判定を行う．同所では更生用装具支給の適否を判定することはもちろんのこと，適切な補装具を支給するために，医学的ならびに技術的な側面から処方内容の決定にも力を注いでいる．

> **身体障害者更生相談所**
> 身体障害者福祉法に基づいて設置された施設．身体障害者の更生援護を実施するにあたり，障害程度の認定，自立支援医療（更生医療）の要否，補装具の交付（補装具の処方と適合判定）などを行う．

文献

1）上田　敏（監），伊藤利之，他（編）：標準リハビリテーション医学，第3版．医学書院，2012
2）日本整形外科学会，他（監）：義肢装具のチェックポイント，第8版．医学書院，2014
3）蜂須賀研二（編）：服部リハビリテーション技術全書，第3版．医学書院，2014

2 歩行のバイオメカニクス

Essence

- 運動中に身体にかかる外力は**重力**，**床反力**，慣性力の3つである．内力は**筋張力**（筋収縮による力）や弾性力，粘性力の3つといわれ，**外力と内力は釣り合っている**．
- 歩行周期は**立脚期60%**（そのうち両脚支持期は10%×2），**遊脚期40%**で構成され，**踵接地**に始まり同側の**踵接地**に終わる．
- 歩行中の**重心**は骨盤内にあり，前額面で横8の字に移動する．
- 歩行時に生じる**床反力**は**重心**に向かう．床反力と釣り合うように関節モーメントを発生させている．

1 運動学とは

1. バイオメカニクス

中枢神経系からの運動指令により筋収縮が起こり，関節が動くことにより運動が起こる．運動学では，関節以外を形の変わらない剛体と考え，身体の各関節の運動を，位置，角度，速度，加速度などの視点から分析する．

外部から観察できるのは関節の運動だが，実際に動いているのは筋肉である．実際の筋力や身体にかかる外力を測定するなど，力学的概念を含めて分析することを運動力学という．また運動学と運動力学を合わせてバイオメカニクスという．解剖学で体の構造について学び，生理学で体の機能について学んだうえで，バイオメカニクスを考えると理解しやすい．

▶運動学
kinematics
▶運動力学
kinetics

2. 力とモーメント

力の働きは大きさ，向き，作用点で決まり，それをベクトルで表す．ベクトルの力が同一直線状にあり，力の向きが反対で大きさが等しい場合，力が釣り合う．物体Aが物体Bに力を加えたときには，物体Aも物体Bから力を受けたことになる．これを**作用・反作用の法則**という．

関節のまわりで骨についている筋などによる力が加えられると，関節は関節軸を中心に回転する．関節を回転させる能力のことを力のモーメント(M)といい，力(F)とモーメントアーム（ℓ，関節軸から力の加えられた位置までの垂線の距離）の積で算出される（図1）．実際に数値を算出するより，力やモーメントアームが大きくなれば，モーメントが大きくなるということを理解することが重要である．

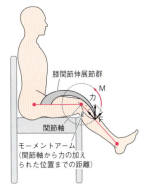

図1 モーメントの求め方の一例
1) 膝関節伸展筋群の張力のベクトルを，関節軸から力が加えられた点の垂線にあわせ分解(F)する．
2) 力のモーメントを算出する．
  $M = F \times \ell$

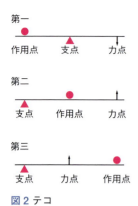

図2 テコ

3. テコの原理

多くの関節運動がテコの原理で説明できる．テコを考えるときには，作用点(荷重がかかる点)，支点(関節軸)，力点(筋の起始または停止)の3つの点に着目し，それぞれの位置関係で3つに分類する(図2)．第一のテコは，片脚起立時の股関節が相当する．第二のテコは，顎関節の開口運動が相当するが人体ではきわめて少ない．第三のテコは，座位から起立する運動の膝関節など，多くの運動がこれに相当する．

4. 床反力

起立歩行時は，足底のみが地面と接触している．足底と地面の接触部分に圧が生じ，床からはその反作用で反対方向へ同じ大きさの圧が生じている．この圧により生じた力を反力という．反力は大きさと向きをもったベクトルであるため，動作解析をするにあたり，反力が1つに合成されて1点に作用すると考える．この合成された力を床反力という．床反力はベクトルであり，その始点を**床反力作用点**，あるいは**足圧中心**という(図3)．

5. 外力と内力

運動中に身体にかかる外力は重力，床反力，慣性力の3つで，内力は筋張力(筋収縮による力)，弾性力(筋膜・腱等が伸張したときにバネのように戻る力)，粘性力(筋自体が圧縮されて反発する力)の3つといわれ，外力と内力はベクトルを合成すると釣り合っている．重力は重心にかかり，床反力作用点から作用・反作用の法則で床反力が生じる．慣性力は速度に依存するので静止時は0，速度が遅い運動の場合はほとんど無視することができる．

6. 筋収縮の分類

筋収縮は，筋が収縮したときの長さにより求心性，遠心性，静止性(等尺性)収縮に分類できる．求心性収縮では筋が短縮しながら収縮し，随意的な収縮では最も多くイメージしやすい．遠心性収縮では筋が伸張しながら収縮し，拮抗筋の収縮や他の外力で筋が収縮中に伸張されたときに起こる．静止性収縮は筋の全長に変化がなく収縮する．拮抗筋と同時収縮して，同一の張力を保つときなどに起こる．

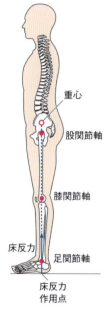

図3 正常アライメント
（矢状面）

> **動筋と拮抗筋** ある特定の運動の開始や実行に直接かかわる筋または筋群を動筋(agonist)という．筋収縮は求心性収縮だけでなく，遠心性収縮による関節運動を含めることもある．ある特定の動筋の反対の作用をもつと考えられる筋または筋群を拮抗筋(antagonist)という．拮抗筋は動筋の運動の速さや強さの変化に応じてそれを制御するような遠心性収縮をしたり，関節の剛性を高めるために静止性収縮をしたりする．

❷ 姿勢制御

1. 姿勢と構え・体位

姿勢は身体各部の位置関係や全身の形を表し，構えと体位(図4)に分けられる．構えは体の各部位の相対的な位置関係であり，図4の立位，背臥位では構えは同じである．体位は身体の基本面の重力方向との関係であり，立位，背臥位，座位などと表される．臨床的には，体位がよく用いられる．

運動の基本となる姿勢として，基本的立位肢位と解剖学的立位肢位(図5)があげられ．解剖学的立位肢位は，前腕を回外位にして，手掌を前方に向けている．

2. 観察の方向

身体の観察をする際には，解剖学的な表記を用いてどの方向からみている

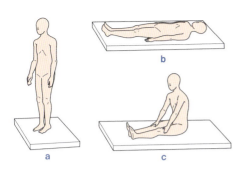

図4 構えと体位
a：立位　b：背臥位　c：長座位

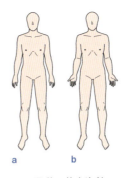

図5 運動の基本姿勢
a：基本的立位肢位
b：解剖学的立位肢位

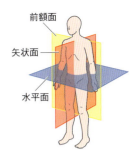

図6 身体の観察方向

かを表現する（図6）．正面，後面からみた前額面（冠状面），側方からみた矢状面，上下からみた水平面（横断面）がある．

3．アライメント

基本的立位肢位（成人）の**重心**は，第2仙椎の前方の骨盤内にある．床反力は重心に向かって起こるため，矢状面（図3）でみると重心から床面に垂直におろした**重心線**と，床反力ベクトルは一致する．

正常アライメントでは床反力と各関節の軸との距離は数cmで，最低限の関節モーメントで床反力によるモーメントと釣り合いがとれ，安定した立位をとることができる．アライメントが崩れると，姿勢の保持のために，それぞれの関節の軸からの距離に応じ，より大きな関節モーメントが必要となる．

義肢のアライメントはソケット・継手・足部の位置関係のことを示す．ベンチアライメントは切断者に装着する前，静的アライメントは切断者に装着した立位，動的アライメントは歩行での位置関係を指す．位置関係が正常であれば，姿勢の保持に最低限の関節モーメントで安定した立位をとるという意味では同義であるが，区別して使われることもある．

▶**重心（体重心）**
gravity center

▶**重心線**
center of gravity line

▶**姿勢反射**
postural reflex

4．姿勢保持に必要なもの

支持基底面とは，身体の一部や支持物（杖など）が床面に接している外周を結ぶ線によって囲まれた面のことをいう（図7）．立位の安定性は，重心線が支持基底面内に存在することで保たれ，支持基底面の広さ，支持基底面と作用点の位置関係，支持面との摩擦，重心の高さなどに影響を受ける．

また，重力に抗して立位を保持するために，図8のように体幹・下肢の前面，後面の筋群が働く．立位の保持には前面より後面に位置する筋群が相対的に大きく働き，この筋力も安定性に影響する．さらに**姿勢反射**や心理・環境的要因にも影響を受ける．

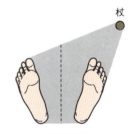

図7 支持基底面

5．立位の臨床的な評価

立位の安定性の臨床的な評価は，つぎ足や片足立ちなどで支持基底面を変えた評価，閉眼で視覚による代償を除いた評価，立位時に肩（骨盤）を急に後方へ押すなどしてバランスが保てるかの評価（姿勢反射），などでバランスの崩れを観察する．

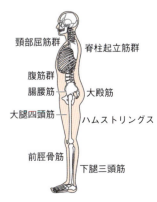

図8 立位姿勢保持に働く筋群

> **立脚期，遊脚期の内訳の定義** 1967年にMurrayが提唱したもの（正常歩行には簡便でよい），2002年にランチョロスアミーゴ国立リハビリテーションセンターが提唱したもの（踵接地ができない異常歩行などにも対応）が有名である．習熟が進むにつれそれぞれの意味がよく理解できるようになり，使い分けるようになる．正常歩行では，①踵接地と初期接地は同じタイミングであること，②観察肢の足底接地より反対肢の爪先離地はほぼ同じだがやや遅いこと，③前半の両脚支持期と荷重応答期，後半の両脚支持期と前遊脚期が一致し，それぞれに明確な定義があること，を理解するとよい．

▶歩行（走行）
gait
▶歩行周期
gait cycle

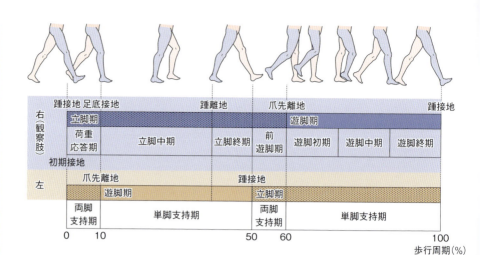

図9 歩行周期

踵接地 heel contact，足底接地 foot flat，踵離地 heel off，爪先離地 toe off，初期接地 initial contact，荷重応答期 loading response，立脚中期 mid stance，立脚終期 terminal stance，前遊脚期 pre-swing，遊脚初期 initial swing，遊脚中期 mid swing，遊脚終期 terminal swing

〔Murray MP：A comparison of free and fast speed walking patterns of normal men. Am J Phys Med 45：8-24, 1966を改変〕

▶立脚期
stance phase
▶遊脚期
swing phase
▶単脚支持期
single support phase
▶両脚支持期
double support phase

③ 歩行制御

1. 歩行と歩行周期

歩行は重力に抗し立位姿勢を保持しつつ，内力と慣性力を利用し身体を移動する動作である．周期運動であり，まずは矢状面で理解するとよい．臨床的によく使う歩行周期を中心に図9に示す．

一歩行周期は，観察肢（図では右）の踵接地から次の観察肢の踵接地までをさすため「2歩歩く」こととなる．**立脚期**と**遊脚期**に分けられ，立脚期は足が地面に接地している時期であり，遊脚期は足が地面から離れている時期である．立脚期のうち片脚で体重を支持している時期を単脚支持期といい，両側の脚で体重を支持している時期を両脚支持期という．正常歩行の場合，立脚期が60%，遊脚期が40%であり，立脚期のはじめの10%と，最後の10%（合計20%）が両脚支持期で，中間の40%が単脚支持期となる．

2. 歩行時の下肢関節運動

歩行時の下肢関節運動（矢状面）を図10に示す．股関節は下肢の振り出しが終わる踵接地前後で最も屈曲し，立脚期の終わりに最も伸展する．膝関節は踵接地ではほぼ伸展位であり，立脚期で軽度屈曲，伸展位に戻り立脚期後半で再び屈曲し，遊脚期の中盤で最大屈曲を示す．1周期に膝の屈伸運動が2回みられるため，二重膝作用といわれる．足関節は踵接地後にまず底屈し，その後徐々に背屈し立脚終期で底屈し始め，遊脚初期に最大底屈位になり，すぐに0°に戻り始める（図10をみてイメージするとよい）．

▶二重膝作用
double knee action

3. 歩行時の骨盤運動・重心の移動

骨盤の動きは四肢の関節運動とは異なり，前後傾（矢状面，図10），回旋（水平面），側方傾斜（前額面）の3方向に動く．前後傾は約4°，回旋も4°（左右があ

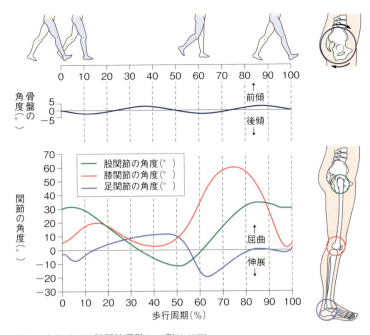

図10 歩行時の下肢関節運動の一例(矢状面)
〔Neumann DA(編), 嶋田智明, 他(監訳):筋骨格系のキネシオロジー, 原著第2版. p703, 医歯薬出版, 2012を改変〕

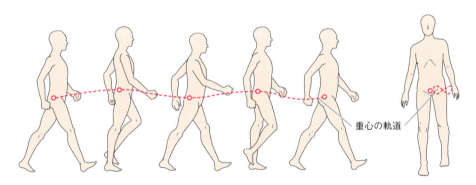

図11 歩行時の骨盤運動と重心の移動

るので2倍),側方傾斜は5°といわれている.骨盤内に重心があると考えるので,結果的に重心は前額面で横8の字に動いている(図11).

4. 歩行時の下肢関節モーメント

歩行時に生じる床反力を図12に示す.鉛直成分(矢状面)では,それぞれの脚で2峰性になっている.

立位のときと同様,歩行時に生じる床反力は基本的に重心に向かっている.床反力と各関節の軸と垂直距離の積が,床反力によって関節周囲に生じるモーメントである(図13).内力(筋張力など)によって,これと反対方向の関節モーメントを発生させることでつりあいがとれる.

歩行時の下肢関節モーメントを図14に示す.股関節は,踵接地直後に最も伸展モーメントが高く,立脚期の後半で最も屈曲モーメントが高くなる.膝関節は立脚期前半の屈曲時の伸展モーメントが最も高く,踵接地の衝撃を吸

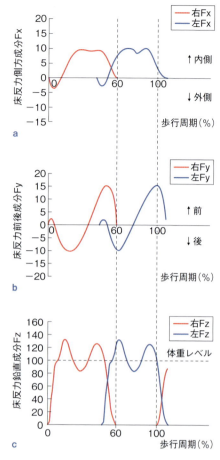

図12 歩行時にはたらく床反力の一例
a：床反力側方成分 Fx　b：床反力前後成分 Fy
c：床反力鉛直成分 Fz
各床反力は体重（BW）に対する百分率（%BW）で表示.
〔千住秀明（監），大峯三郎，他（編）：義肢装具学，第2版．
p55, 九州神陵文庫, 2015 を改変〕

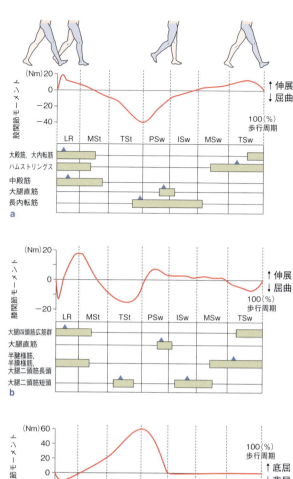

図14 歩行時の下肢筋活動の一例
a：股関節　b：膝関節　c：足関節
▲は筋活動のピークを示す. LR：荷重応答期, MSt：立脚中期,
TSt：立脚終期, PSw：前遊脚期, ISw：遊脚初期, MSw：遊脚中期, TSw：遊脚終期.
〔Carlsöö S：How man moves. Kinesiological Studies and Methods. William Heinemann, London, 1972 を改変〕

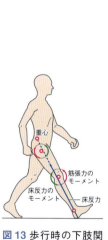

図13 歩行時の下肢関節モーメント
床反力が足関節直上を通過しているため，足関節モーメントは0になる．

収している．後半でも再度伸展モーメントが増加する．足関節は踵接地直後にわずかな背屈モーメントを生じ，踵接地の衝撃を吸収している．その後，底屈モーメントが強くなり立脚期後半で最も高くなる．

5. 歩行時の下肢筋活動（図14）

踵接地の衝撃吸収のために股関節伸展筋（大殿筋，大内転筋），膝関節伸展筋（大腿四頭筋広筋群），足関節背屈筋群（前脛骨筋，長趾伸筋，長母趾伸筋）が働く．股関節筋はほぼ静止性収縮，膝，足関節筋は遠心性収縮となる．単脚支持期に

Advanced Study　足部の内反と外反

　足部の内反には前脛骨筋・後脛骨筋，外反は腓骨筋群(長・短腓骨筋，第3腓骨筋)が主に働く．前額面でみると踵接地時に床反力ベクトルが荷重によるベクトルより外側を通るため(図15)，外反モーメントが働き踵骨は5°外反する．前脛骨筋・後脛骨筋は拮抗筋として遠心性収縮する．立脚終期には中足趾節(MTP)関節軸が60°外側を向くため，内反モーメントが働く．

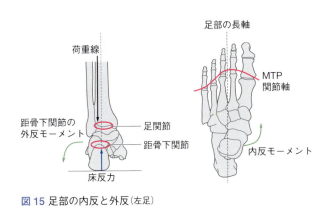

図15　足部の内反と外反(左足)

なると主に足関節底屈筋群(下腿三頭筋)が働き，遠心性収縮となる．遊脚期になると股関節屈筋群(長内転筋・大腿直筋)が前半に，伸展筋群(ハムストリングス)が後半に働き，膝関節屈曲筋(大腿二頭筋)を主体に後半は大腿四頭筋広筋群も同時に働く．足関節背屈筋群が働き，求心性収縮となる．

6. 歩行の臨床的な評価

　時間距離因子として，歩幅(m)，重複歩距離(m)，歩隔(m)，足角(°)，歩行率(歩数/秒)，10m歩行速度(m/秒)，6分間歩行試験(m)を測定する．

　歩幅は，観察肢の踵接地から反対肢の踵が接地するまでの距離を指す．重複歩距離は，踵接地から同側の踵が接地するまで(1歩行周期)の距離を指し，ストライドともいう．歩隔は左右の踵中央の距離，足角は身体の進行方向と足部長軸がなす角度である(図16)．

　歩行率は単位時間あたりの歩数(歩数/秒)で，ケイデンスともいう．歩行速度は，歩幅と歩行率の積で求められる．

　臨床的によく用いられる10m歩行試験は，歩行速度を評価している．普通に歩く速度(快適速度)で評価することが多く，できるだけ速く歩く速度(努力速度)とは区別される．また，歩き始めや歩き終わりは遅いことが多いため，14mの歩行路を設け，間の10mの歩行速度を測定することが一般的である．

　6分間歩行試験は歩行耐久性を評価し，30m歩行路を往復させ距離を測定する．できるだけ努力速度で歩行してもらうように指示するが，歩行中は安全を重視し，励ましや介助を行わないことを原則とする．PCIは歩行効率を評価し，歩行前後の脈拍の差を歩行速度で除して算出する．

▶physical cost index(PCI)

> **ロッカー** ロッキングチェアのように転がってゆれるテコのことをさす．歩行周期中に踵ロッカー，足関節ロッカー，前足部ロッカーがある(図17)．踵ロッカーは，踵接地から全足底接地の間に足関節背屈筋群の遠心性収縮を生じ，踵接地時の衝撃吸収と身体の前方移動を同時に行っている．足関節ロッカーは，立脚中期の単脚支持期で足関節底屈筋群の遠心性収縮を生じ，身体が前進する．前足部ロッカーは，立脚終期，中足部より遠位部のみが接地している状態で，MTP関節部の底屈筋群の遠心性収縮により身体が前方移動する．健常者が短下肢装具を用いて歩行すると，足関節を固定されロッカーが機能しづらくなるため歩きにくさを感じる．

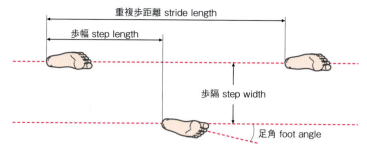

図16 時間距離因子

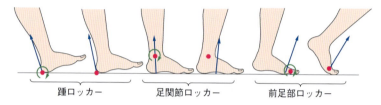

図17 ロッカー

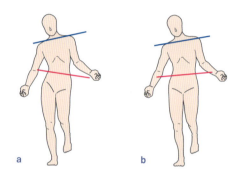

図18 トレンデレンブルグ歩行(a)とデュシェンヌ歩行(b)

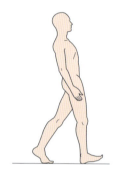

図19 大殿筋歩行

4 異常歩行

1. トレンデレンブルグ歩行・デュシェンヌ歩行(図18)

股関節外転に働く中殿筋の筋力低下が原因で起こる．立脚期の中殿筋の筋力低下により，対側の骨盤が過度に下降する．これをトレンデレンブルグ(Trendelenburg)歩行という．対側の骨盤の下降を補うため，立脚側に体幹を大きく傾ける代償を伴う場合，デュシェンヌ(Duchenne)歩行という．

2. 大殿筋歩行(図19)

股関節伸展に働く大殿筋の筋力低下が原因で起こる．踵接地時の大殿筋の筋力低下により，股関節が屈曲しやすくなってしまう．それを補うため体幹を後方にそらす．

3. パーキンソン歩行

パーキンソン症状(安静時振戦，筋固縮，無動，姿勢反射障害)により，立位は典型的な姿勢をとる(図20)．立位時に後方へ押すと，そのまま棒のように倒れる後方突進現象を認める．側彎を認めると支持基底面内に重心が保持しにく

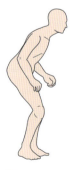

図20 パーキンソン症状の典型姿勢

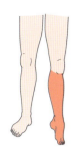
図21 内反尖足

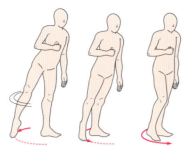
図22 分回し歩行

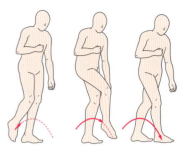
図23 鶏歩

くなり，さらに転倒しやすくなる．

異常歩行には歩き始めの一歩がなかなか出にくくなるすくみ足，歩幅が著しく狭く小刻みになる小刻み歩行，歩き始めるとなかなか止まれず徐々に速くなり，歩幅が狭くなり前方に転倒しそうになる突進現象などがある．

4. 痙性片麻痺歩行

上位ニューロン障害による片麻痺と痙縮の影響により，股関節は外転，外旋に，膝関節は伸展に，足関節は底屈，内反位(内反尖足，図21)，足趾は屈曲位(槌趾)となる．急性発症する上位ニューロン障害(脳卒中など)による痙性片麻痺の場合，発症後に麻痺の改善とともに痙縮も強くなっていくが，麻痺の重症度と痙縮の強さは必ずしも比例するとはいえず，両者の評価を要する．

膝を伸展させると，二関節筋である腓腹筋の影響もあり，内反尖足は強くなる．内反にかかわる筋は，このほかにも後脛骨筋，前脛骨筋，(長母趾屈筋，長趾屈筋)があり，それぞれの筋肉の痙縮の評価は有用である．

内反尖足の影響で，踵接地が難しく，全足底で接地したり，外側から接地したりする．立脚期では麻痺が重度だったり，痙縮が弱かったりすることにより，膝伸展の力が弱いと膝折れしてしまう．痙縮が強いと膝関節の屈曲が弱くなり(stiff knee gait)，逆に伸展が強くなりすぎる場合(反張膝)がある．遊脚期では内反尖足のため，つま先が床に引っかかり，つまずきやすくなる．これを代償するために，麻痺側の股関節外転，外旋，骨盤の引き上げを利用して，下肢を振り出す分回し歩行(図22)をとることが多い．

5. 鶏歩

下位ニューロン障害による下垂足の影響で，足関節の背屈が弱いため結果的に足関節は底屈する．内反は伴わない．踵接地が難しく，全足底で接地したり，前足底部で接地したりし，遊脚期での足関節の背屈不足を，股関節の過剰な屈曲で代償する歩行を鶏歩(図23)という．

文献

1) 蜂須賀研二(編)：服部リハビリテーション技術全書，第3版．医学書院，2014
2) 上田 敏(監)，伊藤利之，他(編)：標準リハビリテーション医学，第3版．医学書院，2012
3) 細田多穂(監)：運動学テキスト，改訂第2版．南江堂，2015
4) 臨床歩行分析研究会(監)，畠中泰彦(編)：PT・OTビジュアルテキスト 姿勢・動作・歩行分析．羊土社，2015
5) 千住秀明(監)，大峯三郎，他(編)：義肢装具学，第2版．九州神陵文庫，2015
6) Neumann DA(編)，嶋田智明，他(監訳)：筋骨格系のキネオロジー，原著第2版．医歯薬出版，2012

3 支給体系

> **Essence**
> - 治療用装具(医療用装具)は治療を目的とした一時的使用のため給付され，更生用装具は治療用装具での治療終了後あるいは症状固定後に給付される．
> - 公的給付制度の優先順位は，原則的に①戦傷病者特別援護法，②労働者災害補償制度，③医療保険制度，④社会福祉制度，⑤生活保護制度の順となる．
> - 介護保険法では，介護に必要と考えられる更生用装具や日常生活用具の定められた一部が支給対象となっている．
> - 障害者総合支援法と介護保険法で共通している更生用装具や日常生活用具については，原則として介護保険法による支給が優先される．

1 治療用装具と更生用装具

　福祉用具の研究開発及び普及の促進に関する法律(福祉用具法：1993年5月施行)において「福祉用具とは，心身の機能が低下し日常生活を営むのに支障のある老人又は心身障害者の日常生活上の便宜を図るための用具及びこれらの者の機能訓練のための用具並びに補装具」と定義されている．この福祉用具には，治療用装具・更生用装具・日常生活用具などが含まれる．

1. 治療用装具(医療用装具)

　疾病障害などの回復改善をはかる目的で，医師が治療上必要であると判断して一時的に使用するものをいう．医療保険により給付され，骨折治療に用いる固定用装具や免荷用装具，脳卒中片麻痺で効果的に訓練を行うための長下肢装具，短下肢装具などが相当する．

　義肢の場合には練習用仮義足などがこれに相当し，仮義肢と称される．「一時的に」という点で次項の更生用装具と概念が異なる．医療保険で治療用装具を受給し，再度同じ保険を利用して同種の装具を受給することは認められない．再製作では更生用装具としての給付となる．

2. 更生用装具

　治療用装具での治療終了後あるいは症状固定後に給付される．義肢の場合は本義肢という．

　障害者の日常生活及び社会生活を総合的に支援するための法律(障害者総合支援法：2013年施行)第5条第24項において「補装具とは，障害者等の身体機

表1 更生用装具の種目と対象者

種目	対象者
盲人安全つえ・義眼・眼鏡	視覚障害
補聴器	聴覚障害
義肢，装具，座位保持装置，車椅子，電動車椅子，座位保持椅子(児のみ)，起立保持具(児のみ)，歩行器，頭部保持具(児のみ)，排便補助具(児のみ)，歩行補助杖(T字状・棒状のものを除く)	肢体不自由
重度障害者用意思伝達装置	その他

能を補完し，又は代替し，かつ，長期間にわたり継続して使用されるものその他の厚生労働省令で定める基準に該当するものとして，義肢，装具，車椅子その他の厚生労働大臣が定めるものをいう」と述べられており，「イ)障害者等の身体機能を補完し，又は代替し，かつその身体への適合を図るように製作されたものであること，ロ)障害者等の身体に装着することにより，その日常生活において又は就労若しくは就学のために，同一の製品につき長期間に渡り継続して使用されるものであること，ハ)医師等による専門的な知識に基づく意見又は診断に基づき使用されることが必要とされるものであること」の各号に該当するものである(表1).

3. 日常生活用具

障害者総合支援法第77条第1項第6号において，市町村が行う地域生活支援事業の必須事業の1つとして日常生活用具給付事業が規定されている．在宅の障害者・児および政令に定められた難病患者などを対象に，「イ)障害者等が安全かつ容易に使用できるもので，実用性が認められるもの，ロ)障害者等の日常生活上の困難を改善し，自立を支援し，かつ，社会参加を促進すると認められるもの，ハ)用具の製作，改良又は開発に当たって障害に関する専門的な知識や技術を要するもので，日常生活品として一般に普及していないもの」の要件を満たす日常生活用具が給付される(表2).

4. 介護保険

介護保険法(2000年4月施行)では，介護に必要と考えられる更生用装具や日常生活用具の一部が支給対象となっている(表3).

② 支給システム

治療用装具，更生用装具にはさまざまな公的給付制度があるが，その適用の優先順位は原則的に①戦傷病者特別援護法，②労働者災害補償制度，③医療保険制度，④社会福祉制度，⑤生活保護制度の順となる．自動車損害賠償制度は民間の保険商品であり，公的制度でないが交通事故で障害を生じた場合は，公的給付制度よりも優先的に適用される．給付制度は法改正などにより随時変更されるので，最新の情報を確認する．

本項では2017年1月時点の制度によって解説する．すべての支給制度について詳述することは困難であり，以下は頻度が高く代表的と思われる公的

表2 日常生活用具参考例（抜粋）

	種目	対象者
介護・訓練支援用具	特殊寝台，特殊マット，特殊尿器，入浴担架，体位変換器，移動用リフト，訓練椅子（児のみ），訓練用ベッド（児のみ）	下肢または体幹機能障害
自立生活支援用具	入浴補助用具，便器	下肢または体幹機能障害
	頭部保護帽，T字状・棒状の杖，移動・移乗支援用具	平衡機能障害または下肢もしくは体幹機能障害
	特殊便器	上肢障害
	火災報知器，自動消火器	障害種別にかかわらず火災発生の感知・避難が困難
在宅療養等支援用具	ネブライザー（吸入器）電気式たん吸引器　など	呼吸機能障害者など
情報・意思疎通支援用具	情報・通信支援用具*	上肢機能障害または視覚障害
排泄管理支援用具	ストーマ装具（ストーマ用品，洗腸用具）紙おむつなど（紙おむつ，サラシ・ガーゼ等衛生用品）収尿器	ストーマ造設者，脳原性運動機能障害かつ意思表示困難者，高度の排尿機能障害者
住宅改修費	居宅生活動作補助用具	下肢，体幹機能障害または乳幼児期非進行性脳病変

* 情報・通信支援用具とは，障害者向けのパーソナルコンピュータ周辺機器やアプリケーションソフトをいう．

表3 介護保険法における福祉用具貸与および販売の種目

貸与（レンタル）	車椅子，車椅子付属品，特殊寝台，特殊寝台付属品，床ずれ予防用具，体位変換器，手すり，スロープ，歩行器，歩行補助杖*，認知症老人徘徊感知器，移動用リフト（つり具部分除く），自動排泄処理装置
販売（購入）	腰掛便座，入浴補助用具，自動排泄処理装置の交換可能部品，移動用リフトのつり具部分

* 松葉杖，カナディアン・クラッチ，フストランド・クラッチ，プラットホーム・クラッチおよび多点杖に限る．

医療保険による治療用装具の給付と，障害者総合支援法による更生用装具の給付を中心に述べる．

1. 治療用装具の給付制度

1）公的医療保険

治療用装具を製作する場合には，はじめから自己負担分のみを医療機関へ支払う通常の療養の給付（医療処置や薬剤など）とは異なり，いったん本人が全額を支払ったあとに療養費の支給を申請する償還払い（療養費払い）の制度に沿って手続きを行う．

まず医師が利用者を診察し，医学的必要性に応じて治療用装具を処方する．処方に際しては利用者，医師，理学療法士・作業療法士，義肢装具士らによる十分なディスカッションが求められる．処方に基づいて製作業者が治療用装具を製作し，医師は適合が良好であることを確認する．簡便な装具を除けば，完成までに仮合わせを要することが多い．

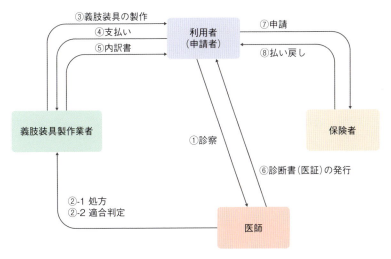

図1 公的医療保険による治療用装具製作の流れ

表4 公的医療保険の種別と自己負担率

保険種別	自己負担率
後期高齢者医療制度	10%[*1]
国民健康保険	30%[*2]
被用者保険(健康保険，共済組合保険，船員保険)	30%[*2]

[*1] 現役並み所得者は30%．
[*2] 70〜74歳の現役並み所得者は30%，一般は20%．

　完成後に製作業者から利用者へ治療用装具が引き渡され，利用者は費用の全額を製作業者に支払う．製作業者は利用者へ内訳書を発行し，医師は利用者へ診断書(医証)を発行する．利用者が各保険者の窓口に①療養費支給申請書，②医師の診断書(医証)，③義肢装具製作業者の内訳書を添えて払い戻し(還付)の申請を行うと，後日に自己負担分を除いた金額が払い戻される(図1)．なお，各種医療保険によって自己負担率が異なっている(表4)．

2) 労働者災害補償制度

　療養給付として治療用装具を給付される場合は，対象者がいったん立替え払いしたあとで，労働基準監督署へ療養(補償)給付たる療養の給付請求書に医師の証明書などを添えて提出し，費用の支給を受ける．要した費用の全額が支給されるので，最終的に対象者の費用負担はない．

3) 生活保護

　生活保護法による医療扶助において，義肢装具の必要性に応じ治療材料として現物給付される．対象者は，医師意見書と製作業者からの見積書とともに社会福祉事務所へ治療材料給付の申請を行う．治療材料券が交付されたあとに，治療用装具を製作する．対象者の自己負担はない．

2. 更生用装具の給付制度

1) 障害者総合支援法

　障害者総合支援法第76条によって義肢装具の購入や修理に要した費用が

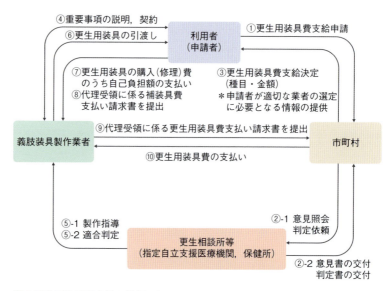

図2 更生用装具費支給の仕組み（代理受領方式の場合）
利用者負担額は負担上限額または基準額×10/100．
〔公益財団法人テクノエイド協会（編）：補装具費支給事務ガイドブック．p30，2014 を改変〕

表5 障害者総合支援法による利用者負担の所得区分及び負担上限月額

生活保護	生活保護世帯に属する者	0円
低所得	市町村民税非課税世帯	0円
一般	市町村民税課税世帯	37,200円

・ただし，障害者本人または世帯員のいずれかが一定所得以上の場合（本人または世帯員のうち市町村民税所得割の最多納税者の納税額が46万円以上の場合）には更生用装具費の支給対象外とする．
・生活保護への移行防止措置がある．
〔公益財団法人テクノエイド協会（編）：補装具費支給事務ガイドブック．p23，2014 を改変〕

支給される．支給の判定は身体障害者更生相談所が行う．

　障害者総合支援法による更生用装具製作の流れには，利用者が製作業者に費用の全額を支払い，のちに市町村からの還付を受ける「償還払い方式」と申請者が自己負担額を製作業者に支払い，製作業者が残高を市町村へ請求する「代理受領方式」が認められている．現実的には一時的に高額な自己負担が生じるのを避けるために後者を用いることが多く，その流れを図2に示す．利用者負担は原則的には定率1割負担（応益負担）であるが，所得に応じた負担上限額が設けられている（表5）．更生用装具の種目に応じて1～5年の耐用年数が定められており，耐用年数以内の破損および故障に際しては原則として修理または調整を行う．

　更生相談所が新規申請者に関わる判定を行うときは，できるかぎり切断その他の医療措置を行った医師と緊密な連絡をとり，判定に慎重を期することとされている．更生用装具の種目によっては医師の意見書により市町村が支給を決定するもの，医師の意見書により更生相談所が判定し，判定をもとに市町村が支給を決定するものもあるが，義肢装具，座位保持装置，電動車椅子については利用者が更生相談所に来所のうえ，直接の診察のもとに判定を

受け，判定をもとに市町村が支給を決定するのが原則である．

　ここでいう来所には利用者の交通の便などを考え，更生相談所が各地域を巡回して更生用装具の判定を行う巡回相談を含む．ただし，更生相談所に必ずしも専任の医師や適切な検査設備が配置されているとは限らない現状があり，実際の運用上は自治体により条件を満たす医師に医学的判定を委嘱し，医師の意見書による判定を行っている．委嘱の条件は身体障害者福祉法第15条第1項に基づく「指定医又は指定自立支援医療機関において当該医療を主として担当する医師であって，所属医学会において認定されている専門医であること」などである．

2）労働者災害補償制度

　障害者に対する労働福祉事業として義肢などの支給を受ける場合には，対象者は義肢等支給申請害に医師の証明書などを添えて申請する．その後に現物給付を受けるので対象者の費用負担はない．

3）介護保険

　介護サービス計画(ケアプラン)の一環として車椅子，歩行器，歩行補助杖などの貸与を受けることができる(表3)．車椅子について，軽度者(要支援1・2，要介護1)は一定の条件に当てはまる場合を除いて，介護保険での給付は行われない．また，介護保険第一号および第二号被保険者では障害者総合支援法と共通している更生用装具(車椅子，歩行器，歩行補助つえなど)や日常生活用具については，介護保険法による支給が優先される．ただし，介護保険では標準的な既製品のなかから選択することになるため，更生相談所において個別の身体状況への対応が必要と判断された場合には，更生用装具費支給として給付される．

第2章

装具

1 装具総論

> **Essence**
> - 装具の目的は，体重支持，変形の予防または矯正，病的組織の固定や保護，失われた機能の代償や補助，不随意運動の制御などがある．
> - 装具の種類は，法制度による分類，使用目的による分類，装着部位による分類，構成材料による分類，機能的分類などがあり，それぞれの分類による呼称がある．
> - 装具の構成要素は，支柱，半月，バンド，継手，足部，パッドなどがあり，目的に応じたそれぞれの形状，大きさ，取り付け位置などがある．
> - 装具の材料は，金属，プラスチック，繊維，皮革，木材，ゴムなどがあり，それぞれの強度，剛性，耐久性，軽量性，経済性，加工性，無毒性，外観性，装着感の知識が重要である．
> - 装具に使用される継手は，その使用目的により用途が大きく異なるため，各継手の利点や欠点を把握して目的に応じた継手を選択する必要がある．

1 装具の目的，役割，分類

1. 装具の定義

装具(orthosis)とは，「四肢・体幹の機能障害の軽減を目的として使用する補助器具」と定義されている[1]．したがって，装具は四肢や頸部，体幹の機能・形態障害や活動制限に対して，その補完や代替えなどのために身体外部に装着する器具を総称したものである．

2. 装具の使用目的

装具の使用目的には，①体重支持，②変形の予防または矯正，③病的組織の固定や保護，④失われた機能の代償や補助，⑤不随意運動の制御などがある．特に，障害された上肢機能や下肢機能の代償や補助目的での装具使用は，身の回り動作や移動能力といったADLを向上させ，障害者の自立支援に大きな役割を果たす．

3. 装具の基本原則

装具の処方にあたっての基本原則は，できるだけ①簡単に，②生理的に，③外観よく，④軽量に，⑤頑丈に，そして⑥安価に製作するということである．日常生活で使用する装具は患者自身が簡単に装着できることが大切であ

表1 装具の分類

	JIS用語	定義	対応英語
法制度による分類	治療用装具	医学的治療が完了する前に使用する装具、または医学的治療の手段の1つとして使用する装具	orthosis for medical treatment
	更生用装具	医学的治療が終わり、変形または機能障害が固定した後に日常生活動作などの向上のため使用する装具	permanent orthosis
使用目的による分類	固定保持用装具	ある一定肢位に身体の一部を固定または保持するために使用する装具	
	矯正用装具	変形を矯正するために使用する装具	corrective orthosis
	免荷装具	下肢にかかる体重を減少させるために使用する装具	weight bearing orthosis
	歩行用装具	歩行の際に使用する装具	
	立位保持用装具	起立のために使用する装具。移動が可能なものもある	
	スポーツ用装具	スポーツのときに用いる装具	orthosis for sports and recreation
	夜間装具	変形の予防や矯正のために夜間就寝時またはベッド上の安静時に使用する装具	night orthosis
	牽引装具	牽引を目的に使用する装具	traction orthosis
装着部位による分類	上肢装具	上肢に用いる装具の総称	upper extremity (limb) orthosis
	下肢装具	下肢に用いる装具の総称	lower extremity (limb) orthosis
	体幹装具	体幹に用いる装具の総称	spinal orthosis
構成材料による分類	プラスチック装具	プラスチックを主材料として作った装具	plastic orthosis
	金属枠装具	金属フレーム構造の装具。主として体幹装具に用いる	metal frame orthosis
	軟性装具	軟性材料で作った装具の総称	
	硬性装具	硬性材料で作った装具の総称	

〔日本規格協会, 他(原案): 福祉関連機器用語―義肢・装具部門(JIS T 0101). 2015. http://kikakurui.com/t0/T0101-1997-01.html(2017年9月22日閲覧)〕

り, 身体に適合したフィット性とファッション性, そして軽くて長もち, しかも安ければ最高の装具となる. 目的にあった装具であっても, 複雑で患者自身が装着できず, 疼痛箇所があったり見た目も悪く重かったり, 壊れやすかったりすれば, 患者は装着しようとせず, 結局, 装具を製作した意味がないということになる. ただし, 軽量性と頑丈性は相反するように思えるが, 患者の使用目的に応じて使い分ける必要がある.

また体重支持, 変形の予防や矯正, 関節運動の制御目的での装具は**3点固定の原理**を念頭に製作する必要がある. これは1点にかかる力の方向とその点から離れた両側2点での逆方向の力による3点の力構成によって, 支持性や矯正力を得る方法であり, 装具製作の基本となる(図1).

4. 装具の分類

装具の分類は, 法制度による分類, 使用目的による分類, 装着部位による分類, 構成材料による分類などがあるが, このほか機能的分類として, 特に上肢装具では**静的装具**と**動的装具**という分け方もある. 一般臨床では使用目的あるいは装着部位による分類を基準に呼称することが多く, 福祉制度においては治療用装具か更生用装具かの分類が重要になる. 表1, 2にリハ分野でよく使用される装具に関するJIS用語と定義, 対応英語を示す[1].

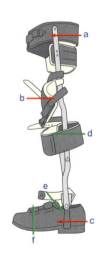

図1 3点固定の原理
長下肢装具の場合, 膝関節屈曲を制御するためにはa, b, cの3点(赤矢印)で, 足関節底屈を制御するためにはd, e, fの3点(緑矢印)で支持する力が働いている.

表2 上肢装具，下肢装具，体幹装具の種類（代表例）

	JIS 用語	定義	対応英語
上肢装具	指装具	指関節の動きを制御する装具の総称	finger orthosis
	手関節装具	手関節の動きを制御する装具の総称	wrist hand orthosis
	把持装具	筋力低下のためにつまみ動作ができない場合に，これを可能とする装具の総称．母指と第2・3指とで3点つまみを行う	prehension orthosis, flexor hinge splint
	肘装具	肘関節の動きを制御する装具の総称	elbow orthosis
	肩装具	肩関節の動作を制御する装具の総称	shoulder orthosis
下肢装具	足装具	足部に装着するもので，足部の生理的彎曲支持・疼痛除去等のために用いる装具の総称．ただし靴を除く	foot orthosis
	短下肢装具	下肢装具のうち，下腿部から足底に及ぶ構造をもち，足関節の動きを制御するものの総称	ankle foot orthosis（AFO）
	長下肢装具	下肢装具のうち，大腿部から足底に及ぶ構造をもち，膝関節と足関節との動きを制御するものの総称	knee ankle foot orthosis（KAFO）
	膝装具	下肢装具のうち，大腿部から下腿部に及ぶ構造をもち，膝関節の動きを制御するものの総称	knee orthosis
	股装具	下肢装具のうち，骨盤から大腿部に及ぶ構造をもち，股関節の動きを制御するものの総称	hip orthosis
	骨盤帯長下肢装具	下肢装具のうち，骨盤から足底に及ぶ構造をもち，股関節・膝関節・足関節の動きを制御するものの総称	hip knee ankle foot orthosis（HKAFO）
	骨盤帯膝装具	肢装具のうち，骨盤から下腿部に及ぶ構造をもち，股関節・膝関節の動きを制御するものの総称	hip knee orthosis（HKO）
体幹装具	仙腸装具	骨盤を包み，仙腸関節の動きを制御する装具の総称	sacro-iliac orthosis
	腰仙椎装具	骨盤から腰部に及び，腰椎と仙腸関節の動きを制御する装具の総称	lumbo-sacral orthosis
	胸腰仙椎装具	骨盤から胸背部に及び，胸椎・腰椎・仙腸関節の動きを制御する装具の総称	thoraco-lumbo-sacral orthosis
	頸椎装具	胸郭上部から頭蓋に及び頸椎の動きを制限する装具の総称	cervical orthosis
	頸胸椎装具	胸郭から頭蓋に及び，頸椎と胸椎の動きを制御する装具の総称	cervico-thoracic orthosis
	側彎症装具	側彎症の矯正装具の総称	orthosis for scoliosis

〔日本規格協会，他（原案）：福祉関連機器用語—義肢・装具部門（JIS T 0101）．2015．http://kikakurui.com/t0/T0101-1997-01.html（2017年9月22日閲覧）〕

静的装具（static orthosis）と動的装具（dynamic orthosis）
静的装具は，関節を一定角度で固定・保持したり，変形矯正をしたりすることを目的とした装具である．動的装具は，自動運動による一関節運動が他の関節運動を生じたり，スプリングやゴムなどを使用して他動的に関節を動かしたりすることを目的とした装具である．

5. 装具の製作（図2）

1）装具の適応

装具の適応判断は，患者の病状（進行，回復，固定など），機能障害や活動制限の程度，年齢，性別，生活環境，経済状態など種々の因子を考慮して決定されるが，次のようなことも念頭において慎重に決定されなければならない．
①装具製作の目的が明確であるか
②装具製作による患者への影響（メリットとデメリット）の判断が的確か
③装具の使用場所はどのようなところか
④患者がその装具製作と使用に同意しているのか

2）情報共有による処方

装具を処方するのは医師である．しかし医師が診察室の中だけで装具の適応を判断し，最適な装具を選択するのは困難なことが多い．したがって医師は，一般的に運動療法室などで，理学療法士や作業療法士，そして義肢装具

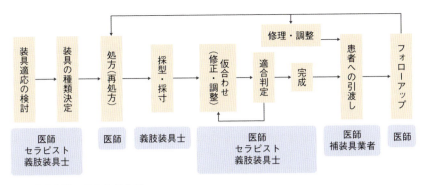

図2 装具製作の流れと行為者

表3 装具処方箋(新規・再交付)

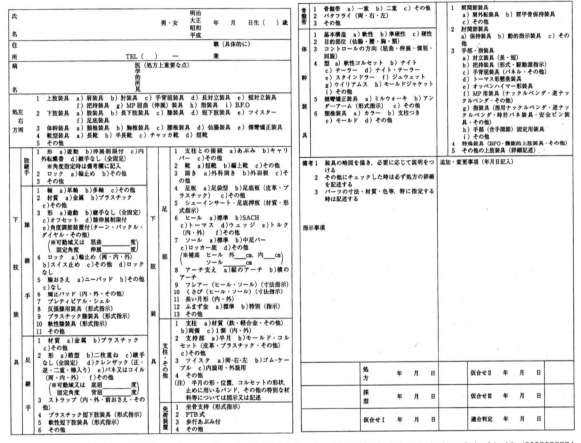

〔厚生労働省:補装具費支給事務取扱指針.http://www.mhlw.go.jp/file/06-Seisakujouhou-12200000-Shakaiengokyokushougaihokenfukushibu/0000083374.pdf(2017年7月21日閲覧)〕

士などの多職種とともに患者の機能障害や活動制限などの情報を共有し、さらに訓練用の各種装具を実際に装着して検討する。そのことにより、目的にあった最適な装具を選択することができるため、多職種での情報共有による検討後に処方をすることが多い(表3)[2].

3) 採型・採寸(図3)

装具製作は、医師の処方に基づき患者に適合した上肢装具、下肢装具、そ

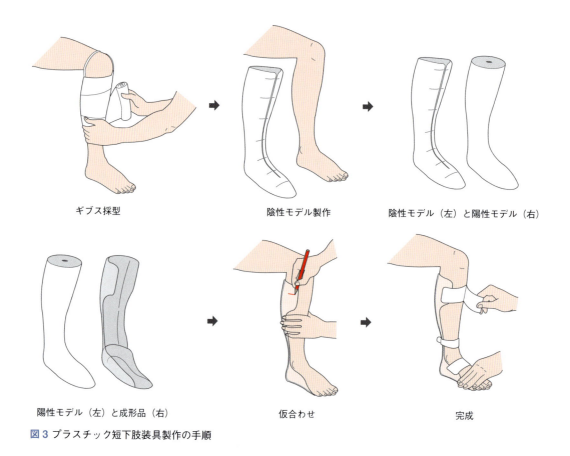

ギプス採型　　陰性モデル製作　　陰性モデル（左）と陽性モデル（右）

陽性モデル（左）と成形品（右）　　仮合わせ　　完成

図3 プラスチック短下肢装具製作の手順

して体幹装具を製作するため，**まず義肢装具士が採型や採寸を行う**．採型とはギプス包帯そのほかの印象材を用いて，肢体の外形の型取りをすること(casting)である．採寸とはテープメジャー，そのほかの計測具，角度計などを用いて周径，関節可動域など装具製作に必要な寸法，角度の計測を行うこと(measurement)である[1]．

採型は主にプラスチック装具を製作するときに行われるが，まずギプス包帯により陰性モデル(肢体の雌型)を作り，それにギプス泥を注形し，硬化後に陰性モデルを剝ぎ取って陽性モデルを作る．その陽性モデルにギプスを盛ったり削ったりして必要な修正を加えることで，装具成形の基準となる種型(master mold)が作られる．

4）仮合わせと適合判定

種型を使用して目的とするプラスチック装具が成形される．成形品は仮合わせにより医師，セラピスト，義肢装具士などが共同して余分な部分をカットするためのトリムラインを検討し，そのトリムラインに沿って義肢装具士がトリミングを行う．トリミング後にその装具の適合判定(check-out)を医師，セラピスト，義肢装具士などの立ち会いのもとで行い，必要に応じて修正や調整を繰り返して完成品となる．患者への装具の引渡しは補装具製作業者によるが，医師は引渡し後も装具が本来の機能どおりに使用されているか，装具の適合に不都合なところはないか，故障や破損が生じて修理を必要とする部位がないかなどのフォローアップを継続する責務がある[3]．

6. 装具療法の効果判定

製作した装具が患者にとって，どれほど機能障害の改善や日常生活における活動制限の軽減に効果的であったかを判定することも重要である．日常生活における装具療法による活動制限への効果は，上肢装具では食事，更衣，整容，トイレ，入浴など，体幹装具では起居，移動など，また下肢装具では起居，移動，更衣，トイレ，入浴などの動作にそれぞれ影響を与えるため，その効果を患者の満足度も含めて判定することが重要である．

7. 装具支給の法制度

福祉用具に関わる現在の社会保障制度は，**障害者総合支援法**のほか，医療関係，労災関係，介護保険関係などの他法制度がある．障害者総合支援法上の装具費の支給は，**他法優先を原則としているため**，その関係に十分留意し適切な制度を活用する必要がある．

例えば治療用(医療用)装具は，治療遂行上必要な範囲にかぎり各種医療保険において製作が認められている．そのため医療保険による治療用装具の段階を終えたのち，さらに日常生活や社会生活(職業生活)の便宜をはかるために，その援護として失われた身体機能を補うことを目的に，更生用装具として障害者総合支援法により装具費が支給される(→4頁，図5)[4]．

2 装具の基本構造

1. 装具の基本構造を理解するために必要なこと

装具の基本構造を理解するためには，装具を使用したい部位(関節)の解剖・機能を理解することが重要である．また，装着する患者の疾患や年齢，必要とする動作，さらに各疾患における病期(急性期か亜急性期か慢性期)によっても適応となる装具の構造も変化・多様化するため，基本構造を考えていく際には，患者の全体像を把握しておくことが重要である．

例えば，高齢者では，基礎疾患として骨粗鬆症を有することが多く，くしゃみや起き上がりなどの軽微な外力によっても脊椎の圧迫骨折を生じる場合がある．また，骨折が複数回生じることもあり，異なる椎体の骨折により円背を代表するような変形を生じる．急性期であれば，安静を優先的に考えた固定性の高い全面接触型の硬性コルセットを使用して，離床時の疼痛を緩和させることが必要であり，慢性期では日常生活での動作時に過度な負担をかけないようにしつつ，骨の補助となるような構造のコルセットの使用を検討する．

2. 装具の適合

装具の適合に関して，補助・制御・固定などいかなる場合においてもターゲットとなる関節を挟んだ近位部と遠位部の四肢をしっかりフィットさせる必要がある．これは3点固定の原理(3点支持の原則)と呼ばれ，ターゲットとなる関節をうまく制御するためには，その両端の部位をしっかり固定する必要がある(→25頁，図1)．

例えば，膝を固定させるような装具の場合，大腿部と下腿部をしっかり固

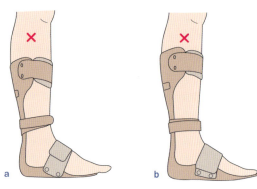

図4 フィッティング不良例(a)と良好例(b)
aの装具は、腓骨小頭(×)から距離があり、支持性に欠ける。また、足部ベルトの位置が後方のため、サポート力に欠け、装具がずれてしまう。

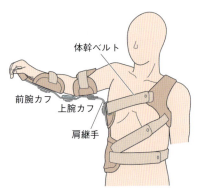

図5 肩関節装具

▶ACL
anterior cruciate ligament
前十字靱帯
▶PCL
posterior cruciate ligament
後十字靱帯

▶静的装具
static orthosis
▶動的装具
dynamic orthosis

定させることで、ターゲットとなる膝関節の固定性が生かされる。また、前十字靱帯(ACL)や後十字靱帯(PCL)損傷用の膝装具の場合は、膝関節の安定性をもたせながら、補助機能を働かせる際には、大腿部と下腿部を半月やカフでしっかりフィットさせ、そこに付属のサポートを付けてうまく機能させる必要がある。

たとえ補助機能がしっかりした装具でも、ターゲットとなる関節をまたいだ近位部と遠位部の固定性が不十分であると、補助機能が不十分となる。さらに、装具と身体とのこすれによる皮膚損傷や出血などの二次的な疼痛を引き起こす原因にもなりかねず、効果を十分に発揮することができない(図4)。

3. 上下肢・体幹装具の基本構造

関節を目的の肢位に保持・固定する静的装具と、関節運動を制動・補助する動的装具に分ける必要がある。装具の構造は種類やデザインによって異なるが、いずれも装着目的を達成するのに必要な構造になっている。素材としては一般的に金属、プラスチック、皮革、織布などが用いられる。装具の構成要素には支柱、半月、カフ、バンド、継手、足部、パッドなどがあり、それぞれ好ましい形状、大きさ、取り付け位置などがある。

上肢装具は、上肢の外傷や末梢神経麻痺、関節リウマチ、脳卒中などで用いられることが多く、肩関節・肘関節・手関節・手指の装具がある。肘、手関節の基本構造は想像しやすいと思うが、肩関節装具の場合は肩を固定するために体幹と上腕を固定して肩関節の安定性をコントロールする(図5)。

下肢装具も、上肢装具と同様に外傷や麻痺、靱帯損傷や変形性関節症などで用いられることが多く、股関節・膝関節・足関節・足部の装具がある。股関節装具の場合は体幹と大腿部を固定し、股関節の機能をうまくコントロールする。通常の下肢装具の基本構造は、カフ、継手、支柱で構成される(図6)。下腿装具の場合、支柱の部分がプラスチックで構成されているものもある(図7)。荷重関節を免荷させるために種々の方法で体重を支持し、荷重を免荷させる装具もある(図8)。

体幹装具には、頸椎・胸椎・腰椎の関節の装具がある。基本的には上下肢

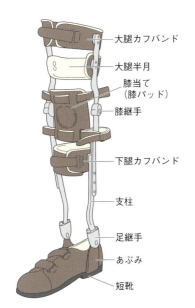

図6 短靴付長下肢装具

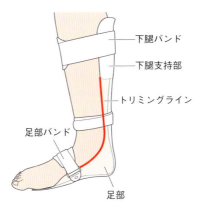

図7 シューホーン型短下肢装具

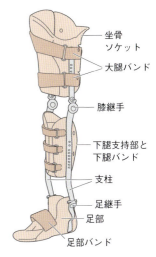

図8 坐骨支持免荷装具

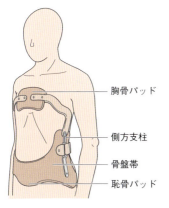

図9 ジュエット型装具
前方の胸骨・恥骨パッド後方パッドにより，胸腰椎を過伸展位にする装具．

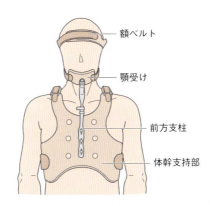

図10 パンツェルン装具

の装具と考え方は同じである．固定するためには大きさが必要となり，体幹の動きは脊椎の単一の関節のみでなく多くの椎間関節が連動して起こるため，制御・固定する関節数も多くなる．基本的な体幹装具は，脊椎支柱，側方支柱，骨盤帯，バンドで構成されている（図9）．頸椎装具の場合，固定性を良好に保つために，体幹からの固定をしっかり行えるパンツェルン装具（図10）などがある．

③ 材料力学

義肢装具には，多種多様な材料が使用されており，その種類として金属，プラスチック，繊維，皮革，木材，ゴムなどがあげられる．個々の身体状況に適した義肢装具を使用，製作するためには，材料に関する情報，材料の種類と特性，材料力学などの知識も必要となる．

1. 材料に関する情報

義肢装具の材料に関する情報としては，①強度，②剛性，③耐久性，④軽量性，⑤経済性，⑥加工性，⑦無毒性，⑧外観性，⑨装着感の知識が重要である．なかでも①～⑤に関係する単位重量あたりの強度である，**比強度**が重要である．例えば，アルミニウムは鉄の1/3の重量であるが，強度は鉄の2/3であり，比強度は鉄の約2倍という計算となる．下肢装具のように実用性を考慮した場合には，安価で，より軽く，強度の高い材料を選択するために比強度の知識が必要とされる．

⑥に関しては，義肢装具は個々の身体状況に合わせて製作することが必須であり，適合・修正が病院のような場所でも可能であることが要求されるため，特殊な設備なしに加工ができる材料の選択が望まれる．⑦～⑨は，特に皮膚に対する刺激のないことが重要であり，色合いや服装との調和，通気性や肌触りなども重要である．

2. 材料の種類と特性

義肢装具には非常に多くの素材が用いられている．ここでは金属，プラスチック，繊維の種類と特性について述べる．

1) 金属

義肢装具に用いられる金属は，鉄，ステンレス，アルミニウム，チタンなどで，多くは合金が使用される．

(1) 鉄

鉄の合金は，炭素や炭素以外の元素の含まれる量により，鋼または炭素鋼，鋳鉄，合金鋼に分類される．また鋼を熱し，急冷却して硬さを増す焼き入れといった方法などを用いることによっても特性が大きく異なる．

炭素鋼は，強度に優れ，加工や溶接がしやすく，比較的安価であるため，装具の支柱や義肢の接続部品などに使用されている．しかし比重が重く，腐食が起こりやすいため，クロムメッキなどの表面処理が必要である．

ステンレス鋼は，クロムを含む合金鋼であり，クロム系とクロム・ニッケル系とがある．クロム系は磁性が強く，硬く，もろいが，クロム・ニッケル系は非磁性で，ニッケルの酸化皮膜を発生して表面を覆うため腐食が少なく，粘り強さに優れる．義手のフックや義肢の接続部品，下肢装具の継手などに使用されている．

(2) アルミニウム

アルミニウムは，軽量で，非磁性であるが，強度が低く，腐食が起こりやすい．アルミニウム合金の1つであるジュラルミンは，純アルミニウムよりも強度が増し，表面に酸化皮膜を生じて腐食が少なくなることから，義肢の支柱，下肢装具の支柱や継手，半月などに用いられている．

(3) チタン

チタンおよびチタン合金は，軽く，強度に優れており，耐腐食性もあることから，義肢装具に適した材料であり，義肢の接続部品や継手，装具の支柱などに使用されている．しかし，溶接や加工が難しく，弾性率が小さい，高価であるという問題点もある．

2) プラスチック

プラスチックとは，合成高分子化合物の総称である．プラスチックには，**熱可塑性プラスチック**と**熱硬化性プラスチック**の2種類がある．熱可塑性プラスチックは，加熱によって軟化し，冷却すると硬化する特性があり，加熱と冷却により，軟化と硬化を繰り返し起こすことができる．熱硬化性プラスチックは成形時に硬化反応熱を発生し硬化するものの，一度硬化した熱硬化性プラスチックは，加熱しても熱可塑性プラスチックほど軟化しない．義肢装具の材料には，大型の成形加工設備がなくても加工できる特性をもったプラスチックが主に使用されており，プラスチックの商品名がそのまま使用されていることが多い．

(1) 熱可塑性プラスチック

● ポリエチレン

義肢装具に最も多く用いられる．低密度ポリエチレン(軟性ポリエチレン)は，柔軟性が高く，加熱によって加工しやすく，締め具やフレキシブルソケットなどに使用される．高密度ポリエチレン(サブオルソレン)は，加工性が高く，真空形成ができるため，装具全般で広く使用される．超高密度ポリエチレン(オルソレン)は，サブオルソレンよりも強度に優れ，弾性が大きく，破損しにくい．これらの特性を生かして短下肢装具などによく用いられるが，加工性がサブオルソレンより劣り，真空形成はできないといった欠点もある．

発泡ポリエチレン(PEライト，プラスタゾート)はクッション性があり，加工性も良好なため，義肢のソフトインサートや装具の内張りとして用いられる．

● ポリプロピレン

非常に硬く，軽量で強度にも優れた半透明のプラスチックで，加工には真空形成が用いられ，下肢装具などの主材料としてよく用いられる．しかし，加熱修正を行う場合は高温を要するため，サブオルソレンよりも難しい．

● イオノマー

柔軟性が高く，透明であり，大腿義足のフレキシブルソケットなどの材料として用いられる．

● ポリ塩化ビニール

安価で，加工性が良好な熱可塑性プラスチックであり，締め具の材料や装飾義手のコスメチックカバーに用いられる．

● アクリル

耐久性と強度が高く，皮膚刺激性が少ない．繊維強化プラスチックのマトリックス材として，義肢ソケットに最もよく用いられる．ポリエステルと比べて，いったん硬化したあとも加熱による修正がしやすいことが特徴である．

● 低温可塑性プラスチック

ほかの熱可塑性プラスチックよりも低温で軟化するプラスチックである．この素材は，70℃前後で2〜3分温めると軟化し，患者の皮膚に直接当てて形成することが可能であり，作業療法士がスプリントや自助具を製作する材料としても広く用いられている．

(2) 熱硬化性プラスチック

- シリコーン

　耐熱性，柔軟性，耐薬品性，耐汚染性に優れ，身体の皮膚に対して刺激が少ないことが特徴である．義足の内ソケットや断端末のパッドなどに使用され，装飾義手のコスメチックカバーにも使用される．欠点は接着性が悪い，硬化後の修正が困難，高価なことなどである．

- ポリウレタン

　軟質と硬質とあり，ともに発泡材がよく用いられている．軟質は骨格構造義足のコスメチックカバー，硬質は軽量で強度に優れているので殻構造義足の筒柱部，足装具の補高などに用いられる．

- ポリエステル

　強度に優れ，着色しやすく，見栄えもよいので，繊維強化プラスチックのマトリックス材として，義肢ソケットの仕上げによく用いられる．しかし，いったん硬化すると加熱による修正が難しい．

- エポキシ樹脂

　接着性が高く，強度も高いが，皮膚への刺激性があるため，義肢の仕上げなどに用いられる．

3) 繊維

　繊維は，糸に加工され，次に織物などに加工される．主には，軟性コルセットやリーメンビューゲル(→100頁)，断端袋などで使用され，繊維強化プラスチック(FRP)の強化剤としても繊維や織物が使用される．

▶FRP
fiber reinforced plastics

(1) 木綿

　水分の吸収性が高く，軟性コルセットの生地，断端袋などに用いられる．

(2) 羊毛

　羊毛繊維は弾力に富み，主に上肢装具の内張りや矯正装具のクッション材料に用いられる．

(3) ナイロン

　引っ張り強度に優れ，軟性コルセットの織物，縫製用の糸などに用いられ，ソケットの強化繊維としても使用される．

(4) ポリ塩化ビニール繊維

　ポリ塩化ビニール繊維の織物は，熱収縮による加工性に優れ，縫製が容易であり，軟性コルセット材料として使用されている．

(5) ポリエステル繊維

　軟性コルセットの主材料やFRPソケット強化繊維として用いられる．水に濡れても強度が低下しないことから，義肢装具のベルト類としても使用される．

(6) ポリウレタン繊維

　繊維の伸縮性に富み，伸縮性を要求される軟性コルセットやサポーターの生地として使用されている．

(7) ガラス繊維

　引っ張り強度に優れ，ソケットなどの強化に用いられるが，ポリエステルやナイロンに比べて高価である．

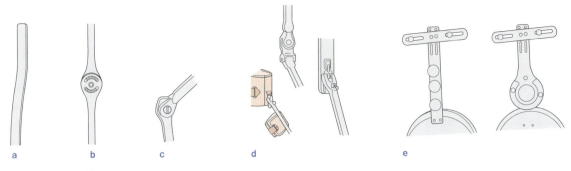

図 11 股継手の種類
a：固定式　b：ダイヤルロック式　c：遊動式　d：外転股継手　e：DynaCox® 股継手付

(8) カーボン繊維

引っ張り強度に最も優れ，ソケットなどの強化のために用いられる．ガラス繊維よりもさらに高価である．軽量・高剛性が必要なポリオ患者の下肢装具素材としても用いられる．

4 代表的な継手の種類と特徴

継手（joint）は2つを接合する構造の総称であり，そのほか矯正の役割も担っている．また可動域の制限，制御や動作の補助など機能がさまざまであり，支持性を高める目的や遊動性を引き出す目的では用途が大きく異なる．そのため各継手の利点や欠点を把握し，目的に応じた継手の選択が不可欠である．

1. 股継手の種類

本来，股関節は臼関節であり，非常に自由度の高い関節である．しかし，こうした股関節の動きは装具で実現が難しいため，一般的に股関節の継手の動きは屈曲，伸展と2方向で構成されている．大腿骨骨折術後や股関節固定術後など，股関節に動きを与えたくない場合は固定式を用い（図11a），人工股関節術後で脱臼予防のため股関節の動きを制限したい場合にダイヤルロック式を用いる（図11b）．そのほか，動きを制限しない場合は遊動式（図11c）や外転運動が可能な継手もある（図11d）．多軸式の継手として DynaCox® は3軸構造であり，より生体の動きに近い股関節の運動が可能である（図11e）．

▶股継手
hip joint

■股継手の位置

臼蓋中心位置は，体表から触知できないために大転子との位置関係から軸位を決定する．
- 前額面では大転子より2 cm上方を通る．
- 矢状面では大転子より1〜2 cm前方を通り，床面に平行（下肢正中線に直交）．
- 股関節部は大きな衝撃がかかるため，特に強固に作られている．

> **継手位置の決定** 生体の関節軸と同様の位置が理想であるが，現実的に完全に一致させることは困難であるため，触診などを通して継手位置を決定する．

2. 膝継手の種類

膝関節は大腿脛骨関節および膝蓋大腿関節から構成される，屈伸運動と回旋運動を行う**らせん関節**である．膝関節の屈伸運動は大腿骨と脛骨上の**ころがり運動**（rolling）と**すべり運動**（sliding）の複合運動からなり，そのほか，**screw**

▶膝継手
knee joint

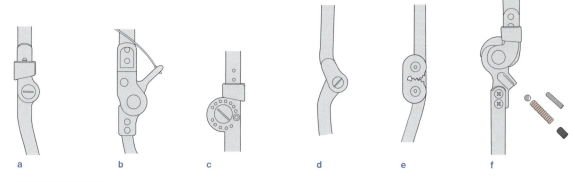

図12 膝継手の種類
a：リングロック式　b：スイスロック式　c：ダイヤルロック式　d：オフセット式　e：多軸式　f：SPEX式

> **screw home movement**
> 完全伸展位から屈曲初期に，脛骨は大腿骨に対して内旋し，膝関節の最終伸展時に脛骨が外旋する運動のこと．

home movementなどの機能が備わっている．しかし，装具ではこうした生体の動作の再現は困難であるため，主に屈曲-伸展の2方向を制御している．

ロック式は継手にロック機能を付けているもので，代表的なものとしてリングロック式，スイスロック式，ダイヤルロック式，ファンロック式などがあげられる．リングロック式は大腿支柱と下腿支柱をリングで固定するもので，リングの近位部にボールがあり，それにより不用意にロックが外れること防いでいる(図12a)．主に脳卒中患者における長下肢装具での歩行練習に用いられることが多く，リングでロックをすることにより膝折れを予防でき，短下肢装具へ移行する評価のため，一時的にロックを解除することもある．スイスロック式は外側と内側の継手がレバーでつながっており，レバーを引くことでロックが解除される(図12b)．リングロック式に比べ簡単にロックを外すことができ，膝関節を伸展することによりロックがかかる．一般的に膝前面にレバーが付いているが，後方にレバーを付けることもあり，主にポリオ患者や対麻痺患者に用いられる．ダイヤルロック式は継手が円板上の穴にネジで固定することで，さまざまな角度に調整でき，それにより可動範囲を制限することができる(図12c)．膝の屈曲拘縮や伸展拘縮などに対して用いることがあり，段階的に角度を調整できるのが最大の特徴である．

オフセット式はロック式と比べ継手の部分が後方に位置しており，歩行時の立脚期の安定性を高めることができ，膝伸展筋力低下や膝折れ防止目的に使用される(図12d)．多軸式はロック式やオフセット式が一軸式であるに対し，2つの継手を歯車またはリングと連動させることで，より生体の膝関節の運動に近づけた継手である(図12e)．SPEX式は膝屈曲の可動範囲は30°程度であり，伸展の範囲は0〜60°で，筋力に応じてコイルスプリングにより伸展補助力が調整できる(図12f)．コイルスプリングはスチールロッドに交換でき，それにより固定式としての使用も可能となる．

▶SPEX
spring assisted extension

■膝継手の位置
- 前額面において内転筋結節と膝関節裂隙の中間を通り，床面に平行(下肢正中線に直交)．
- 膝の矢状面において前後経の1/2の点と後方1/3の点の中間点を通る．

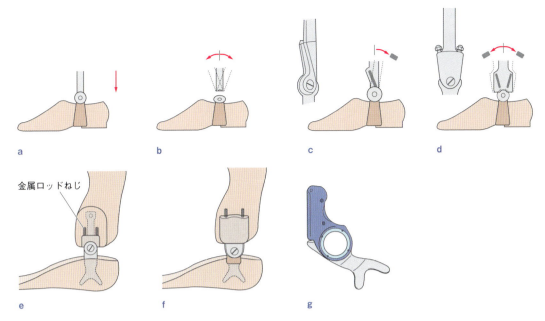

図13 足継手の種類
a：固定式　b：遊動式　c：シングルクレンザック足継手　d：ダブルクレンザック足継手
e：PDC　f：PDA　g：油圧式（Gait Solution®）

3. 足継手の種類

足関節は距腿関節と距骨下関節から構成されており，非常に自由度が高い関節となっている．

足継手の種類は，大きく金属支柱装具用とプラスチック短下肢装具に一体成形しているものに分かれる．金属支柱装具用の継手ではまったく可動性のない固定式（図13a）や動作を制限しない遊動式がある（図13b）．制御式は調節により足関節底背屈の可動範囲を制御でき，バネやゴムなどの使用することで動作を補助することができる．1方向を制御する継手はシングルクレンザック（Klenzak）足継手（図13c），2方向の制御するものはダブルクレンザック足継手と呼ばれる（図13d）．クレンザック足継手はロッドにより角度を制限することができ，またバネを挿入することで復元力による背屈補助の効果がある．一般的にシングルクレンザック足継手を用いるが，膝折れや膝のロッキングなどを予防するため，微妙な足関節の底背屈調整を要する場合にダブルクレンザック足継手を用いる．

プラスチック短下肢装具の足継手は金属支柱装具用と比べ，矯正力は劣る一方，遊動性に優れかつ軽量であり，歩行への負担を軽減できるためより実用的である．代表例としてはPDCやPDAがある（図13e, f）．PDCは前述したダブルクレンザック足継手の構造に似ており，ネジで足関節の底背屈の角度を調整することができる．PDAも同様の構造であり，スプリングによる足関節の底背屈の補助を行う働きがある．そのほか後方支柱付短下肢装具や前面支柱付（湯之児式）短下肢装具など，継手をもたずプラスチックなどがたわむことにより動作を補助するたわみ式もある．

近年では油圧式による制御もあり，Gait Solution® は立脚初期，踵接地時

▶足継手
ankle joint

▶PDC
plantar dorsiflexion control

▶PDA
plantar dorsiflexion assist

表4 調節式足継手付AFOにおける機能と適応

足継手の機能	①底屈・背屈：固定	②底屈制限，背屈遊動	③底屈制限，背屈制限	④底屈・背屈：制動，補助	⑤底屈制限，背屈補助
足継手の機能（断面と模式図）	金属ロッドねじ				コイルスプリング
解説	ねじで固定されている	背屈方向へは動くものの，底屈方向は，ロッドより制限される	ロッドの調整した範囲で制限される	バネにより底屈・背屈共に補助される	底屈するとバネの復元力により背屈が補助される
適応病態の基本	底屈・背屈筋力ともに著明低下	・下腿三頭筋の拘縮 ・尖足傾向 ・下垂足 ・反張膝傾向	底屈，背屈筋力ともに著明〜中等度低下 膝折れ	底屈，背屈筋力ともに中等度〜軽度低下	下垂足

〔渡邊英夫：脳卒中の下肢装具，第3版．p25，医学書院，2016を改変〕

> **下垂足** 足および足関節の背屈力が低下することで，足部が下垂する状態の総称である．主に前脛骨筋や長・短腓骨筋の機能障害で生じる．下垂足の歩容としては足背屈が困難であるため過度に股関節を屈曲する鶏歩が特徴である．原因として末梢神経障害(腓骨神経麻痺など)や脊髄性疾患，脳性疾患などがある．

> **T/Yストラップ** 痙性の高い症例などに対し，ストラップを用い変形を矯正する目的であり，主に外側部から外果部を内側支柱に向かって矯正する．種類はTストラップとYストラップがあり，内反変形に対してはTストラップ，外反変形に対してはYストラップを用いる（図14a，b）．

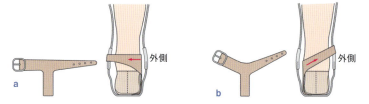

図14 Tストラップ(a)とYストラップ(b)

の足関節の動きを油圧により制御し，安全に体重を支えることができる（図13g）．また足底接地から遊脚期までは足関節の動きを制限しないため，自然な膝の動きが可能となっている．それらは**下垂足**や脳卒中後の尖足や軽度麻痺など広く適応されている（表4）．

■足継手の位置

内側が内果の下端に位置し，外側は外果の中央を結ぶ軸位に設定する．

文献

1) 日本規格協会，他(原案)：福祉関連機器用語―義肢・装具部門(JIS T 0101)．2015
   http://kikakurui.com/t0/T0101-1997-01.html(2017年9月22日閲覧)
2) 厚生労働省：補装具費支給事務取扱指針
   http://www.mhlw.go.jp/file/06-Seisakujouhou-12200000-Shakaiengokyokushougaihokenfukushibu/0000083374.pdf(2017年7月21日閲覧)
3) 大峯三郎，他：装具のチェックアウト総論．理学療法 15：5-8，1998
4) 障害者総合支援法による補装具費支給と他法による補装具給付等．公益財団法人テクノエイド協会：補装具費支給事務ガイドブック．pp9-12，2014
   http://www.techno-aids.or.jp/research/guidebook_140610.pdf(2017年9月22日閲覧)
5) 川村次郎，他(編)：義肢装具学，第4版．医学書院，2009
6) 日本整形外科学会，他(監)：義肢装具のチェックポイント，第8版．医学書院，2014
7) 奈良 勲(監)：理学療法学辞典．医学書院，2006
8) 蜂須賀研二(編)：服部リハビリテーション技術全書，第3版．医学書院，2014
9) 中村隆一，他：基礎運動学，第6版．医歯薬出版，2003
10) 渡邊英夫：脳卒中の下肢装具，第3版．医学書院，2016

2 脳卒中片麻痺の装具

Essence

- 脳卒中片麻痺の下肢装具は，麻痺や痙縮の程度，拘縮の有無や内反尖足，槌趾，反張膝や感覚障害，**発症からの時期**などを考慮し，処方する．
- **適合**は，装具単体，装着時，立位，動作時に行い，**継手**の位置，安定性，歩容，圧迫や擦過の有無などを確認する．
- 長下肢装具は，**膝の支持性が低い場合**に使用し，膝継手，足継手の位置，適合をチェックする．脳卒中発症後早期から長下肢装具による歩行訓練が有効である．
- 短下肢装具は，脳卒中片麻痺の装具として最も多く使用され，**プラスチック製**と**金属支柱付**に大きく分けられる．多くの種類があり，主な装具の適応と特徴を理解する必要がある．

1 下肢装具の処方と適合

脳卒中片麻痺では，起立歩行をサポートするために下肢装具を用いることが多い．片麻痺の回復過程や麻痺の重症度，痙縮の程度などを評価し，適切な装具を用いる必要がある．

片麻痺に主に使用される長下肢装具と短下肢装具の適応や種類，装具を構成する各パーツの役割や名称を理解することが大切である．ここではまず，脳卒中片麻痺の特徴を述べ，それに対して下肢装具を処方する場合に必要な評価項目および考慮すべき因子について説明する．

1. 脳卒中片麻痺の特徴

脳卒中片麻痺は上位運動ニューロンの障害によって起こり，典型的には**痙性片麻痺**を呈する．痙性片麻痺の特徴的な姿勢として，上肢屈曲・下肢伸展位の**ウェルニッケ・マン肢位**（Wernicke-Mann posture）をとる（図1）．

一般的に脳卒中後の運動麻痺の回復は，発症から最初の1か月で著しく，3か月までに大部分が起こり，6か月までは緩やかであることが多い[1]．脳卒中発症直後は弛緩性麻痺を呈するが，数日〜数週間で徐々に痙縮が出現する．痙性片麻痺の下肢の変形として**内反尖足**（→15頁，図21），**槌趾**，**反張膝**などが問題となる（図2）[2]．痙性片麻痺の歩行は，遊脚期に膝の屈曲が減少し（stiff knee gait），代償的に外転歩行や伸び上がり歩行を呈する．立脚期には膝

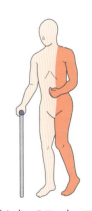

図1 ウェルニッケ・マン肢位

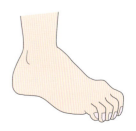

図2 槌趾変形

表1 下肢のBrunnstrom Recovery Stage

Ⅰ	随意運動なし
Ⅱ	レイミスト現象 屈筋共同運動やその要素のわずかな出現 伸筋共同運動やその要素のわずかな出現
Ⅲ	明らかな動きを伴う屈筋共同運動 明らかな動きを伴う伸筋共同運動
Ⅳ	座位で足を床の後方に滑らせて膝を90°以上屈曲 座位で足を床から離さず背屈
Ⅴ	立位でほぼ股伸展位で膝屈曲 立位で足を少し前方に踏み出し足背屈
Ⅵ	立位で骨盤挙上の範囲を超えて股外転 座位で股関節の内外旋

〔Brunnstrom S：Movement therapy in hemiplegia：A neurophysiological approach. Harper & Row, New York, 1970より一部改変〕

が反張しやすく，内反尖足があると安定した立脚がとりにくい．また，槌趾があると立脚期に痛みを伴うことがある．片麻痺の歩行は左右非対称性で，エネルギー効率が悪い．

2. 装具装着による効果

　脳卒中の下肢装具の主な目的は，失われた機能の代償や補助，変形の矯正や予防である．主として，片麻痺による起立歩行機能障害を軽減する目的で用いられる．長下肢装具は膝関節と足関節を調整でき，短下肢装具は足関節を調整することができる．

　長下肢装具は，麻痺が重度で膝の支持性が低い症例で適応となり，膝関節を安定させ，膝折れを防ぎ，麻痺肢への荷重が容易にできるようになる．短下肢装具は，膝関節の支持性は十分あるが，足関節の背屈が不十分な症例に適応となり，足関節を安定させ，遊脚期のつま先離れが容易となり，つまずきを防ぐ．また，足継手の機能を調整することで膝関節をコントロールでき，反張膝を防いだり，膝の支持性を高めたりすることができる（➡43頁）．

3. 脳卒中片麻痺の評価

▶BRS
Brunnstrom Recovery Stage

　片麻痺の機能評価として，**ブルンストロームステージ（BRS）** が用いられる．BRSはⅠ～Ⅵの6段階であり，Ⅰは随意運動がなく，Ⅱは連合反応が出現，Ⅲは明らかな屈筋・伸筋共同運動がある．Ⅳは分離運動が出現し，座位で足を床から離さずに背屈でき，Ⅴは立位で足を少し前方に踏み出して足背屈ができ，Ⅵは立位で骨盤挙上の範囲を超えて股外転できるかが目安となる（表1）[3]．

　麻痺の重症度は，立位・歩行機能とある程度相関する．例えばBRSⅠ，Ⅱでは，膝の支持性が低いために長下肢装具を使うことが多く，BRSⅢ，Ⅳでは膝の支持性はあるが，足関節の背屈筋力が弱く短下肢装具を使うことが多い．BRSは麻痺の回復の程度がわかり，装具を処方する際の目安となるが，実際に装具を処方する際には立位・歩行の状態を適切に評価する必要がある．

1）関節可動域の評価

　脳卒中の下肢装具を処方する場合，股関節，膝関節，足関節の関節可動域

表2 Modified Ashworth Scale

0	筋緊張の増加なし
1	罹患部位を伸展や屈曲したとき，可動域の終わりに引っかかるような感じや，わずかの抵抗感を呈する程度の筋緊張の増加
1+	可動域の1/2以下の範囲で引っかかるような感じのあとに，わずかの抵抗感を呈する程度の筋緊張の増加
2	緊張はより増加し，可動域のほとんどを通して認められるが，罹患部位は容易に動かすことができる
3	緊張の著しい増加で他動的に動かすことが困難
4	罹患部位は屈曲や伸展を行っても固く動きがない状態

(ROM)を評価する必要がある．下肢の拘縮や変形があると装具の処方に影響する．特に，股関節の屈曲拘縮，膝関節の屈曲拘縮，反張膝，足関節での背屈制限が問題となる．ROM制限を考慮して装具のアライメントを調整する．

2) 痙縮の評価

痙縮の評価として，他動的に関節を動かしたときの抵抗の程度をみる修正Ashworth尺度（MAS）がよく用いられる（表2）．MASは大まかな痙縮の程度を評価することができるが，評価が主観的で細かな変化はわからない点が問題である．また，痙縮は姿勢による影響を受け，一般的に下肢の痙縮は臥位や座位よりも立位や歩行時に強くなるため，実際に下肢装具を処方する際には，立位や歩行など動作時の内反尖足・槌趾などの痙縮の程度を確認する必要がある．

3) 立位・歩行時の評価

装具の適応があるか，装具装着によって立位，歩行の機能が向上するかを確認する．介助でも立位を保てない場合には装具の適応とならない．介助で立位が保持でき，麻痺肢の膝の支持性が弱く，膝折れする場合には長下肢装具の適応となる．膝関節の支持性は十分あるが，足関節の背屈が不十分な症例には短下肢装具の適応がある．立位での下肢の変形の状態，立位の安定性を確認する．

可能であれば，まずは装具を使わない状態で歩行させ，歩行時の安定性や歩容を確認する．平行棒内，杖の使用など状況に応じて評価する．正常の歩容を理解し，歩行周期の立脚期と遊脚期に分けて評価するとわかりやすい．立脚期には，正常歩行のように踵接地からスムースな**ロッカー機能**が働いているか，膝の安定性，反張膝の有無，内反尖足・槌趾の有無などを確認する．遊脚期には，つま先離れの状況，下垂足の有無，膝屈曲の減少，代償的な外転歩行や伸び上がり歩行の有無を確認する．

次に訓練用の装具があれば，装具装着時の効果を確認する．いくつかの装具を試し，効果を比較するとわかりやすい．短下肢装具の場合には，装具のタイプやプラスチックの硬さ，トリミングの方法，背屈角度などを検討する．また内反に対するTストラップやYストラップ，槌趾に対するインヒビターバーの処方も検討する．

▶ROM
range of motion

▶MAS
Modified Ashworth Scale

ロッカー機能 正常な歩行の立脚期の機能として，足部がロッキングチェアーのように滑らかに回転する機能であり，踵ロッカー，足関節ロッカー，前足部ロッカーの3つがある（→14頁）．

表3 装具適応における主たる考慮因子

立位・歩行機能
発症後期間
麻痺
痙縮程度
拘縮・変形
重度感覚障害
失調
そのほか：意識障害，高次脳機能障害，合併症，上肢機能

最優先するのは立位・歩行機能である．
〔才藤栄一：脳血管障害(脳卒中)片麻痺．日本整形外科学会，他(監)：義肢装具のチェックポイント，第8版．pp256-270，医学書院，2014より〕

4. 脳卒中発症からの時期

装具を処方する際には，脳卒中発症からの時期を考慮する必要がある．先に述べたように脳卒中片麻痺の回復過程を考え，麻痺の回復の予後を予測する．脳卒中発症直後は麻痺が回復することを考慮し，いつ，どのような装具を処方するか考える．発症直後は長下肢装具が必要であっても，しだいに麻痺が回復し，短下肢装具となることも多い．また，痙縮は急性期よりも回復期，維持期で顕著になるので，痙縮の悪化も考慮する必要がある．

現在，脳卒中のリハビリは急性期，回復期，維持期と地域連携が行われ，別々の病院で治療されることが多く，装具の処方をどのタイミングで行うか配慮する．急性期では訓練用の装具が必要であり，病院の中に訓練用のさまざまな装具を準備していれば，処方する前に試着して訓練することで，適切な装具を検討することができる．また，維持期には痙縮の悪化や状況の変化によって，装具が不適切になっていることもある．維持期でも，装具が適切か，適合が良好か，装具についてフォローできる状況が望ましい．

5. そのほかの考慮因子

装具適応において，そのほかに考慮する因子として，失調や感覚障害が重度であると片麻痺の重症度が軽くても装具が必要となることがある．また，歩行機能予後に影響を与える意識障害，高次脳機能障害，合併症や，杖使用に影響する上肢機能も考慮する(表3)．

装具の使用場所(屋内か屋外か)，坂道や階段での使用状況は，装具の種類を決める際に考慮する．自分で装着するか，介助者が装着させるかも配慮する．そのほか，経済的状況や装具を使用することの受け入れがよいかなども考慮する必要がある．

6. 足関節の底背屈による影響

装具の足関節の角度は，立脚期に膝の屈曲伸展にかかる力に影響する．足関節を底屈位にすると，膝関節には伸展方向に力が生じ，反張膝になりやすくなる(図3)．また，背屈制限を行うと，立脚期に膝伸展を補助し，膝折れが起こりにくくなる．一方，装具の足関節の底屈を防ぎ，背屈位とすると，膝関節には屈曲方向の力が生じる(図4)．

装具の足継手の機能は，固定，遊動，制限，制動，補助があり，背屈と底屈それぞれどの機能とするか検討する．プラスチック製のシューホーン型短

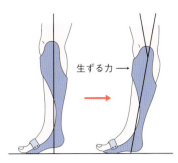

図3 足関節底屈の影響
〔渡邊英夫:脳卒中の下肢装具,第3版.p29,医学書院,2016より〕

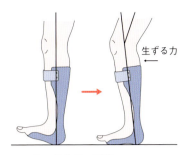

図4 足関節背屈の影響
〔渡邊英夫:脳卒中の下肢装具,第3版.p29,医学書院,2016より〕

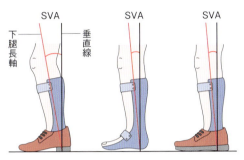

図5 靴による下腿前傾角度(SVA)の変化
〔渡邊英夫:脳卒中の下肢装具,第3版.p28,医学書院,2016より〕

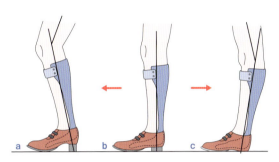

図6 靴の違いによる膝関節への影響
a:ハイヒール靴はSVAが増し膝屈曲傾向が生ずる
b:適正ヒールの靴
c:ヒールなしの靴はSVAがマイナスとなり膝過伸展傾向が生ずる
〔渡邊英夫:脳卒中の下肢装具,第3版.p29,医学書院,2016より〕

下肢装具の場合には,素材の硬さやトリミングによってたわみが変化し,背屈と底屈へ生じる力が異なる.例えば,軟らかくたわみやすいと歩行の立脚期に足関節は背屈しやすくなり,硬くてたわみにくいと足関節は固定し,膝関節は安定する.

装具の上に履く靴による,膝屈曲の角度変化も考慮する必要がある.踵の高い靴は**下腿の前傾角度(SVA)**を増加させ,膝の屈曲角度が増す(図5,6).

▶SVA
shank to vertical angle

7. 反張膝や膝過伸展への対応

反張膝は立脚期に膝が過伸展するものであり,対処しないと膝痛を生じたり,変形が悪化したりする.短下肢装具を使用する際に,足関節を背屈位にすることによって反張膝を防ぐことができる.足継手の機能は底屈を制限し,背屈は遊動などで許すとよい.また,膝装具によって膝の安定化をはかり,反張膝を防ぐことも検討する.

8. 健側補高の効果

装具装着によって患側の下肢は長くなるので,履物に健側補高が必要となる.片麻痺が重度で膝の支持性が低い場合には長下肢装具を使用するが,膝は固定され,遊脚期の膝屈曲が減少するので,麻痺肢の振り出しがしにくい.また,短下肢装具でも膝屈曲が少ないと代償的に外転歩行や伸び上がり歩行

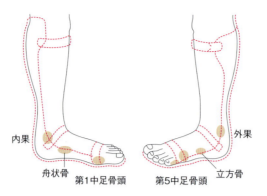

図7 足部の圧迫や擦過されやすい部位
〔才藤栄一：脳血管障害（脳卒中）片麻痺．日本整形外科学会，他（監）：義肢装具のチェックポイント，第8版．pp256-270，医学書院，2014より〕

を呈する．そのような場合に健側に補高を行うと，麻痺肢のつま先離れ，振り出しが容易になり歩行しやすくなる．

9. 装具の適合のポイント

(1) 装具単体での評価

装具単体で，処方どおりの部品が使用されているか確認し，形状，安定性，足継手の位置，足部と継手軸方向，動き（がたつかない，スムースな軸運動）などを確認する[4]．

(2) 装着時の評価

腓骨頭での腓骨神経の圧迫を避けているか，足部で圧迫や擦過されやすい部位が当たらないことを確認する（図7）．

(3) 立位での評価

立位では痙縮が高まり，内反尖足・槌趾が目立つようになる．立位で，継手の位置や，安定性，圧迫の有無など，適合をチェックすることが大切である．

(4) 歩行時の評価

装具装着時の歩行の状態を確認することが大切である．装具によって目的とした歩行機能の向上や歩容の改善が得られているか，自覚的な歩きやすさや歩きにくさ，疼痛の有無を確認する．また，しばらく歩行したあとに裸足にして，足部の皮膚の状態を確認し，圧迫による発赤や擦過していないか確認する．圧迫部は，除圧するなど修正が必要となる．

Topics　下肢痙縮に対するボツリヌス治療

2010年から脳卒中などの上下肢痙縮に対してA型ボツリヌス毒素製剤（ボトックス®）が保険適用となり，広く使用されるようになった．痙縮筋の筋肉内に注射することで局所的に筋肉を緩め，痙縮を改善させる．通常効果の持続は3～4か月であり，必要に応じて繰り返し注射を行う必要がある．下肢痙縮に対しては，主に内反尖足・槌趾に対して使用されており，ボツリヌス治療後の痙縮の改善の程度に応じて，装具の変更や修正が必要となることもある．ボツリヌス治療後はストレッチを中心としたリハを併用することが大切であり，歩行能力向上のためには歩行再学習が有用である．

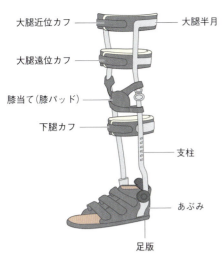

図8 金属支柱コンベンショナル型

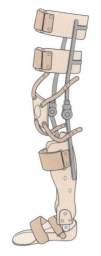

図9 ハイブリッド型

❷ 長下肢装具

1. 長下肢装具の適応

長下肢装具（KAFO）は，大腿から足底に及ぶ構造であり，膝関節，足関節をまたぐことから関節運動の制御が可能となる．脳卒中後の使用では，重度弛緩性麻痺や著しい下肢屈筋**共同運動パターン**が認められ，下肢全体の支持性が低下している場合に用いる．また感覚障害，**半側空間無視**などの高次脳機能障害により，随意的な麻痺側下肢への荷重が困難な場合などもKAFOを用いて荷重訓練が行われる．

KAFOは両側金属支柱付のものが多く，下腿部については**金属支柱コンベンショナル型**（図8）とプラスチック製の**ハイブリッド型**などがある（図9）．運動麻痺や関節拘縮の程度，痙性の有無などにより予後をふまえて選択される．

2. KAFOを構成するパーツ

装具は基本的には関節運動を制御するものである．関節運動の制御には，関節をまたいだ2肢節に沿って支柱を伸ばし，その支柱を固定する必要がある．KAFOは支柱と生体を固定する**半月**，**カフ**からなり，さらには補助的に膝当て，ストラップなどを用いることもある．

1）半月とカフ

(1) 半月

支柱に取り付けられ，下肢を覆うパーツである．固定性を高め，支柱の位置関係を決める機能をもつ．フレーム構造の場合は，装具の強度を高める役割をもつ．

(2) カフ

半月と体表間に位置させる帯状部品である．素材は皮革とフェルト材などを用いる．カフの基本原則は，①神経，血管を圧迫しない，②皮下の骨を圧迫しない，③適度な幅，④感覚障害がある場合は注意を要す，などである．

▶KAFO
knee ankle foot orthosis

共同運動パターン 片麻痺回復期の随意運動がわずかでも可能になった段階で，初期に出現するもの．これは脊髄レベルの原始的な運動統合の現れと考えられる．患者は自分の意思により筋収縮を引き起こすことができるが，運動は屈筋共同運動パターン，または伸筋共同運動パターンに沿ったものでしかない．

半側空間無視 大脳半球病巣の対側の刺激に反応せず，そちらを向こうとしない症状，と定義される．基本的に視線の動きを自由にした状況で生じる症状である．左半側空間無視での特徴的な症状は，花の絵などの模写を行わせると右半分だけを描く，出された食事の右半分だけを食べるなどである．そのほかの症状として視野障害，座位バランス能力低下，起立立位保持能力低下などを呈することから，発症早期の訓練介入場面では長下肢装具を用いることがある．

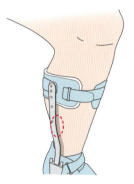
図10 支柱の適合不良

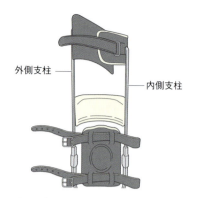
図11 支柱の高さ
外側支柱
内側支柱

適度な柔らかさが必要であり，主に皮革が用いられる．カフの接触面積が増えるほど生体との固定力は増すが，一方で通気性などの観点からは覆う面積はなるべく狭いほうがよいこともあり，最終的には適度な幅に決められる．基本的には**大腿近位カフ**，**大腿遠位カフ**，**下腿カフ**によって構成される．

2）支柱

柱状のいわゆる骨格となる部分であり，支持，矯正，変形予防の構造をもち，継手などの部品，付属品などを取り付ける部分である．原則的には大腿，下腿軸上に位置する．支柱は制御する関節をまたぎ長く位置させる．これは弱い力で生体を制御するためである．その際，近接関節の動きを邪魔しないように配慮する．

支柱が長すぎると近接関節の動きに影響を及ぼしてしまい，逆に短すぎると生体間で運動解離が生じた場合に縁に力が生じ，皮膚剝離などのトラブルの原因となる（図10）．基本的には**大腿近位部では，外側支柱のほうを長くする**（図11）．内側（会陰部より2〜3 cm下方）に長さを合わせると外側が短くなり，制御力が弱くなるからである．支柱と皮膚との間隙は，原則的には5〜10 mm程度とされている．

3）膝当て（膝パッド）

KAFOは，膝関節の支持目的で使用されることが多い．3点固定の要となるのが膝当てであり，大きな力がかかる部分である．素材は革，フェルトで作られ，膝蓋骨前面に位置させ支柱を覆う．

膝蓋骨の圧迫を軽減させるために中心部を抜くか，または円錐状にする．膝関節屈曲拘縮がある場合は，膝当ての前方からの圧迫により膝関節伸展位に矯正することが可能である．座位動作などの動作制限になるため，基本的に膝窩部には膝当ては用いない．

4）膝継手（→35頁）

膝関節軸に位置し，制御および補助することで関節運動の代償を行っている．KAFOの膝継手は，膝の安定性が低下している場合に用いるためロック機構により固定し，座位などの膝屈曲位になるときにロックを解除して用いる場合が多い．しかし膝関節は屈曲，伸展で回転中心が変化する構造となっており，膝継手位置を生理的な関節運動の回転中心と一致させることは不可

能である．よって膝継手はできるだけ適した箇所に位置設定を行う必要がある．

また，加齢変化などにより膝関節構造そのものに拘縮や変形が生じている場合には，相応に適した工夫や選択をしなければならない．具体例としては，伸展制限がある膝に対して目的角を調整できるダイヤルロック膝継手の選択や，自力ロック解除が必要な利用者には，付属ワイヤー使用で自力解除が行いやすいスイスロック膝継手の選択などがあげられる．

脳卒中患者のKAFOや膝装具に用いられる膝継手は，膝折れ防止と膝の屈曲拘縮改善のためにロック機構を有するものが主である．反張膝や膝の側方不安定性には，ロックなしの膝継手が用いられる．また脳卒中早期には機能障害の回復を目的に，大腿四頭筋や大殿筋の促通効果を期待して，膝関節軽度屈曲位(15〜20°)で用いられることもある．代表的なものには，リングロック膝継手がある．

5) 足継手（→37頁）

足継手の位置は，脛骨内果の後方下端部と腓骨外果の突出中央部に一致させ，軸は足部長軸と直角，床面と平行にとる．代表的なものには，クレンザック(Klenzak)足継手，PDC足継手などがある．

▶PDC
plantar dorsiflexion control

6) 足板とあぶみ

足板は足底部を支持する板であり，連結部分をあぶみという．一体となっているものが多く，通常は足継手と連結されている．

7) 足部

足部支持要素としては，靴型(図12a)，足部覆い型(図12b)，インサート型(図12c)などがあり，使用状況によって選択される．選択判断の具体例としては，靴型は足部の変形矯正や補高調整などに適しており，屋外使用が可能である．足部覆い型は足尖部が開口しており基本的には屋内履き専用で，足部に対して靴型ほどではないが適度な矯正力を有している．変形の矯正とさらなる変形予防，構造によっては足底圧分散が目的となるものもある．また足部インサート型は，サイズ調整により好みの靴を履ける特徴を有している．

8) その他

- ストラップ

足関節の内外反は，Tストラップ，Yストラップを用いて矯正を行う（→38頁）．原則としては，Tストラップは内反矯正に使用され，外側から水平歩行に内側支柱に向かって牽引するので，T字型となっている．Yストラップは外反矯正に使用され，通常内側アーチの低下を伴う場合が多いため，内果下方より斜め上方に向かって牽引するためY字型となる．

3．適合判定のポイント

装具製作の際には基本的に仮合わせを行い，本製作をむかえる．より適合性の高い装具を製作するためには，適合チェックは不可欠である．チェックポイントとしては，まず医師の処方箋どおりに製作されているか，継手などの設定，位置は適切か，支柱などのアライメントは正常か，下肢の変形などがあれば各パーツの位置関係の微調整はなされているか，などである．

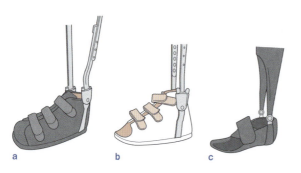

図12 足部支持要素
a：靴型　b：足部覆い型　c：インサート型

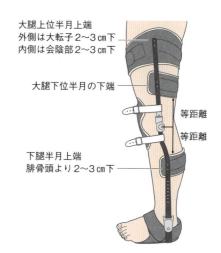

大腿上位半月上端
外側は大転子2〜3cm下
内側は会陰部2〜3cm下

大腿下位半月の下端

等距離
等距離

下腿半月上端
腓骨頭より2〜3cm下

図13 KAFOチェックポイント

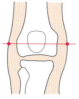 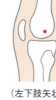 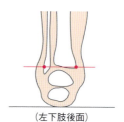

（右下肢前額面）　　　（左下肢矢状面）　　　　（左下肢後面）

図14 膝継手チェックポイント
膝継手の位置は，前額面では大腿骨顆部の最も幅の広いところ．矢状面では，膝関節裂隙と内転筋結節の中間部の高さで，前後径の1/2と後1/3との中間．軸は床面に平行で進行方向と直交．

図15 足継手チェックポイント
足継手の位置は，前額面では内果下端（外果中央）を通り，床面に平行．

　また装着時の適合判定ポイントとしては，支柱の長さ，装具のアラメント，継手や半月の位置，身体と装具との間に適切な隙間は確保されているか，骨突出部などへの圧迫はないか，継手の不具合の有無や可動性，装着者自身の着け心地はどうか，外した際の皮膚状態の観察などである．図13にKAFO装着時の主要なチェックポイント，図14に膝継手の位置，図15に足継手の位置のチェックポイントを記す．

③ 短下肢装具

1. 短下肢装具の適応

▶AFO
ankle foot orthosis

　脳卒中片麻痺のリハにおいて，自立歩行再獲得の際，多くの患者が短下肢装具（AFO）を用いる．短下肢装具は膝下から足部までの長さであり，痙性や共同運動による**内反尖足の矯正**，麻痺側下肢の支持性や反張膝（膝過伸展）に対する**足関節背屈底屈制動**，**歩容の改善**を目的に処方される．また，AFOは多くの種類があるが，脳卒中患者は発症からの時期によって症状の変化が大きいため，状態に応じた装具の適合判定をしなければならない．

装具装着において考慮しなければならない力の要素は，①力の大きさ，②力の作用点，③力の方向であり，3点固定の力学的原理に基づいて力が加えられる[8]．

　足継手も固定式（足継手がなく距腿関節の運動がないもの），遊動式（足継手は背屈，底屈ともに自由に動き，足関節側方のみのコントロールを目的とする），制限付（一方向，また二方向制限付足継手を用い，歩容に応じて可動角度を変更する）の3つに区分され，片麻痺患者の随意性や支持性，痙性の状態を評価したうえで適切な継手を判断する[9]．

　片麻痺患者の代表的なAFOは，シューホーン，両側金属支柱付，継手付プラスチック，オルトップ®AFO，リーストラップがあげられる．

> **Topics 💡 先駆的な装具について**
>
> 　最近では，油圧制動足継手（GS）や，機能的電気刺激（FES）を用いた歩行補助装置（NESS L300™，ウォークエイド®）などがあり，機能的改善も考慮した装具療法として，臨床で積極的に使用されている．特に油圧制動足継手は長下肢装具装着時にも使用され，歩行練習時の麻痺側下肢の筋収縮が筋電図より検出されていることから，急性期領域の装具療法として用いられる場合もある．

▶GS
gait solution
油圧制動足継手

▶FES
functional electrical stimulation
機能的電気刺激

2．短下肢装具の適合
1）装具適応の考え方
　一般的な片麻痺患者に対する下肢装具の処方目的として，①立脚相の安定を得るため，②つま先が床から離れやすくするため，③正常歩行パターンへ近づけるため，④変形の予防，があげられる[10]．

　痙性や内反尖足の重症度とブルンストロームステージ（➡40頁）は一致し，ステージⅢでは内反尖足が出現するが，下肢の支持性は乏しいため構造のしっかりした金属支柱付AFOや継手付きプラスチックAFOが適応となる．ステージⅣ～Ⅵでは筋力（支持性），痙性，変形拘縮の程度によって各種プラスチックAFOが適応になる．ステージⅥであっても，遊脚期の足先部接地による転倒リスクがある場合はオルトップ®やリーストラップなどの簡易的AFOが有効である[11]．

　しかし，将来的な痙性の程度や変形などを考慮して処方することは難しく，各施設に常備している備品AFOを試着しながら検討していくことが多い．脳卒中片麻痺患者に対するAFOに関して明確な選択基準はないものの，痙性，内反尖足変形および拘縮，膝の支持性（膝折れ，反張膝）の程度，症状の変化の予測，使用環境，歩行量，経済面，患者の主観などを考慮する．

　基本的には第一にプラスチックAFOの適応の可能性を考え，適応でない場合に金属支柱付AFOの処方を考えるのが妥当であるが，若年で活動性が高く装具の耐久性が問題になる例，今後痙性が亢進していくと予測される例ではプラスチックAFOは適応ではなくなる．一方，軽度の痙性が残存する場合は制動力の弱い装具で十分となり，前述の簡易的AFOが用いられる[12]．

2）適合調整

AFOを用いた歩行では，歩行周期から見て正常歩行の足関節の動きに類似する底屈，背屈動作が可能なタイプを選択することが望ましい．さまざまな種類があるAFOの特徴をとらえるために5つの定義を示す[13]．

- 固定：底屈，背屈動作どちらも動かない．
- 遊動：ある方向に抵抗なしに動く．
- 制限：ある角度から動かない．
- 制動：ある方向にブレーキをかけながら動く．
- 補助：可撓性のある素材が元に戻るときに，動きと同方向の力を発生する機能．

上記の定義をもとに，身体状況や歩行状態に合った装具を検討していく．

3）チェックポイント

AFO製作時のチェックも重要であり，プラスチック製であれば素材の硬さや厚み，また三次元でのアライメント確認を行い，継手付の場合はそれに加えて，種類や継手軸の向きの確認が必要となる．金属支柱付の場合は足底の滑り止めやベルトの位置（Yストラップ装着の有無），外側フレアの有無や足部の種類（靴型，覆い型，プラスチック型）の確認も必要となる．

その後，仮合わせの際には，装具の形状，サイズ，フィッティング（皮膚トラブルの予防），ベルト調整，アライメント，装具装着動作確認や非麻痺側の補高調整などを行い，完成する[14]．

3．短下肢装具の種類と特徴

1）シューホーンAFO

シューホーンAFO（SHB）は，プラスチック製の後方板ばね支柱短下肢装具の代表的な形状である（図16）．素材は主にポリプロピレンなどの熱可塑性素材が使用される．SHBは足部と下腿後面の支持面を，足関節部後側面で連結した構造である．素材の厚みやトリミング方法により，rigid ankleタイプとflexible ankleタイプに分かれる．rigid ankleタイプは足関節固定，もしくはナイトブレース（夜間就寝時に用いる装具）として使用されることが多い．また，歩行時の膝折れ予防として用いられる．一方，flexible ankleタイプは足関節後側面の可撓性を利用した歩行用装具である．可撓性は足関節底背屈方向のモーメントとして足関節を制御し，その**ヒステリシス（履歴効果）**は足関節背屈運動角度にほぼ比例する[15]．

SHBは可撓部を削ることで**ばね定数**を変化させ，容易に足関節制動力を調整することができるが，患者それぞれの下肢形状に適合するよう製作されるため，形状は一定にならない．可撓性に関係するのは足関節部の周径，装具最狭窄部の周径，支柱断面の厚みとされているため，製作時より患者の歩容や荷重の程度を評価したうえで形状を検討しなくてはならない．また，コルゲーション（プラスチック面に波上の膨らみをつけること）で，硬度が増し，可撓性に対する耐性をつけることもできる．足趾の屈曲が著明な場合は，足底部分の長さを足趾先端まで延長し，必要に応じて中足骨バーを装着する．

SHBは踵部をくり抜くことで歩行時のショックを緩和し，足底からの感覚

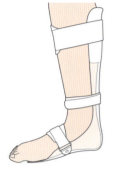

図16 シューホーンAFO（SHB）

▶SHB
shoe-horn brace

▶後方板ばね支柱短下肢装具
posterior leaf spring ankle foot orthosis

ヒステリシス（履歴効果） ある系の状態が，現在加わった力だけでなく，過去に加わった力に依存して変化すること．

ばね定数 底背屈時のモーメントの角度変化の割合は「ばね定数（Nm/degree）」と呼ばれ，装具の機能を示す指標である．ばね定数が大きいと硬い装具，小さいと柔らかい装具となる．歩行時は0.5〜2.0 Nm/degreeの間での調整が必要とされている．

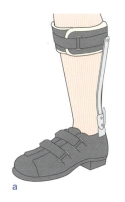 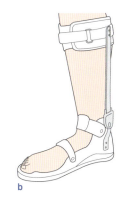 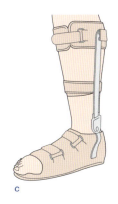

図17 金属支柱付AFO
a：両足支柱付靴型　b：NYU型　c：両側支柱足部覆い型

入力を得やすくすることもできる．この場合，靴の装着もしやすくなるが，固定性と耐久性を十分に考慮してくり抜きの程度を決める必要がある[12]．

3つのベルトでシューホーンAFOを下腿に装着するが，3点固定の原理に従い，まずは足関節部のベルトを固定する．その後，足先，下腿上部のベルトを固定することで，ズレなくAFOを装着することができる．

脳卒中片麻痺患者は，麻痺側上肢の機能レベルにてAFO装着の補助が可能かどうか決まる．上肢機能レベルが非実用的な患者の場合，まず順序に関係なく緩めに3つのベルトを締め，ある程度装着できたあとに，上記方法でしっかりと締める方法もある．装具装着は脳卒中患者にとってADL動作の一部である．その患者の機能レベルに応じた装具装着方法の検討も，セラピストとして指導すべき内容である．

2）両側金属支柱付AFO

金属支柱付AFOは，金属支柱，足継手，足部，半月，バンド，ストラップから構成され，両側支柱付靴型（足部が整形靴型），NYU型（足部がプラスチック製），両側支柱足部覆い型（足部が皮革製）がある（図17）．両側支柱付靴型は屋外用として用いられ，NYU型，両側支柱足部覆い型は屋内用として使用されることが多い．

▶NYU型
New York university medical center

金属支柱付AFOの足継手は，通常シングル，もしくはダブルクレンザックを用い，足関節の固定や底背屈制限を行う．また金属支柱付AFOを用いる脳卒中患者は，下肢痙性の亢進による内反尖足傾向にある場合が多く，Tストラップを用い，外側から内側支柱に向かって牽引する（➡38頁）．

3）継手付プラスチックAFO

SHBと金属支柱付AFOの中間の強制力を有するAFOであり，金属やプラスチック製の継手を用い機能的な歩行補助を行うことができる．足継手付による利点は，しゃがみこみ動作や階段昇降，坂道歩行がしやすく，また継手位置が生理軸に近いため，足関節が正常動作に近い動作となる．また，底背屈が調整可能なものが多く，残存機能を生かした歩容を呈することができる．

欠点としては，継手部分に幅が出るため，靴が履きにくい．また，継手とプラスチック接合部で破損しやすく，修正困難な状態になることがある．製

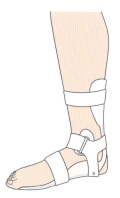
図18 オルトップ® AFO

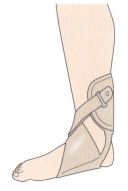
図19 リーストラップ

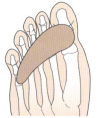
図20 インヒビターバー（槌趾用装具）
内底の足趾をMP関節部分に貼り付けるクッション．

作面ではSHBに比べ，時間と技術を要するため，装着までに時間がかかることがあげられる．継手付プラスチックAFOは継手機能を理解したうえで，患者個々の症状に適応し，目的に応じた装具にする必要がある[8]．

4）オルトップ® AFO，リーストラップ

(1) オルトップ® AFO（図18）

外観や重量，また日本の生活様式への適合性を考慮したAFOであり，約2 mm厚のポリプロピレンを主材料として製作されている．基本的に既製品で販売されており，適したサイズを選択する[16]．

設計はMP関節から踵までの長さと同等の距離を，踵後方支柱の垂直距離とし，下腿の長さを最小限にした．また踵部を大きく開け，アキレス腱部を除去することで可撓性のあるAFOとなった．強度への対応としては，内外果後面にコルゲーションを施し，踵部と本体をリングストラップと呼ばれるベルトで固定する．

オルトップ®自体の剛性や底背屈制動力は少なく，痙性の少ない，軽度下垂足の脳卒中患者に適したAFOである．

(2) リーストラップ（図19）

軽度下垂足に対してはリーストラップも用いられる．リーストラップは足底部と遠位下腿後面とを足関節前方で8の字状にクロスさせた一枚革で，足部外側縁をベルクロにて牽引固定するものである．軽量で外観もよく，さまざまな靴に使用可能な点や，立ち座りなどの動作が行いやすいこと，また中等度までの内反の制限も可能であることから装着率は高い．しかし，患者自身での装着が困難であることや支持性はなく膝のコントロールができないこと，ベルクロ部や皮革部が摩耗しやすいことが欠点としてあげられる[17]．

オルトップもリーストラップも，麻痺が軽度で痙性が軽く，比較的活動性の高い患者に適応となる．MP関節部までしか足底部がないため，歩行時足趾が **claw toe** になってないか，また屋外歩行での転倒リスクがないかなど，より実用性をふまえた観察・評価が必要である．

▶リーストラップ
reformation of inversion and equinus strap；Rie strap

claw toe 鉤爪趾，またはワシ様趾と呼ばれ，脳卒中片麻痺患者の足趾に生じる中足趾節関節過伸展・近位趾節間関節屈曲・遠位趾節間関節屈曲を呈している状態である．槌趾（hammer toe）も同様の変形をきたす（遠位趾節間関節は伸展する）．安静時や評価時より，歩行時など下肢緊張が亢進することで生じる場合が多い．シューホーンAFOなどであれば，中足骨パッドやインヒビターバー（図20）などを用いるが，MP関節以降の足底支持がない場合はtoe crestなどを用いる．

Advanced Study　AFO を観察する必要性

　脳卒中片麻痺患者にとって，適した AFO の選択は歩容の改善を含めた歩行能力の向上に重要な要素である．製作された装具を見て，その装具をどのような機能障害で，どのような歩行を呈して歩いていたのかをイメージすることが，今後の脳卒中片麻痺患者の適切な装具選択に必要な能力になると思われる（金属支柱付 AFO を見て痙性の亢進に伴う内反尖足の症例をイメージする，プラスチック製 AFO のトリミングラインを見て，下肢の機能状態をイメージするなど）．AFO の観察と，それぞれの装具のメリット，デメリットを把握した適合判定が患者の歩行能力と生活レベルの向上に寄与すると考え，知識と経験を増やしていくべきである．

文献

1) Duncan PW, et al：Measurement of motor recovery after stroke. Outcome assessment and sample size requirements. Stroke 23：1084-1089, 1992
2) 佐伯　覚：脳卒中　2 回復期．蜂須賀研二（編）：服部リハビリテーション技術全書，第 3 版．pp 680-699, 医学書院, 2014
3) 蜂須賀研二：第 9 章 障害評価表 4．片麻痺テスト．蜂須賀研二（編）：服部リハビリテーション技術全書，第 3 版, pp42-44, 医学書院, 2014
4) 才藤栄一：脳血管障害(脳卒中)片麻痺．日本整形外科学会，他（監）：義肢装具のチェックポイント，第 8 版．pp256-270, 医学書院, 2014
5) 渡邊英夫：脳卒中の下肢装具，第 3 版．医学書院, 2016
6) 日本整形外科学会，他（監）：義肢装具のチェックポイント，第 8 版．医学書院, 2014
7) 川村次郎，他（編）：義肢装具学，第 4 版．医学書院, 2010
8) 大石暁一，他：脳卒中対応の下肢装具．MB Med Reha 48：11-18, 2004
9) 武智秀夫：装具，第 3 版．pp33-34, 医学書院, 1996
10) 大川嗣雄：脳卒中片麻痺者の下肢装具．pp40-60, 医歯薬出版, 1981
11) 栢森良二，他：脳卒中足部変形の病態と装具処方．MB Med Reha 48：1-10, 2004
12) 植松海雲：脳卒中片麻痺患者に対する金属支柱付き短下肢装具とプラスチック短下肢装具の種類と選択の目安．MB Med Reha 48：27-32, 2004
13) 渡辺英夫：脳卒中の病態から短下肢装具を選択する．日義肢装具会誌 23：107-112, 2007
14) 中野克己：短下肢装具の作製時及び仮合わせ時におけるチェック表作成の試み．理学療法─臨床・研究・教育 21：45-50, 2014
15) 早川康之：シューホーン型短下肢装具．J Clin Rehabil 12：1158-1162, 2013
16) 西野誠一：オルトップ AFO．J Clin Rehabil 22：840-844, 2013
17) 上田まり：リー・ストラップ．総合リハ 26：883-884, 1998

3 整形外科治療装具

1 上肢装具

Essence

- 整形外科的治療に用いる上肢装具は，主に良肢位保持のための装具が適応となる．
- 肩関節では，腱板損傷（観血的治療後も含む），鎖骨骨折や上腕骨骨折が適応疾患である．腱板損傷では損傷あるいは修復部にストレスを与えない良肢位保持の目的で，骨折後では整復位固定の目的で用いられる．
- 肘関節では，拘縮治療に対して用いられることが多い．そのほかテニス肘など各種スポーツ損傷が適応疾患である．
- 前腕・手関節・手指では，骨折・熱傷などが適応疾患で，変形予防や良肢位保持の目的で用いることが多い．

> **良肢位** 機能上，比較的便利に使用できる肢位を良肢位（機能肢位）という．肩関節外転20〜40°，屈曲30°，内旋20〜30°，肘関節屈曲90°，前腕は回内・回外中間位（0°），手関節背屈10〜20°となる．

> **ゼロ肢位** 上肢の挙上動作において，肩甲上腕関節における回旋，すべり，転がりが最小になる肢位である．個人差はあるが，肩甲棘長軸と上腕骨長軸が一直線となる約155°挙上位をいい，両手を組んで頭を支えるときの肢位である．

▶ **CPM**
continuous passive motion

> **上腕骨近位部骨折** 転倒して手を伸ばしてついた場合，あるいは直接肩外側を打った場合に起こる骨折であり，高齢者，特に女性の骨粗鬆症患者に多い．

1．肩関節装具

肩腱板損傷の術後，上腕骨骨折，鎖骨骨折の外傷後など種々の治療に用いられる．

1）肩腱板損傷に対する装具

腱板は，解剖的に烏口肩峰アーチと上腕骨頭との間で圧迫や摩擦を受けやすいため，加齢による腱板自体の脆弱化のうえに外傷が加わることで損傷することが多い．腱板損傷の手術後は，修復した部位を再損傷しないように，安静を目的として**肩外転装具**が用いられる．

一定期間の外転保持には，簡易型方装具（エアバッグ型）あるいは**ゼロ肢位**から**機能肢位**に調節できる装具が用いられる（図1）．また，術後より早期に**持続的他動運動器（CPM）**を用いて関節可動域拡大をはかっていく（図2）．一般的な鏡視下腱板修復術後には，肩外転装具を術後3〜4週間装着し，その後三角巾（アームスリング）を3週間用いることが多い．

2）上腕骨骨折に対する装具

転倒や交通事故などによって，**上腕骨近位部骨折**や上腕骨骨幹部骨折を生じる．上腕骨近位部骨折では，転位の少ない場合，あるいは骨折部が陥入している場合は整復を要さず，三角巾で2〜3週間固定する．転位のあるもので整復が容易でない場合には，吊り下げギプス包帯法（hanging cast法）や三角

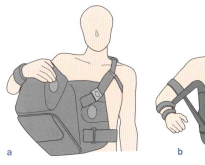

図1 肩外転装具
a：エアバッグ型　b：角度可変型

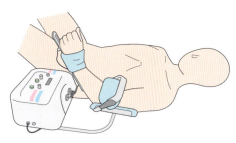

図2 持続的他動運動器（CPM）

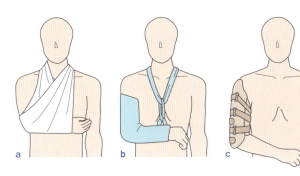

図3 上腕骨骨折に対する装具
a：三角巾　b：吊り下げギプス包帯法　c：functional brace

巾で固定する（図3a, b）．また，**上腕骨骨幹部骨折**では，受傷後はできるだけ早期に hanging cast 法を行い，整復位が得られたら functional brace を採型し装着する（図3c）．

3）鎖骨骨折に対する装具

落下して肩部を打った際，介達外力によって鎖骨を骨折する場合が多い．鎖骨骨折の治療では保存療法が選択されることも多く，装具療法としてクラビクルバンドや鎖骨骨折用装具を用いる．クラビクルバンドは，鎖骨骨折で転位の軽い骨折や屈曲転位骨折では年齢を問わず，また幼児から小学生は転位大小にかかわらずよい適応である（図4）．一般的に**骨癒合**が得られれば4～6週間で装具の除去が可能となる．

2．肘関節装具

肘関節拘縮，肘関節周囲の骨折，肘関節の手術後，関節炎の治療などに用いられる．

1）肘関節拘縮に対する装具

肘の関節内骨折およびその手術後，上腕骨折のギプス固定後，靱帯の手術後などで屈曲拘縮，伸展拘縮が日常診療でよく認められる．関節拘縮の治療のための装具は**ダイヤルロック式**の継手が付いたものやターンバックル機構継手付の肘装具が適応となる（図5）．肘ダイヤルロック式装具では，肘を約45°屈曲位にロックし，それより屈曲はフリーにして早期訓練を行う．3週間を過ぎるとロックをはずして伸展訓練を開始する．

上腕骨骨幹部骨折　直達外力による骨折のほか，捻転力による骨折がある．好発部位は上腕骨の中1/3であり，合併症として橈骨神経麻痺を生じることがある．

▶ clavicle band
クラビクルバンド

骨の平均癒合日数　Gurltによれば骨折の治療に要する標準的な期間は，中手骨が2週，肋骨が3週，鎖骨が4週，前腕骨が5週，上腕骨骨幹部骨折が6週で骨癒合が得られるとされる．

ダイヤルロック式継手　任意の角度での固定とロック解除によるフリーでの可動，調整ネジによる可動域制限を付けた動きを選択でき，変形や拘縮の予防・改善が期待できる．

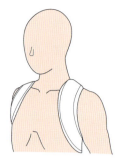

図4 クラビクルバンド

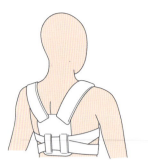

図5 ダイヤルロック式の継手

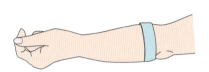

図6 テニスエルボーサポーター

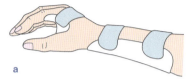

図7 コックアップスプリント
a:掌側型　b:背側型

2) テニス肘（上腕骨外側上顆炎）に対する装具

テニスをする初心者に多く，高頻度にみられるのは外側上顆炎で，橈側手根伸筋の起始部での微細断裂・変性断裂が病態であるといわれている．保存療法が第一選択であり，手術を要する難治例はまれである．装具療法では，ストラップに衝撃吸収剤やウレタン製のパッドなどが付いたバンドで，手関節伸筋を圧迫することにより患部への直接的な伸長ストレスを減少させることができる（図6）．治癒するのに3～6か月かかる場合がある．

3. 前腕・手・手指装具

1) 橈骨遠位端骨折で用いる装具

橈骨遠位端骨折の保存療法では，徒手整復後にギプス固定が施行される．通常，骨癒合が4～6週間で得られるため，骨折部の安定性を確認したあと，ギプスは除去される．その後に手関節の支持・固定を目的として手関節背屈保持装具（コックアップスプリント，図7）がよく用いられる．一般的には，手関節30°背屈位で製作され，掌側型コックアップスプリントが用いられる．しかし，手指巧緻動作などのADL面から，背側型コックアップスプリントへ変更することもある．

2) 手根骨骨折，母指CM関節固定術，母指CM関節症で用いる装具

舟状骨骨折や舟状骨骨折後の偽関節に対する手術後，母指CM関節固定術や形成術後では，長対立装具（図8）が用いられる．さらに母指CM関節症の保存療法や母指MP関節側副靱帯損傷後などには，母指を対立位に保持し，つまみ機能を向上させることを目的に短対立装具（図9）が用いられる．

3) 熱傷，手指腱損傷，手指骨折，槌指で用いる装具

労働や日常生活で頻度の高い手の外傷として，熱傷や手指伸筋腱損傷，手

> **橈骨遠位端骨折** コーレス（Colles）骨折ともいう．高齢者に多く，転倒した際に伸ばした手をつく形による受傷で橈骨遠位骨片の背側転位（フォーク様変形）を生じる．また頻度は低いが，コーレス骨折とは逆に橈骨遠位骨片の掌側転位したものをスミス（Smith）骨折という．

▶ **CM関節**
carpometacarpal joint
手根中手関節

▶ **MP関節**
metacarpophalangeal joint
中手指節間関節

> **槌指（mallet finger）** 指のDIP関節の伸展機構が損傷し，伸展できなくなった状態のこと．特に中指，環指に多くみられる．

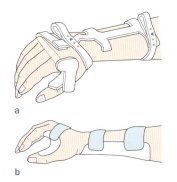

図8 長対立装具
a：ランチョ型装具
b：長対立スプリント

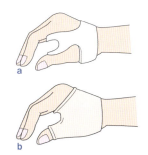

図9 短対立装具
a：プラスチック製
b：プラスチック製サムポスト付

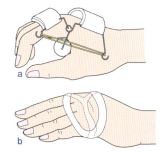

図10 MP関節屈曲補助装具
a：ナックルベンダー
b：虫様筋カフ

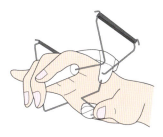

図11 MP関節伸展補助装具（逆ナックルベンダー）

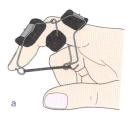

図12 PIP関節屈曲補助装具
a：指用ナックルベンダー　b：リング型装具　c：スパイラル型装具

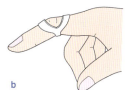

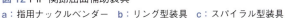

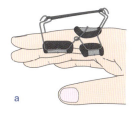

図13 PIP関節伸展補助装具
a：指用逆ナックルベンダー　b：カプナー型スプリント　c：安全ピン型スプリント

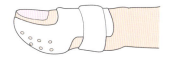

図14 DIP関節伸展補助装具（スタック型指装具）

指屈筋腱損傷，手指骨折があり，手術後の固定，良肢位保持，変形矯正に装具が用いられる．

熱傷では，しばしば治癒過程において鷲手を呈することがある．そのためMP関節伸展拘縮の治療，あるいは予防を目的に**手内筋プラス肢位**での保持を行うMP関節屈曲補助装具であるナックルベンダーや虫様筋カフ（図10）が用いられる．またMP関節屈曲拘縮の治療，あるいは予防のためにMP関節伸展補助装具である逆ナックルベンダー（図11）が用いられる．

手指腱損傷や各々の手指骨折では，腱損傷や骨折による拘縮の治療，あるいは予防のための矯正装具としてPIP関節屈曲補助装具である指用ナックルベンダー，リング型装具，スパイラル型装具などが用いられる（図12）．また

手内筋プラス肢位(intrinsic plus position) 手内筋が働いている肢位（MP関節屈曲，PIP・DIP関節伸展）のこと．逆に手内筋が働かない肢位（MP関節過伸展，PIP・DIP関節屈曲）を，手内筋マイナス肢位(intrinsic minus position)という．

▶PIP関節
proximal interphalangeal joint
近位指節間関節

PIP関節伸展補助装具として，指用逆ナックルベンダー，カプナースプリント，安全ピン型スプリントが用いられる（図13）．

さらに末節骨基部での伸展筋剝離骨折である**槌指**では，DIP関節の過伸展位での固定を目的に，DIP関節伸展補助装具であるスタック型指装具が用いられる（図14）．

▶DIP関節
distal interphalangeal joint
遠位指節間関節

② 下肢装具

Essence

- 整形外科的治療に用いる下肢装具は，関節運動を制限する装具，関節運動を誘導する装具，外傷後や観血的治療後の患部への負荷を軽減する免荷装具，変形矯正のための装具に分類される．
- 人工股関節全置換術や人工骨頭置換術後には脱臼予防のための外転装具が，膝・足関節の靱帯損傷後の関節運動の制限にはさまざまな種類の装具が適応となる．
- 膝の靱帯損傷の観血的治療後では，関節運動を制限したり，誘導したりする各種装具が適応となる．
- 患部への荷重制限を必要とする場合，免荷装具を使用しての歩行を行わせる．
- 膝・足・足部の変形予防や変形矯正には，各種装具や足底板が適応となる．

1. 股関節装具

関節運動の誘導や関節可動域の制限，骨折の予防などで使用される．大腿骨頸部骨折に対しては免荷および転倒した際の骨折を予防する装具，人工骨頭置換術や人工関節置換術後では脱臼を予防するため関節可動域を制限させることを目的とした装具，変形性股関節症に対しては免荷，筋力補助，固定を目的とした装具などがある．

1）大腿骨近位部骨折

(1) 病態

関節内骨折である**大腿骨頸部骨折**と関節外骨折である**大腿骨転子部骨折**，**大腿骨転子下骨折**に大別される．大腿骨頸部は，骨粗鬆症が進行した症例では小さな外傷で折れやすく，骨癒合が得られにくい部位である．大腿骨転子部骨折，大腿骨転子下骨折は大腿骨頸部骨折に比べ，血流が豊富な海綿骨からなるため骨癒合が得られやすい部位である．これらの部位の骨折の受傷原因として転倒が多い．

(2) 免荷装具

骨折の癒合のために免荷期間を設ける場合があり，その際に**坐骨支持型長下肢装具**などの免荷装具が使用される（図15）．この装具と併せて杖を使用することで免荷の効果を高めることができる．

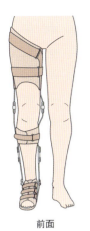
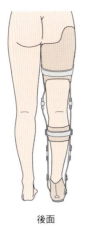

前面　　　後面

図15 坐骨支持型長下肢免荷装具
坐骨で荷重することで，股関節への荷重ストレスを回避することが可能．

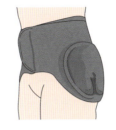

図16 ヒッププロテクター
大転子部の衝撃緩衝作用を高める．

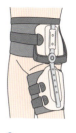
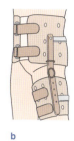

a　　　　b

図17 股継手
a：股関節外転位の保持が可能な股継手
b：股関節屈伸のみが可能な股継手

(3) 骨折の予防

高齢者や転倒歴がある患者では，転倒した際の骨折を予防する装具を用いることが多い．大転子を覆うように骨盤帯に巻き付ける**ヒッププロテクター**という装具が代表的である(図16)．大転子部の生地を厚くすることで，転倒時の大転子部の衝撃緩衝作用を高める目的で使用されている．

2) 人工股関節置換術後，人工骨頭置換術後

(1) 術式

脱臼肢位は後方進入の場合は屈曲，内転，内旋であり，前外側進入の場合では伸展，内転，外旋である．術後のADLでは，術式の違いによる禁忌肢位をとらないように注意しなければならない．

(2) 脱臼防止

手術に伴い，装具を着用し禁忌肢位を回避する．特に，認知機能が低下しており脱臼肢位に対する理解が乏しい患者に対して，本装具はよい適応である．骨盤帯と大腿支持部を股継手によって連結した構造であり，最も重要なのは股関節内転位を防止することである．

股継手のなかには，外転位で保持することが可能な股外転継手がある．実際は股関節屈曲伸展のみの可動性をもった継手を使用することが多い(図17)．また術式によって禁忌肢位が異なるため，屈曲・伸展の角度の制限を調節可能な股継手が使用されている．装着時は，股継手が股関節の関節軸に近い位置にあるかどうかをチェックする必要がある．

3) 変形性股関節症

(1) 病態

関節軟骨の変性，摩耗により関節破壊が生じ，これに反応性の骨増殖(骨硬化，骨棘)をきたす疾患である．関節可動域制限は初期には生じないが，関節症が進行するにしたがい種々の制限が生じる．特に，内旋，外転，屈曲，伸展制限が出現し進行する．また，可動域制限と同時に大殿筋，中殿筋などの

股関節伸展,外転筋力の低下が生じる.

■筋力サポート

変形性股関節症では中殿筋の筋力低下により歩行中の骨盤動揺性が増大し,トレンデレンブルグ徴候(Trendelenburg sign)やデュシェンヌ現象(Duchenne sign)が生じる(➡14頁).特に前者の跛行では股関節内転位となるため,大腿骨頭と寛骨臼の関節適合性が低下し関節症性変化が進行しやすくなる.これらに対して,中殿筋の筋力をサポートし跛行を軽減させるような**ヒップサポーター**を使用する(図18).

(2) 免荷装具

疼痛を軽減させることを目的に,一時的に股関節にかかる荷重ストレスを減らすことがある.その際に,前述した坐骨支持型長下肢装具などの免荷装具が使用される.適応は,荷重時痛が特に強く,本装具で疼痛が著明に軽減する症例である.

(3) 固定

疼痛を軽減させることを目的に,股関節を一時的に固定するために使用される.股関節内圧が低下する軽度屈曲,外転位に保持する.

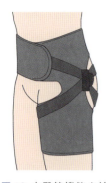

図18 中殿筋機能を補助するヒップサポーター
補助バンドにて股関節を外転方向に誘導し,中殿筋機能を補助する.

Advanced Study　変形性股関節症に対する装具療法

変形性膝関節症に対する保存療法における装具の使用は,疼痛,膝機能,歩行能力の改善に有用であることが明らかとなっている[14].それに対して,変形性股関節症に対する装具療法の効果は,自験例では効果的な症例が存在している.しかし,変形性股関節症に対する装具使用の短期的および長期的な効果の質の高い研究が,変形性膝関節症に対する研究に比べて少ないため,変形性股関節症に対する装具療法の効果は明らかとなっていないのが現状である[15].一方で,変形性股関節症の診療ガイドラインにて,変形性股関節症の患者に対する運動療法は,短・中期的な疼痛の緩和,機能の改善に有用であるが(Grade B),長期的な病期進行予防に関しては不明であるといわれている[16].

---

2. 膝関節装具

膝関節不安定性に対しては異常可動性の制限を,変形関節症に代表されるアライメント変形に対しては変形・拘縮の矯正を目的とした装具を選択する.

1) 変形性膝関節症

(1) 病態

内側型変形性膝関節症では,病変が進行すれば膝関節の不安定性が増強する **lateral thrust** の要因となる.装具は,進行例以外では保存的治療の一手段として使用される.

(2) 膝不安定性が軽度な例

軟性装具や側方支柱付サポーターが使用される(図19).これらは局所の保温,精神的な安心感を主な目的として使用される.

> **lateral thrust** 歩行の立脚期において膝関節が外側へスライドする現象である.瞬間的な膝関節の内反を助長することで,さらなる疼痛の増強や歩行能力の低下を招く.

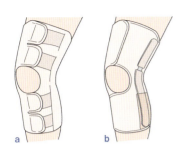
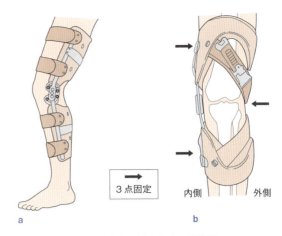

図19 膝不安定性が軽度な例に対する膝装具
a：膝軟性装具
b：側方支柱付サポーター

図20 膝不安定性が強度な例に対する膝装具
a：角度調整膝継手の硬性膝装具
b：3点固定の原理をもつ機能的膝装具

(3) 膝不安定性が強度な例

硬性装具や機能的膝装具が使用される．これらは膝関節を安定化させる作用があり，歩行時の立脚期の膝不安定性を制御することを目的に使用される．硬性装具では，膝関節角度が調整可能な膝継手を使用する．機能的膝装具では，3点固定の原理で膝外反矯正力が高い（図20）．

> **Advanced Study** 膝関節マルアライメントに対する装具療法
>
> アライメントの矯正力があるのは，素材による固定力が高い硬性装具や機能的装具であり，固定力に乏しい軟性装具やサポーターにはない．特に，機能的装具は膝内反モーメントを減少させることが示されている[17]．機能的装具を使用することで，非荷重位では関節裂隙に変化はみられないが，荷重位では関節裂隙の開大がみられ，立位や歩行時など荷重活動時に装具の有効性が出現することが報告されている[18]．また，臨床的には中，長期的なさまざまな治療効果が報告されており，その効果の持続性も確認されている[17]．

2) 前十字靱帯断裂，後十字靱帯断裂

(1) 病態

前十字靱帯（ACL）は脛骨の大腿骨に対する前方移動を，後十字靱帯（PCL）は脛骨の後方移動を制動する靱帯であり，靱帯損傷用の装具では脛骨の並進運動を制御する機能が求められる．

▶ACL
anterior cruciate ligament

▶PCL
posterior cruciate ligament

(2) 硬性装具

機能的装具（ファンクショナルブレース）ともいわれ，4点固定の原理を採用しているため固定力が高い（図21）．4点固定にすることで，膝関節の屈伸だけでなく脛骨の前後の並進を制動しやすくなる．

ACL損傷に対しては脛骨近位を前方から固定し，その固定力を高めるために大腿部に遠位と近位の2点，下腿部遠位の1点にフレームとストラップで

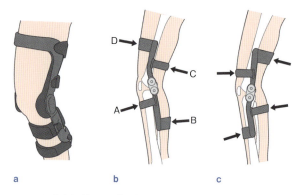

図 21 前十字靱帯および後十字靱帯に対する装具
a：ファンクショナルブレース
b：脛骨の前方並進力に対する 4 点固定
c：脛骨の後方並進力に対する 4 点固定

4 点固定をする．PCL 損傷では，脛骨近位を後方から固定した 4 点固定をする．装具装着時の注意点として，膝継手部分内側のパッドの厚みが合っているか，脛骨近位部のストラップが緩みなく十分機能して脛骨の並進運動を制動しているかどうか，があげられる．

> **Topics　ACL 再建術後の装具の効果**
>
> ACL 損傷後では保存療法，手術療法のいずれでも硬性装具が使用されている．ACL 再建術後の装具の効果についてさまざまな研究者が報告している．そのなかでエビデンスレベルの高い研究を紹介すると，術後装具の有用性について，1996～2005 年間に発表された 12 件のランダム化比較試験（RCT）についてのシステマティックレビューが行われた．いずれにおいても，ACL 再建術後の術後装具や機能装具の有用性（可動域，疼痛，膝関節安定性，有害事象など）を証明できなかった[19]．
>
> このような ACL 再建術後の装具の効果を調査したさまざまな研究から，ACL 損傷ガイドラインのなかでも ACL 再建術後の膝装具の仕様やスポーツ復帰時期における機能的膝装具の使用は，術後の疼痛，関節可動域，膝安定性，再受傷に影響を与えないことが記載されている[20]．

▶RCT
randomized controlled trial

3）オスグッド・シュラッター（Osgood-Schlatter）病

(1) 病態

発育期のスポーツ障害であり，オーバーユースが原因である．膝蓋腱の脛骨粗面に対する繰り返しの牽引力により，脛骨粗面の痛みや腫脹を招くという病態である．

(2) パッド付バンド装具

膝蓋腱部にシリコン製パッド付のバンドを巻き，膝蓋腱を圧迫するように装着する（図 22）．脛骨粗面の牽引力を減弱させる目的で使用される．装着時においてはシリコンパッドの硬さが適切か，圧迫する部位が正しい位置かどうか注意すべきである．

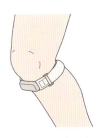

図22 オスグッド・シュラッター病用のシリコン製パッド付バンド装具

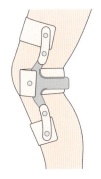

図23 反張膝に対するスウェーデン式膝装具

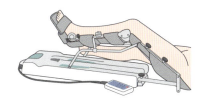

図24 可動域訓練用として使用されるCPM

4) 反張膝

(1) 病態

膝関節伸展が0°を超えて過伸展肢位を呈する状態である．荷重位での反張膝は，膝関節後方の軟部組織や靱帯が過伸張ストレスを受ける．

(2) 反張膝用装具

重要なのは膝窩部と大腿部前面，下腿部前面との3点固定である．一般的な両側支柱付の膝装具で伸展制限を設定することや，スウェーデン式膝装具が使用される(図23)．

■術後

膝関節に対する手術後では組織の保護を目的に関節可動域に制限を設けることがあり，その制限を徐々に解消し関節可動域を拡大させることが求められる．その際に，持続的・反復的に関節可動域訓練を自動で行うCPMが使用される(図24)．

▶CPM
continuous passive motion

3. 足関節装具

1) 足関節の解剖

一般的に足関節は**距腿関節**のことを指す．距腿関節は脛骨，腓骨と距骨から構成されており，その下部には距骨と踵骨が距骨下関節を形成している．距骨は前方の横径が後方よりも広い距骨滑車が関節面を成しており，足関節背屈時には内果と外果で形成される両果間窩に距骨滑車がはまり込むことで骨性に高い安定性を得ている(図25)．

一方で，距骨滑車は後方が狭い形状をしているため，足関節底屈時には不安定になると考えられている[21]．足関節は骨適合性に優れ，高い安定性を有する構造をしているが，足関節の靱帯や筋からも安定性を得ている．足関節の靱帯は外側に前距腓靱帯，踵腓靱帯，後距腓靱帯や二分靱帯が存在し，内反方向や距骨の前方偏移の制動を担っている(図26)．特に前距腓靱帯は足関節底屈・内返しで最も緊張するため，足関節内反捻挫で最も損傷しやすい[21]．内側には強靱で扇型をした三角靱帯が存在し，外反制動や距骨下関節の安定性に寄与している[22]．

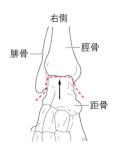

図25 距腿関節
距腿関節前面（破線部）．
背屈時，矢印方向に距骨がはまり込む．

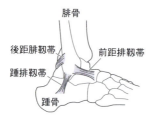
図26 足関節の靱帯（足関節外側部）

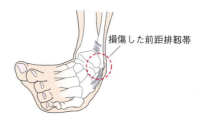
図27 内反捻挫

足関節を安定させる筋は，外果後方を走行する長・短腓骨筋，内果後方を走行する後脛骨筋や長母趾屈筋腱，長趾屈筋腱があり，内側部のほうが足関節安定性に寄与する筋が多い．

2) 足関節内反捻挫

スポーツ活動で最も多発する外傷の1つである[23]．足関節内反捻挫により，足関節外側靱帯である前距腓靱帯，踵腓靱帯や後距腓靱帯が単独もしくは複合的に損傷するが，前距腓靱帯が最も損傷を受けやすい．受傷機転としては，ジャンプ後の着地時の内反強制や，ダッシュ時の踏み込み足の内反強制などが多い．受傷時の足関節肢位は，足関節が過度の底屈・回外・内転位を呈することで受傷する（図27）．

内反捻挫が起こりやすい理由は，距骨滑車後部が狭いために不安定になること，内果に比べ外果の骨性制動が小さいこと，また外側の靱帯は内側の靱帯に比べて脆弱であることや外返しに作用する筋が少ないこと，などがあげられる．**足関節内反捻挫はⅠ～Ⅲ度の重症度に分類される**[24]．

3) 足関節内反捻挫に対する装具療法

足関節内反捻挫後靱帯の治癒過程は，炎症期（約10日），増殖期（4～8週），成熟期（約1年）の3相に分類される[24]．足関節内反捻挫に対する装具療法は，損傷靱帯の治癒過程で使用する装具も変わってくる（図28）[25]．

炎症期では，患部の安静・保護目的のためrigid type装具を使用する．semi rigid type装具はギプス・シーネ，ピンカムで足関節を完全に固定し，患部のストレス軽減をはかる．

増殖期は，患部の炎症が軽減し機能的リハを行っていく時期である．この時期の装具は，semi rigid typeサポーターを使用する．このサポーターには，内側と外側にプラスチック製の支柱が取り付けられているものや，この支柱に編み上げ式のサポーターが付加されたものが存在する．さらにこれらに8字ストラップがついているものもあり，足関節内反制動を高めている．

成熟期には，材質が軟らかいサポーターを使用する．このサポーターには，8字のストラップを加え，内反制動力を高めたものもあるが，制動力は前述の装具に比べ劣る．

以上，靱帯の治癒時期により使用する装具を分けたが，実際は患部の炎症などの状態を評価し用途に応じて使用する必要がある．また，これらの装具はあくまでも治療の補助であり，足関節の正常な可動域や筋力の獲得，固有受容器の促通，再受傷予防などのリハも重要である．

足関節靱帯損傷の重症度分類
Ⅰ度：部分損傷であるが軽度の腫脹や圧痛，機能低下を認める．
Ⅱ度：部分損傷であり中等度の腫脹や疼痛，機能低下や不安定性を認める．
Ⅲ度：完全断裂であり，重度の腫脹や疼痛，可動域低下などの機能低下を認める．

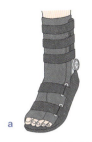 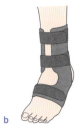 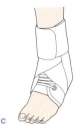

図 28 足関節内反捻挫に対する装具
a：rigid type 装具
b：semi rigid type サポーター（両側支柱付）
c：rigid type 装具（編み上げ式）

図 29 足のアーチ構造
A-C：内側縦アーチ
B-C：外側縦アーチ
A-B：横アーチ

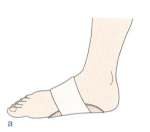 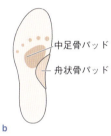

図 30 足底装具
a：アーチサポート（内側縦アーチ全体を支える）　b：足底のパッド

4. 足底装具・靴型装具

1）足部の機能

　足部は立位や歩行時に唯一地面と接地する部位であるため，衝撃を和らげたり，効率よい歩行をしたりする役割が求められる[26]．足部機能には**トラス機構**と**ウィンドラス機構**[27]があり，柔軟性と剛性の相反する機能を有し，地面からの衝撃吸収や効率的な歩行が可能となる．この機能を担うのが足部アーチであり，内側縦アーチ，外側縦アーチ，横アーチで構成される（図 29）．

2）装具の適応

　足底装具とは，足部の**生理的彎曲支持**や**疼痛除去**などのために用いる装具の総称である．ただし靴を除く．

　靴型装具とは，**変形の矯正**，**疼痛のない圧力分散**などの目的のために足部に適合させた靴であると，定義されている[28]．

(1) 外反扁平足

　特に靱帯の機能低下や後脛骨筋の機能不全により，内側縦アーチの低下や踵部の外反および前足部外転が生じている状態である[29]．これらのマルアライメントに対し，アーチの保持や足部内側にかかる体重を支えるために足底装具や靴の補正を行う[30]．

　足底装具としては，アーチサポートや舟状骨パッド，中足骨パッドを主に用いる（図 30）．靴型装具では，内側フレアヒールやトーマスヒール，内側ウェッジヒール，内側月形しんの延長などを組み合わせることもある（図 31）．

> **トラス機構**　荷重により足部が平坦化し，軟部組織の緊張を高めることで足部の安定性を高める．

> **ウィンドラス機構**　足趾を伸展することで足底腱膜が巻き上げられ，アーチの剛性を高める．

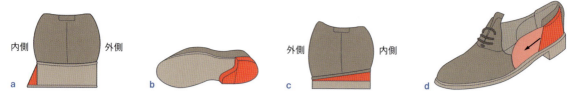

図 31 靴型装具
a：内側フレアヒール　b：トーマスヒール　c：内側ウェッジヒール　d：内側月形しんの延長

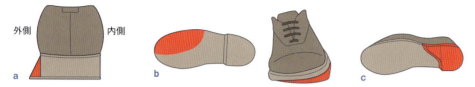

図 32 内反足のための靴型装具
a：外側フレアヒール　b：外側ソールウェッジ　c：逆トーマスヒール

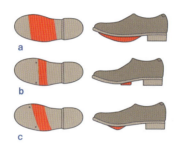

図 33 中足骨頭痛のための足底装具
a：ロッカーバー　b：トーマスバー
c：メタタルザルバー

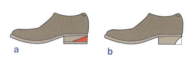

図 34 踵部の免荷装具
a：サッチヒール　b：カットオフヒール

(2) 内反足

先天性内反足や脳卒中後の内反尖足，内反膝などでは，立位時や立脚中期に足関節内反位で接地する．正中位での接地目的のために，外側フレアヒールや外側ソールウェッジ，逆トーマスヒールを用いることで床反力作用点が外側へ変位し，内反位での接地を抑制できる（図32）．

3）足部の過度な圧迫に対しての免荷装具

(1) 中足骨頭痛

原因として，中足骨骨幹部骨折や横アーチの低下があり，中足骨頭底部に過度の圧迫が加わることで疼痛が生じる．足底装具では中足骨パッド（図30b），ロッカーバー，トーマスバーやメタタルザルバーが用いられる（図33）．これらの効果として横アーチの支持や中足骨頭底部の免荷，足関節やMP関節運動の代償により，中足骨への負担軽減が期待できる．

(2) 踵部の免荷装具

踵骨棘や足関節の拘縮による足関節可動域制限に対しては，**サッチヒール**，カットオフヒールやヒールクッションなどの補高が用いられる（図34）．これらの効果としては，踵骨底部疼痛部位の免荷や踵接地時の衝撃吸収が期待できる．また補高することにより，歩行時の踏み返しが容易になることや，足底筋膜の緊張減をはかることができる[31]．

▶MP関節
metacarsopha langeal joints
中足指節関節

サッチヒール 足関節に相当する部分は動かないが，歩きやすいように踵と爪先に硬さの異なるクッションが取り付けられて，それが沈み込むことによって自然なヒールストライクと踏み返し動作が可能となる．

表1 荷重部位と除圧部位

荷重部位	除圧部位
膝蓋靱帯(PTBバー)	脛骨粗面
脛骨内側顆(内側フレア部)	脛骨稜
脛骨外側部	脛骨顆部の前面部
脛骨内側面	腓骨頭
前脛骨筋部	ハムストリングスの走行部
膝窩部(PTBバーのカウンター)	

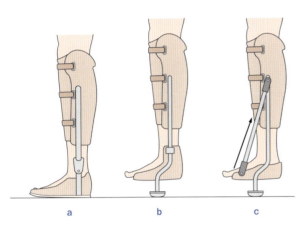

図35 PTB免荷装具
a：免荷十分型　b，c：免荷不十分型

Topics 💡 足底板

　従来の足底装具は，静止立位で採型し製作するため静的(スタティック)アライメントの修正には有用である．一方で，歩行やランニング，ジャンプ動作などの動的場面で生じる障害には，足部機能低下による外反扁平足などのマルアライメントによるものが多く，動作中のアライメント修正が必要となる．このように動的(ダイナミック)アライメントや足部機能を評価し，それらを考慮した装具として足底板が用いられる．

　足底板には足部の機能を最大限に発揮させ，身体の動的な姿勢制御を目的とするものや，足部アーチの保持や荷重分散，アライメント修正により足部機能を高めるものなどがある．これらの足底板の効果として，歩行などの身体動作の効率化やスポーツパフォーマンスの向上，障害・外傷予防などにも幅広く応用されている．

5．免荷装具

1）PTB免荷装具

　使用目的は，下腿部および足部の免荷である．適応は，脛骨骨幹部骨折，足関節部骨折，足関節障害(変形性関節症や関節リウマチ)などである．

　基本構造は，膝蓋靱帯で体重を支持し，下腿部を免荷させるようになっている．また，荷重部位と除圧部位とを明確に区別する必要がある(表1)．装具の種類は，免荷十分型と免荷不十分型のタイプに分けられる(図35)．免荷十

▶PTB
patellar tendon bearing

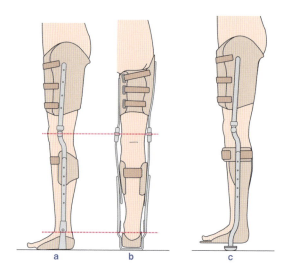

図36 坐骨支持免荷装具
a, b：免荷十分型　c：免荷不十分型

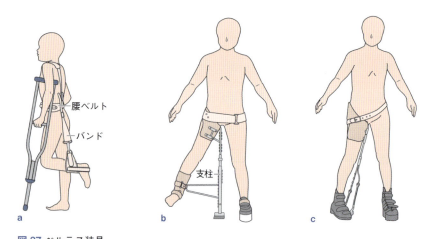

図37 ペルテス装具
a：スナイダー吊り具　b：ポーゴスチック装具　c：三辺形ソケット型装具

分型はパッテン底が使用されており，免荷不十分型はダブルクレンザック足継手などが使用されている（→37頁）．

2）坐骨支持免荷装具

　使用目的は，下肢全体の免荷である．また免荷が長期にわたる場合で，その間の歩行を確保することが重要である．適応は，大腿骨骨折，大腿骨頭壊死，股関節骨切り術後などである．

　基本構造は，四辺形ソケットや坐骨支持シェルにて，坐骨結節で体重を支持させる．装具の種類は，免荷十分型と免荷不十分型のタイプに分けられる（図36）．免荷十分型は足底全体を浮かすようになっており，免荷不十分型は前足部が接地するようになっている．

3）ペルテス装具（図37）

　使用目的は，**ペルテス（Perthes）病**の患児に対し，大腿骨頭の変形や巨大化の防止，股関節の正常可動域の維持，将来的な変形性膝関節症の予防，長期

> **ペルテス病**　栄養動脈の血行障害により，大腿骨頭骨端の虚血性壊死が生じ，大腿骨頭陥没変形，頸部の短縮，横径増大が起こる疾患である．
> 原因は不明であり，4〜10歳頃の活発な男児に好発し，ほとんどが片側性である．疼痛による跛行を呈し，股関節外転・内旋の可動域制限を認める．

臥床の回避などである．

基本構造は，罹患した大腿骨頭を臼蓋に納める**コンテイメント療法**を概念としている．装具の種類は，免荷と非免荷の2つのタイプに分けられている．

(1) 完全免荷：スナイダー吊り具

屈曲した患側の膝を肩から吊られたバンドと固定用の腰ベルトで吊り上げており，歩行時には松葉杖を使用する．

(2) 部分免荷：ポーゴスチック装具

股関節を外転30°，軽度内旋位で保持する坐骨支持型長下肢装具である．支柱に膝継手があり，膝のロックを外すと座位がとれる．

(3) 三辺形ソケット型装具

坐骨支持により股関節を免荷し，股関節外転45°，内旋10°に保持する．装具内側の支柱に靴が取り付けられており，上下にスライドする．ソケット外壁は高く，大転子が出ている．

> **コンテイメント療法** ペルテス病による変形予防のため，股関節を外転位にさせて壊死骨頭を寛骨臼の中に包み込む治療法である．骨頭の血流が回復し，再生してきたときに球形になることを目的としている．

▶スナイダー吊り具
Snyder sling

▶ポーゴスチック装具
pogo-stick brace

▶三辺形ソケット型装具
trilateral socket hip abduction orthosis

❸ 脊椎疾患装具（体幹装具）

Essence

- 主に整形外科的治療で用いられ，その目的は，基本的に<u>固定（運動制限）</u>である．
- AAOS分類法での適応部位によってCO・CTO・CTLO・TLO・LSO・SOに分類される．また，強度により硬性・半硬性・軟性装具に分類される．
- 適応となる代表的な疾患は，腰痛症や外傷性頸部症候群など<u>保存治療が主となる疾患</u>，脊椎圧迫骨折などの<u>外傷後</u>，脊椎症性脊髄症や腰部脊柱管狭窄症などの<u>観血的治療後</u>，特発性側彎症などである．
- 外傷や観血的治療後の脊柱の可動性を制限するために患部（術部）の固定として，あるいは腰痛症に対して腹部への圧力を高めることで腹横筋やその他の体幹筋での固定効果の補助として用いられる．また，側彎症で変形を予防する場合にも用いられる．

▶AASO
American academy of orthopaedic surgeons
米国整形外科学会

▶CO
cervical orthosis
頸椎装具

▶CTO
cervico-thoracic orthosis
頸・上位胸椎装具

▶CTLO
cervico-thoracic-lumbo orthosis
頸胸腰椎装具

▶TLO
thoracic-lumbo orthosis
胸腰椎装具

▶LSO
lumbo-sacral orthosis
腰仙装具

▶SO
sacral orthosis
仙椎装具

1. 腰痛症，腰部脊柱管狭窄症

1）腰痛症

「運動時や安静時に腰部に痛みを感じる疾患の総称」と定義され，原因が特定できない**非特異的腰痛**が85％，特定できる**特異的腰痛**が15％であり[37]，椎間板性腰痛，椎間関節性腰痛，筋肉性腰痛，骨性腰痛，外傷性腰痛，姿勢性腰痛，心因性腰痛などに分類することができる．しかし，これらは複合的要因として関連して発生することが多い．

腰痛症で用いられる装具で代表的なものは，ダーメンコルセットなどの**軟性装具**（図38）である．後方は編み上げ紐，前方はマジックテープ，そのほかの部分はステンレスのバネや金属支柱などを埋め込んだ帯状のナイロンメッシュキャンバスによって構成され，体幹を取り巻くように装着する．軟性装

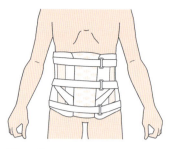
図38 ダーメンコルセット

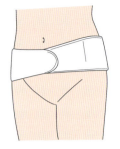
図39 仙骨ベルト

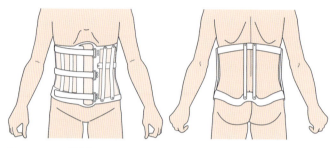
図40 ナイト型装具

具は，装具自体の動きの制動や脊柱の支持性は低く，主な目的は，腹圧を高めることである．つまり，軟性装具により腹圧がサポートされ，脊柱に上下方向の牽引力がかかると考えられている．また，ある程度の体幹の動きの制限や荷重支持(免荷)による疼痛抑制，患者の不安感減少(心理的効果)，保温なども軟性装具の目的である．

そのほか，仙骨ベルトとナイト型装具がある．仙骨ベルト(図39)は，軟性装具と同様の素材で，前方はマジックベルトでとめる形となっている．上前腸骨棘と大転子の間を取り巻くように装着する．非弾性のものと，ゴムの弾性(伸縮性)をもたせることでよりフィット感を良好にするのものがある．主効果は腹腔内圧の増大により仙骨ならびに骨盤帯の支持力を向上させることである．ナイト型装具(図40)は，骨盤帯と棘突起を狭む2本の後方支柱，外側に2本の側方支柱があり，それらを連結する横バーと腹部前当てから構成される．背部が金属性，腹部が軟性なので**半硬性装具**といわれる．腰椎の伸展・屈曲・側屈の制限，腹圧による支持や腰椎前彎の軽減などが特徴である．

2) 腰部脊柱管狭窄症(LCS)

▶LCS
lumber spiral canal stenosis

主に退行変性による脊椎の変形によって脊柱管に狭窄を生じ，結果として神経根や馬尾が圧迫され，腰痛や下肢の痛み，しびれ，歩行障害(**間欠性跛行**)などを引き起こす疾患である．LCSでは，腰椎前屈位の姿勢で症状が緩和し，再度歩行可能となる．逆に腰椎後屈位の強制は，下肢症状を悪化させるのが特徴的である．軽症〜中等症の約7割は保存加療で対処可能といわれており[37]，薬物療法と併用して装具療法は有効な治療手段の1つで，その頻度は高い．

LCSで最も頻繁に使用される装具は，**軟性装具**(図38)である．装具の構

> **間欠性跛行**(intermittent claudication) 歩行などで下肢に負荷をかけると，次第に下肢の疼痛・しびれ・冷えを感じ，一時休息することにより症状が軽減し，再び運動が可能となる症状のこと．腰部脊柱管狭窄症では体幹伸展位で著明となり，屈曲位にて症状が緩和する．

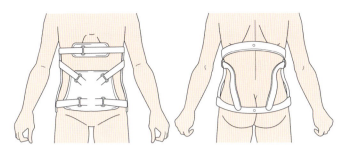

図41 ウィリアムス型装具
体幹屈曲：○，伸展：×

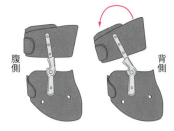

図42 フレクション型装具
体幹屈曲：○，伸展：×
矢印は可動方向を示す．

造・目的などは前述のとおりである．また，間欠性跛行が著明な場合，腰椎後屈による疼痛やしびれの症状が強い場合は，後屈運動のみを制限するウィリアムス型装具(図41)やフレクション型装具(図42)を用いる．

ウィリアムス型装具は，後方・側方に金属フレーム，前方部分にナイロンメッシュキャンバス，腹部パッドで構成される．Williams[38]が報告したオリジナルは，側方の金属フレームが伸展ロック付のヒンジとなっている．前屈の制限はないが，伸展は腰椎前彎が増強しない位置で制限される構造となっている．一方，フレクション型装具は，側方支柱にクレンザック継手を付け，ばねにより腰仙椎に屈曲力を加えたもので，ウィリアムス型装具同様，後屈運動のみを制限する．いずれも腰椎の伸展を制限することにより黄色靱帯のbuckling(たわみ)を減少させ，脊柱管拡大をはかることが目的である[39]．

> **Topics** 💡 **LCSの定義**
>
> 日本整形外科学会のガイドラインでは，①殿部から下肢の疼痛やしびれを有する，②殿部から下肢の疼痛やしびれは立位や歩行の持続によって出現あるいは増悪し，前屈や座位保持で軽快する，③歩行で増強する腰痛だけがみられる場合には除外する，④MRIなどの画像で脊柱管や椎間孔の変性狭窄状態が確認され，臨床所見を説明できる，の4項目を満たす場合をLCSと定義されている．

2. 脊椎外傷(骨折)[41]

脊椎に大きな外力が加わり受傷する．代表的なものは高齢者の4大骨折の1つといわれる胸椎・腰椎の**圧迫骨折**である．これらは骨粗鬆症を有する高齢者に多く，基本的には屈曲損傷であり，胸腰椎移行部の椎体前方部分の圧潰を生じることが多い．治療法のほとんどは保存療法であり，装具療法が適応される．ただし，骨癒合不全により偽関節を生じ，脊髄や馬尾神経が圧迫されて神経障害を呈した場合は，**インストルメンテーション**[42]を併用した固定術や**バルーン椎体形成術**[43]などが行われる．

脊椎圧迫骨折は高齢者に多いため，廃用予防の観点から上記装具を装着して可及的早期に離床させ，歩行へ移行させることが多い．圧迫骨折に適応する装具は，**硬性装具**(モールド型)，ジュエット型装具，テーラー型装具，スタ

インストルメンテーション(instrumentation) 内固定金属(ワイヤ，ロッド，フック，スクリュー，プレートなど)の設置を伴う観血的治療法のことであり，主な目的は脊柱の三次元的な再建である．脊椎骨折・脱臼骨折後の固定，不安定性のある脊椎の固定，除圧などのため広範な骨切除が必要である場合の補強，骨癒合を促進するための強固な固定，変形矯正と矯正後の保持など，その目的は多岐にわたる．

バルーン椎体形成術(balloon kyphoplasty) 1997年に米国のReileyによって考案された手技である．骨セメント注入前に骨折圧潰した椎体内でバルーン拡張することにより椎体高の回復を期待でき，椎体外へのセメント漏出を低減できる治療法である．

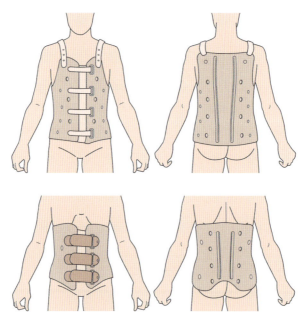

図43 モールド型装具

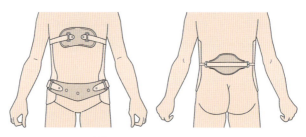

図44 ジュエット型装具
体幹屈曲：×，伸展：○

インドラー型装具が代表的である．いずれも目的は固定であり，体幹の運動を制限する装具である．

　硬性装具(モールド型)は，プラスチックにて身体の輪郭にフィットさせた装具で，適合性もよく強固な運動制限効果がある．前方が開口部となっており，マジックテープで締める(図43)．ジュエット型装具は，胸骨パッド・背部パッド・恥骨パッドによる典型的な3点固定の装具であり，体幹の屈曲運動を強固に制限するが，伸展運動は制限しない(図44)．テーラー型装具は，腋窩から肩関節を覆うストラップ・下腹部パッド，ならびに連結した骨盤帯・2本の後方支柱による3点固定の構造になっている．主に胸椎の屈曲運動を制限する(図45)．スタインドラー型装具は，金属フレームにて身体の輪郭にフィットさせた装具であり，体幹運動を強固に制限する．2重の骨盤帯から前方・側方・後方に連絡した各々2本の支柱により形成されている(図46)．

　脊椎の観血的療法(固定術など)後の後療法として，上記の装具を使用して理学療法を実施する際，術式により固定の時期・程度が異なるため，状況に合わせて硬性・半硬性・軟性装具を使い分ける．

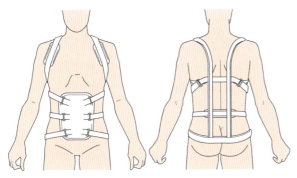

図 45 テーラー型装具
胸椎屈曲：×

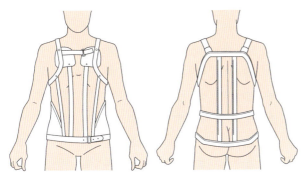

図 46 スタインドラー型装具
体幹運動：×

3. 脊椎変形（脊椎側彎症）

　脊椎変形の代表的疾患として**脊椎側彎症**がある．その多くは特発性で，思春期の女性に発症し，自覚症状は認めないことが多いが，呼吸機能障害や成人になれば腰痛などが出現する．脊椎側彎症は，変形の度合いに応じて，装具療法や手術療法が行われる．変形の評価には，国際的な指標である**コブ(Cobb)角**をX線画像にて測定する（図 47）.

　コブ角は最も強い側彎を示す一次カーブと，代償性側彎である二次カーブがある．測定には，胸腰椎を正面から撮影したX線画像を使用する．側彎部の一番上部の椎体（上部終椎）上面から垂直に延ばした線と，一番下部の椎体（下部終椎）から垂直に延ばした線との交差角度を求める（図 47）．コブ角 10°以上のものを一般的に脊椎側彎症と診断し，本角度の大きさによって治療方針を決定する．特発性側彎症の場合，30°未満の軽度側彎の場合は経過観察，30〜50°の中等度側彎の場合は装具による矯正，50°以上の強度側彎（胸腰椎側彎，腰椎側彎では 40°以上）は手術療法となる[44]．

　中等度側彎症で適応となる装具として，ミルウォーキー型装具とアンダーアーム型装具が重要である．

1）ミルウォーキー型装具（図 48）

　側彎症の装具として初めて科学的な検証がなされた基本的な装具である．頸椎を支えるネックリングと，腰椎前彎の減少に機能する骨盤モジュール，

> **側彎の部位分類**　主彎曲の部位によって，胸椎側彎（頂椎が第 11 胸椎より頭側にある），胸腰椎側彎（頂椎が第 12 胸椎または第 1 腰椎），腰椎側彎（頂椎が第 2 腰椎より尾側にある）に大きく分類される．

▶Milwaukee brace
ミルウォーキー型装具

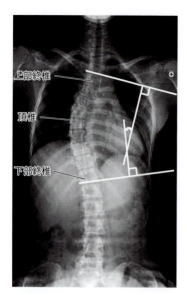

図47 コブ角

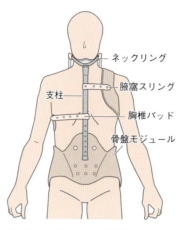

図48 ミルウォーキー型装具

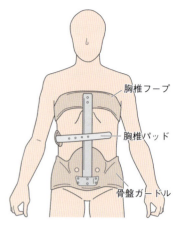

図49 アンダーアーム型装具

それを連結する3本(前方1本,後方2本)の支柱が基本構造である．また側方の制動には，胸椎パッドや腋窩スリングなどのパーツがある．

本装具の適応は，第7胸椎より上位により変形を認めるものである．また特徴として，骨盤の鉛直線上に頭部を位置させるよう体幹全体のバランスをとり，どのレベルでの圧迫矯正も可能である．

2) アンダーアーム型装具(図49)

ミルウォーキー型装具のネックリングが不快で強い拒否を示す者があり，患者のコンプライアンス改善のため，頸椎部固定を省いた装具が開発された．開発された都市や病院施設の名称から，ボストン型装具や大阪医科大学型(OMC型)装具が有名である．

▶OMC
Osaka Medical College

(1) ボストン型装具

3点固定原理に基づき腰椎部矯正し，胸椎の変形には腰椎矯正による立ち直り反射を期待するものである．そのため胸椎彎曲に対する矯正や，腰椎矯正による胸椎部の立ち直り反射が不十分な患者に対しては適応外となる．

Advanced Study　OMC型装具

ボストン型装具で矯正が困難となる症例や胸椎彎曲症例にも適応を広げるために開発された装具である．OMC型装具は，胸椎彎曲の凹側に金属製の支柱と，その上端に高位胸椎パッドを有する．またOMC型装具は胸郭の圧迫が少ないため，患児の胸郭の発育を妨げないこと，装具のバランスの調整が容易であることが特徴である．しかし短所としては，胸椎部の回旋変形の矯正が困難である．

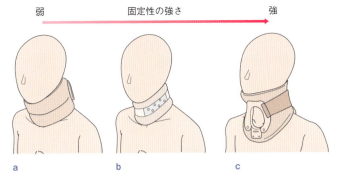

図 50 頸椎カラー
a：ソフトカラー　b：ポリネックカラー　c：フィラデルフィアカラー

4. 頸椎装具

　頭頸部外傷や頸部手術後の安静や固定を目的に，患者の病態に応じて最適な装具が処方されている．大きく，**頸椎カラー**，**頸椎装具（金属支柱付）**，**頸胸椎装具**に分けられる．制動力が大きい装具では，固定肢位によっては下方視が困難となり，転倒の危険性があるため注意が必要である．ここでは各頸椎装具の特徴について説明する．

1) 頸椎カラー（図50）

(1) ソフトカラー

　スポンジ，高反発素材などを用いた装具で，装着感もよく，保温性に優れ，着脱は容易である．対象は，**軽症例の外傷**や**炎症性疾患**の安静などを目的に処方される．

- 固定性

　屈曲方向の制動はある程度得られるが，伸展，側屈方向の制動が弱い．頸椎装具のなかで最も固定性に劣る．

(2) ポリネックカラー

　2枚のポリエチレン製の素材を組み合わせた装具であり，重ね合わせる幅により高さが調整できる．**軽症の頸椎椎間板ヘルニア**や**頸椎症性脊髄症**の保存療法で用いられる．

- 固定性

　ソフトカラーよりも固定性はあるが，全体的な固定性としてはあまり優れず，頸椎の中〜下位の制動は不良である．

Advanced Study　装具脱の条件

　①彎曲が5°以上進行しないこと，②年間1cm以上身長の伸びがないこと，③初潮または声変わりから2〜2年半以上経過していること，④成熟度の指標であるリッサーサインが4以上であること，⑤性成熟が十分であること，が条件となる．
　リッサーサインは，X線画像上で腸骨稜の骨端核出現の程度によって骨成熟を判定する．腸骨の骨端線は，成長するに従い外側から内側へと骨化が進み，完全に内側まで閉鎖骨端核が出現した後に，内側から閉鎖する．これを0〜5の6段階に分類する．

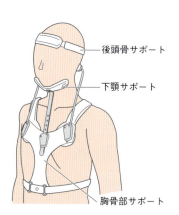

図 51 SOMI ブレース

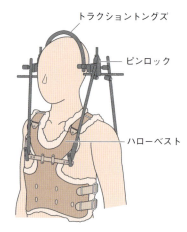

図 52 ハローブレース（トングズタイプ）

(3) フィラデルフィアカラー

硬めのスポンジ素材の前方と後方のパーツからなる装具であり，前方に気管チューブ用の孔があるものもある．サイズが限られた既製品であり高さ調整はできない．**不安定性の低い頸椎骨折**や**骨傷のない頸髄損傷**，**頸椎手術後**に，最も多く処方されている．

● 固定性

上位頸椎の制動は比較的良好とされるが，中位・下位頸椎での固定性は劣り，全体的な固定性としてはあまり優れていない．運動方向としては，特に回旋の制動はされない．

2) 胸骨・後頭骨・下顎骨固定（SOMI）ブレース（図 51）

前胸部に固定された 3 本の支柱で頭部を支える簡易型の金属支柱装具で，採型を必要とせず，着脱および調整が容易である．適応は，頸椎症や環軸椎亜脱臼など椎弓切除術後に頸椎部の固定を有するものである．

● 固定性

頸椎の中位での固定性が比較的良好であるが，頸椎上位・下位では固定性が不良である．また前方の両側の形状により前屈に対する制動は良好であるが，後方は支柱がないため，後屈や側屈の制動は劣る．

3) 頸胸椎装具

(1) ハローブレース（図 52）

最も強化な頸椎装具で，頭蓋骨をリング（halo ring またはトングズ）とピンで直接固定し，そのリングと胸部装具をロッドで連結することにより，頭部を含め胸椎部までの広範囲の強固な固定性を得ることができる．骨折や脱臼などの外傷を含め，頸椎から胸椎移行部疾患に適応がある．

● 固定性

第 1 頸椎と第 2 頸椎を除き，頸椎の全レベルの固定性が優れている．また側屈においても，頸椎装具のなかでは一番固定性が高い．

▶SOMI ブレース
sternal occiput mandibular immobilization

文献

❶ 上肢装具

1) 矢崎 凜：上肢装具の基礎と適合判定．日本整形外科学会，他（監）：義肢装具のチェックポイント，第8版．pp192-205, 医学書院, 2014
2) 磯崎弘司（編）：シンプル理学療法学シリーズ 義肢装具学テキスト，第2版．pp77-165, 南江堂, 2016
3) 川村次郎（編）：義肢装具学，第4版．pp248-259, 349, 医学書院, 2010
4) 大峰三郎（編）：理学療法テキストⅣ 義肢装具学，第2版．pp166-214, 九州神陵文庫, 2015
5) 柊 幸伸：疾患別の装具療法 3. 整形外科的装具．豊田 輝（編）：PT・OTビジュアルテキスト 義肢・装具学―異常とその対応がわかる動画付き．pp295-296, 羊土社, 2016
6) 中島英親：目で見るシリーズ 上肢装具 第5回 肩，肘関節の装具．J Clin Rehabil 13：394-397, 2004
7) 久保俊一：イラストと写真でわかる実践装具療法―装具の選択と疾患別使用例．pp14-35, 金芳堂, 2015
8) 飛松好子（編）：装具学，第4版．pp149-193, 医歯薬出版, 2016
9) 中村利孝：整形外科的現症の取り方 A. 基本的事項．内田淳正（監）：標準整形外科学，第11版．p102, 医学書院, 2011
10) 山内裕雄（編）：今日の整形外科治療指針，第6版．pp112-113, 382-385, 2010
11) 中村利孝，他（監）：標準整形外科学，第13版．医学書院, 2017
12) 日本整形外科学会，他（監）：義肢装具のチェックポイント，第8版．医学書院, 2014
13) 吉田真理子：上肢装具．蜂須賀研二（編）：服部リハビリテーション技術全書，第3版．pp579-585, 医学書院, 2014

❷ 下肢装具

14) Brouwer RW, et al：Brace treatment for osteoarthritis of the knee：a prospective randomized multi-centre trial. Osteoarthritis Cartilage 14：777-783, 2006
15) 変形性股関節症に対する歩行補助具・装具の効果は．日本整形外科学会，他（監）：変形性股関節症診療ガイドライン2016, 改訂第2版．pp109-111, 南江堂, 2016
16) 変形性股関節症に対する運動療法の効果は．日本整形外科学会，他（監）：変形性股関節症診療ガイドライン2016, 改訂第2版．pp103-106, 南江堂, 2016
17) Beaudreuil J, et al：Clinical practice guidelines for rest orthosis, knee sleeves, and unloading knee braces in knee osteoarthritis. Joint Bone Spine 7：629-636, 2009
18) 出家正隆，他：変形性膝関節症に対する膝装具療法の最近の知見．関節外科 29：57-62, 2010
19) Wright RW, et al：Bracing after ACL reconstruction：a systematic review. Clin Orthop Relat Res 455：162-168, 2007
20) ACL再建術後の装具装着の必要性は．日本整形外科学会，他（監）：前十字靱帯（ACL）損傷診療ガイドライン 2012, 改訂第2版．pp155-157, 南江堂, 2012
21) 篠原靖司，他：運動器の機能解剖 足関節．臨床スポーツ医学編集委員会（編）：スポーツ外傷・障害の理学診断・理学療法ガイド，第2版．pp53-61, 文光堂, 2015
22) 山崎 敦：足関節および後足部の機能解剖．J Clin Phys Ther 16：45-51, 2013
23) 三木英之，他：各疾患に対する理学療法．足関節内反捻挫．臨床スポーツ医学編集委員会（編）：スポーツ外傷・障害の理学診断・理学療法ガイド，第2版．pp409-420, 文光堂, 2015
24) Wolf MW, et al：Management of ankle sprains. Am Fam Physician 63：93-104, 2001
25) 佐藤賢治，他：プロスポーツ用具の実際―膝足関節装具を中心に．臨床スポーツ医学 19：293-299, 2002
26) 入谷 誠：足底挿板療法（Dynasole PC）．山嵜 勉（編）：整形外科理学療法の理論と技術，第11版．pp62-83, メジカルビュー社, 2003
27) 小林寛和，他：スポーツ動作と安定性―外傷発生に関係するスポーツ動作の特徴から．関西理学療法 3：49-57, 2003
28) 日本工業規格：福祉関連機器用語
29) Watanabe K, et al：Posterior tibial tendon dysfunction and flatfoot：analysis with simulated walking. Gait Posture 37：264-268, 2002
30) 奥村晃司，他：アライメントからみた股関節のスポーツ障害と理学療法．理学療法 32：415-422, 2015
31) Wu WL, et al：The effects of rocker sole and SACH heel on kinematics in gait. Med Eng Phys 26：639-646, 2004
32) 飛松好子，他（編）・日本義肢装具学会（監）：装具学，第4版．医歯薬出版, 2013
33) 久保俊一，他（編）：イラストと写真でわかる実践装具療法：装具の選択と疾患別使用例．金芳堂, 2015
34) 川村次郎，他（編）：義肢装具学，第4版．医学書院, 2009
35) 日本整形外科学会，他（監）：義肢装具のチェックポイント，第8版．医学書院, 2014
36) 千住秀明（監）：理学療法学テキストⅥ 義肢装具学，第2版．九州神陵文庫, 2015

❸脊椎疾患装具（体幹装具）

37) 日本整形外科学会，他（監）：腰部脊柱管狭窄症診療ガイドライン 2011．南江堂，2011
38) Williams P：Lesions of the lumbosacral spine, PartⅡ. Chronic Traumatic (Postural) Destruction of the Lumbosacral Intervertebral Disc. J Bone Joint Surg Am 19：690-703, 1937
39) 加藤真介，他：リハ医として知っておきたい体幹装具　8(胸)腰仙椎装具　5)腰部脊柱管狭窄症に対する腰仙椎装具．J Clin Rehabil 24：746-749，2015
40) 栗山明彦，他：胸腰仙椎装具，腰仙椎装具，仙椎装具．日本義肢装具学会（監）：装具学，第 4 版．pp117-147，医歯薬出版，2013
41) 中村博亮：脊椎損傷．中村利孝，他（監）：標準整形外科学，第 13 版．pp843-855，医学書院，2017
42) Garfin SR, et al：New Technologies in Spine：Kyphoplasty and Vertebroplasty for the Treatment of Painful Osteoporotic Compression Fractures. Spine 26：1511-1515, 2001
43) 三浦裕正：特殊な材料，器具を用いた手術法．中村利孝，他（監）：標準整形外科学，第 13 版．pp200-205，医学書院，2017
44) 佐藤健一：コブ角．道免和久（編）：リハビリテーション評価データブック．pp164-165，医学書院，2010
45) 下出真法：9．側弯症装具 1)ミルウォーキーブレイス (Milwaukee brace)．J Clin Rehabil 24：850-854，2015
46) 瀬本喜啓：10．側弯症装具 2)アンダーアーム型装具—OMC 型，Boston 型等．J Clin Rehabil 24：958-963，2015
47) 駒場章一，他：各種頸椎装具の固定性について—X 線計測を用いて．日本義肢装具学会誌 4：23-28，1988
48) 酒井良忠：頸椎装具．J Clin Rehabil 24：116-119，2015
49) 平田裕亮，他：頸椎装具—アドフィット UD カラー，フィラデルフィアカラー，ポリネックハード，スポンジカラー．整形外科看護 19：16-19，2014
50) 三好光太：頸胸椎装具．J Clin Rehabil 24：228-230，2015

4 脊髄損傷（四肢麻痺，対麻痺）の装具

Essence

- 脊髄損傷（四肢麻痺，対麻痺）の装具療法は，**損傷された髄節の高位により**さまざまな上下肢装具が適応となる．
- **損傷の主要髄節と残存機能より**獲得できる ADL を予測し，適切な装具や福祉・補助用具を選択する．

　脊髄は，脊椎の脊柱管を走行する神経の束で，脳と筋肉・皮膚・臓器などの末梢器官を結ぶ神経伝導路である．脊髄が何らかの原因（疾病や外傷など）により損傷を受けると，損傷部位以下に運動麻痺・感覚麻痺・膀胱直腸障害をはじめとする自律神経障害を呈する．脊髄損傷は，損傷部位や程度により**完全麻痺**もしくは**不完全麻痺**に分類される．

　脊髄損傷における麻痺の評価は，脊髄横断面での**損傷程度の評価**と麻痺の高位を表す**損傷高位の評価**が重要である．損傷程度の評価は，脊髄損傷の概要をみるうえで簡便で有用であるフランケル（Frankel）分類が知られている．現在では，米国脊髄損傷協会（ASIA）が脊髄損傷の神経学的および機能学的分類のための国際基準（ISNCSCI）を発表し，国際的に使用されている．損傷高位の評価としては，頸髄損傷における四肢麻痺の上肢機能を詳細に臨床分類したザンコリ（Zancolli）分類（表 1）がある．

▶ASIA
American Spinal Injury Association

▶ISNCSCI
International Standards for Neurological Classification of Spinal Cord Injury

1 損傷高位と残存機能

1．脊髄神経

　脊髄神経は，脊髄から発する末梢神経で各椎体から左右に 1 対ずつ存在する（図 1）．頸神経 8 対（C1～C8），胸神経 12 対（Th1～Th12），腰神経 5 対（L1～L5），仙骨神経 5 対（S1～S5），尾骨神経 1 対の計 31 対からなる．第 1～第 7 頸神経（C1～C7）は各々の椎体上部に存在し，第 8 頸神経（C8）は第 7 頸椎の下部に存在する．

2．脊髄損傷レベルの高位表示

　脊髄の損傷部位を記載する際，解釈に違いが生じないように残存している最下位レベルの表示法を使用している．例えば，第 6 頸髄損傷（C6）とは第 6 頸髄節の機能は残存し，第 7 頸髄節以下の機能が消失していることを示す．

表1 Zancolli分類

	グループ	機能髄節レベル	残存運動機能	サブグループ		分類
1	肘屈曲可能群	C5〜6	上腕二頭筋 上腕筋	A. 腕橈骨筋機能なし		C5A
				B. 腕橈骨筋機能あり		C5B
2	手関節伸展可能群	C6〜7	長・短橈側手根伸筋	A. 手関節背屈力弱い		C6A
				B. 手関節背屈力強い		
				Ⅰ 円回内筋 橈側手根屈筋 上腕三頭筋	機能なし	C6BⅠ
				Ⅱ 円回内筋機能あり		C6BⅡ
				Ⅲ 円回内筋 橈側手根屈筋 上腕三頭筋	機能あり	C6BⅢ
3	手指伸展可能群	C7〜8	総指伸筋 小指伸筋 尺側手根伸筋	A. 尺側指完全伸展可能		C7A
				B. 全指伸展可能だが母指の伸展弱い		C7B
4	手指屈曲可能	C8〜Th1	固有示指伸筋 長母指伸筋 深指屈筋 尺側手根屈筋	A. 尺側指完全屈曲可能		C8A
				B. 全指完全屈曲可能		
				Ⅰ 浅指屈筋機能なし		C8BⅠ
				Ⅱ 浅指屈筋機能あり		C8BⅡ

〔Zancolli E：Structural and Dynamic Bases of Hand Surgery. JB Lippincott, pp229-262, 1979 より一部改変〕

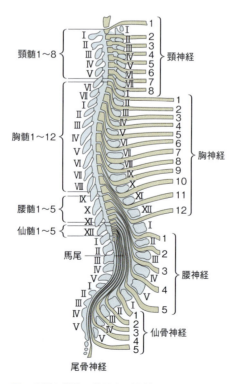

図1 脊髄と椎体，椎弓との関係
〔Haymaker W：Bing's Local Diagnosis in Neurological Diseases, 15th ed, pp51-71, Mosby, St Louis, 1969 より〕

3. 損傷の主要髄節と残存機能

　脊髄損傷は損傷レベルで残存する筋を把握できるため，髄節により残存する機能やADLを予測することが可能である．残存高位が一髄節異なるだけで，遂行可能なADL能力は大きく変わることに留意する．

　以下に，髄節ごとの残存機能とADLおよび使用される福祉(補助)用具・装具などを提示する．

1) **損傷レベル：C1～C3**
   ①残存筋：胸鎖乳突筋，僧帽筋
   ②運動機能：頭部の前屈，回旋
   ③ADL：全面介助
   ④福祉(補助)用具・装具など：人工呼吸器，環境制御装置，専用の電動車椅子

2) **損傷レベル：C4**
   ①残存筋：横隔膜
   ②運動機能：自力呼吸，肩甲骨挙上
   ③ADL：一部の動作(頭や口に保持した棒の操作)が可能
   ④福祉(補助)用具・装具など：専用(口や下顎で操作)の電動車椅子

3) **損傷レベル：C5**
   ①残存筋：三角筋，上腕二頭筋，回外筋
   ②運動機能：肩屈曲・伸展・外転，肘屈曲，前腕回外
   ③ADL：寝返りや座位，自助具による食事動作，更衣動作が一部可能
   ④福祉(補助)用具・装具など：標準型車椅子が一部使用可能(平地，車椅子用手袋，ハンドリムの工夫)，BFO，PSB，長対立装具

   ▶BFO
   balanced forearm orthosis

   ▶PSB
   portable spring balancer

4) **損傷レベル：C6**
   ①残存筋：大胸筋，橈側手根伸筋，円回内筋
   ②運動機能：肩内転，手背屈，前腕回内
   ③ADL：起き上がり，ベッド−車椅子移乗(トランスファーボード使用)，車椅子駆動，自助具による食事・整容・書字動作，上衣更衣，下衣更衣(一部介助)
   ④福祉(補助)用具・装具など：手関節機能的把持装具(RICなど)，ユニバーサルカフ

   ▶RIC
   Rehabilitation Institute of Chicago

5) **損傷レベル：C7**
   ①残存筋：上腕三頭筋，橈側手根屈筋，手指の伸筋群
   ②運動機能：肘伸展，手掌屈，手指の伸展
   ③ADL：車椅子移乗動作，更衣動作，専用の自動車運転
   ④福祉(補助)用具・装具など：短対立装具，自動車手動装置・ハンドル回旋装置

6) **損傷レベル：C8～Th1**
   ①残存筋：手指の屈筋群，短母指外転筋，小指対立筋
   ②運動機能：手指の屈曲，手指巧緻動作
   ③ADL：車椅子にてADL自立(箸の使用，ボタン着脱，自助具による入浴動作)
   ④福祉(補助)用具・装具など：ピンセット箸

7) 損傷レベル：Th2〜Th6

①残存筋：上部肋間筋，上部背筋

②運動機能：体幹の前・後屈

③ADL：介助不要，実用的な車椅子移動，簡単な家事動作

④福祉(補助)用具・装具など：骨盤帯付長下肢装具，松葉杖

8) 損傷レベル：Th7〜L2

①残存筋：肋間筋，腹直筋，腸腰筋

②運動機能：体幹バランスの安定，骨盤の引き上げ，股屈曲

③ADL：家事動作，仕事，スポーツ

④福祉(補助)用具・装具など：長下肢装具，松葉杖

9) 損傷レベル：L3〜L4

①残存筋：大腿内転筋群，大腿四頭筋

②運動機能：股内転，膝伸展

③ADL：すべて自立

④福祉(補助)用具・装具など：短下肢装具，松葉杖または一本杖

10) 損傷レベル：L5〜S3

①残存筋：前脛骨筋，中殿筋，大殿筋，膝屈筋群

②運動機能：足背屈・内反，股外転・伸展，膝屈曲

③ADL：すべて自立

④福祉(補助)用具・装具など：リーストラップ，靴型装具

2 上肢障害

　上肢における関節の機械的役割は，肩関節は上肢を左右・上下・前後方向への方向舵機能，肘関節は上肢を伸ばしたり縮めたりして距離を調整する伸縮機能，手関節は手指の位置の微調整機能，手指関節は握る・つまむの効果器機能を担っている．脊髄損傷による上肢の機能障害は，頸髄節レベルでの損傷であり頸髄損傷(四肢麻痺)が対象となる．

　頸髄損傷の上肢障害に対する装具療法の目的は，機能により静的装具と動的装具に分類され，前者は**関節の固定や保護**，**良肢位の保持**，**拘縮や変形の予防**であり，後者は継手などの可動部分を付加して残存機能を有効活用して，**損失した機能の代償**を行うことである．

　頸髄損傷者が使用する頻度の高い上肢装具および補助用具には，以下のものがある．

1. 肩の機能障害に対する特殊装具：損傷レベル C5

　上肢を空間に保持し方向付けが困難となる肩の機能障害では，近位筋の機能を代償して上肢を抗重力位に保持したうえで，体幹や上肢の残存筋を使用し食事やパソコン操作などができるようにする．上肢を下方から支える BFO (図2)や上方から吊り下げる PSB (図3)がある．また，手関節固定装具や手指機能を代償する自助具と併用されることがほとんどである．通常は車椅子やテーブルに取り付けて使用される．

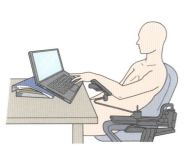
図2 BFO
〔蜂須賀研二（編）：服部リハビリテーション技術全書，第3版．p496，医学書院，2014より〕

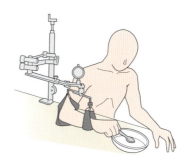
図3 PSB
〔蜂須賀研二（編）：服部リハビリテーション技術全書，第3版．p496，医学書院，2014より〕

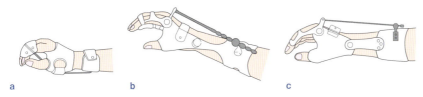
図4 手関節機能的把持装具
a：RIC型　b：ランチョ型　c：エンゲン型

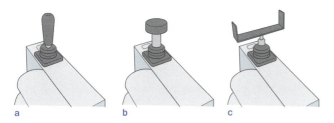
図5 ジョイスティックの種類
a：棒状型　b：半球型　c：手掌型

2. 長対立装具〔ランチョ型（➡57頁，図8a）〕：損傷レベル C5～C6A

母指を対立位に保持し，手関節を機能的な肢位に固定する．手掌バーが掌側から横アーチを支え，その位置にスプーンやペンなどの自助具を固定して使用することもある．

3. 手関節機能的把持装具（図4）：損傷レベル C6B

手指の屈曲ができない場合，残存機能（手関節橈・背屈）を利用して母指，示指，中指での把持（対立つまみ）を可能にする．**テノデーシスアクション**を利用した動作である．RIC型，ランチョ型，エンゲン型がある．

4. 短対立装具（ランチョ型）：損傷レベル C7

手関節のコントロールが可能で，手指のつまみ動作が残存する場合に使用される．

5. 電動車椅子の補助用具：損傷レベル C5～C6A

高位頸髄損傷者は，ADLでの移動手段で専用の電動車椅子を使用する際，残存する手指機能により，駆動をコントロールするジョイスティックの形状（図5）を工夫する．

> **テノデーシスアクション**
> (tenodesis action)　手関節を背屈することにより，PIP関節とDIP関節が屈曲位となる動作のことで，手指は完全麻痺であっても手関節の背屈により把持が可能となる．

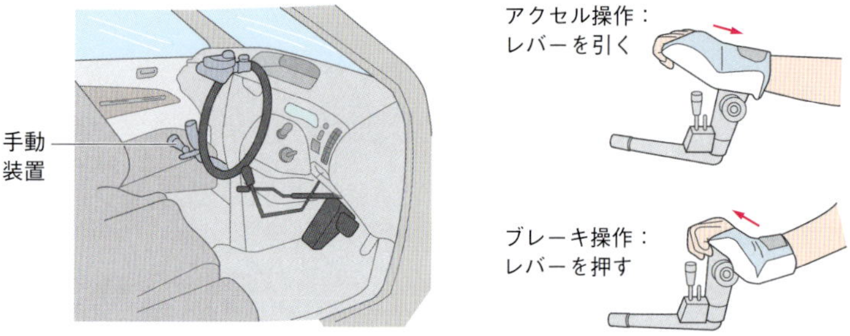

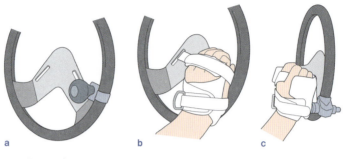

図 6 手動装置とその操作法

図 7 旋回ノブ（旋回装置）
a：丸ノブ　b：横型ノブ　c：縦型ノブ

6. 自動車運転補助装置：損傷レベル C7〜C8

　頚髄損傷者であっても自動車運転補助装置により，アクセル・ブレーキ・ウインカー操作（手動装置，図6）やハンドル操作（旋回ノブ，図7）が可能となる．手動装置のグリップは，種々のタイプがあり使用しやすいものを選択する．旋回ノブは，対麻痺者は丸ノブを使用し，四肢麻痺者は横型または縦型ノブを上肢機能に応じて選択する．

7. ADL での補助用具（自助具）〔「自立生活支援用具」の項（➡222頁）も参照〕

　残存機能として手指の効果器が損失した場合は，ADLの再獲得のために自助具が使用される．比較的高頻度で使用されるものに，把持機能の代償としてユニバーサルカフ（図8：損傷レベルC6B）がある．マジックテープで手部に固定し，手掌部のポケットに道具（スプーン，歯ブラシ，ペンなど）を差し込んで使用する．また，パソコンなどのキーボードを打つためのタイピングエイドのスティックもあり，手に固定するものや口にくわえるもの（マウススティック，図9：損傷レベルC4），頭部に固定するものなどがある．

③ 下肢障害

▶HAKFO
hip knee ankle foot orthosis

1. 骨盤帯付長下肢装具（HAKFO，図10）

　目的は，体幹・両下肢に麻痺がある患者に対して起立・歩行をうながすことである．介助者の介助量軽減もはかれ，歩行量も増加させることができる．
　適応は，脊髄損傷，対麻痺，脳性麻痺患者などである．骨盤・股関節を含

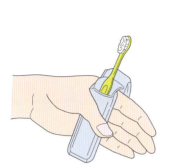
図8 ユニバーサルカフ

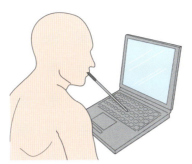
図9 マウススティック

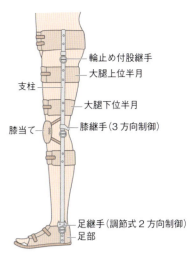
図10 骨盤帯付長下肢装具（HAKFO）

む一側下肢において支持性が低下している状態ではこの装具が必要である．また，両下肢の支持性が低下している場合は，骨盤帯を介して両側に長下肢装具を連結させることで対麻痺用装具となる．

基本構造は，骨盤から下腿部までの構造であり，股関節・膝関節・足関節をコントロールできる．また，股関節継手にKAFOを加えることで交互歩行も可能となる．

2. 交互歩行装具（RGO，図11）

目的は，歩行時において，両下肢を交互に振り出す交互歩行である．主に，残存する腸腰筋力を利用して，反対側の伸展筋力に応用することとしている．

適応は，脊髄損傷，対麻痺，脳性麻痺患者などであり，上肢筋力，股・膝関節拘縮，脊椎変形などから総合的に判断される．RGOでの歩行は，訓練時や室内までが限界であり，歩行補助具にはPCWがよく用いられる．

基本構造は，硬性の骨盤帯両背部に通したケーブルなどで両側の股継手が連結され，一側の股関節屈曲が反対側の股関節伸展をもたらすことで交互歩行が可能となっている．重心の前後・左右の移動により下肢の振り出しを生起する仕組みで，これにより股関節の筋力が0でも交互歩行が可能となり，適応が広がっている．

3. プライムウォーク®（Prime Walk）（図12）

目的は，RGO同様に交互歩行である．基本構造として単股継手であり，股継手の運動中心を補正し，股継手の取り付け位置と生理的股関節軸位との乖離が小さくなっている．単股継手にはいくつか種類がある．先行して開発されたWalk About，さらに改良が加えられたスライド式のシステムを導入したのがPrime Walkである．

Prime Walkでは，股継手に仮想軸をもたせて股継手軸と生理的股関節軸の高さを近づけることにより歩幅を大きくすることが可能で，歩行速度の向上が得られている．さらに股関節の屈曲・伸展の可動域が調節可能であり，骨盤の回旋が少なくなっている．

▶KAFO
knee ankle foot orthosis

▶RGO
reciprocating gait orthosis

▶PCW
posture control walker

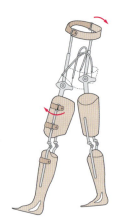
図11 交互歩行装具（RGO）

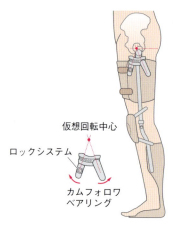
図12 プライムウォーク®（Prime Walk）

仮想回転中心
ロックシステム
カムフォロワ
ベアリング

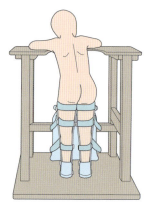
図13 スタビライザー（二分脊椎）

4. スタビライザー（二分脊椎）（図13）

　スタビライザーとは，長下肢装具などを台に固定したものを呼ぶ．目的は，下肢の変形，拘縮，骨粗鬆症などの廃用症候群を予防し，立位バランスの獲得，頭側から体幹・股関節の抗重力機能を強化することである．

　適応は，立位での抗重力姿勢がとれない場合に，KAFOを付けて立位を保持する必要がある患者である．急速に抗重力姿勢が発達する幼児期に使用される場合が多いが，青年期になっても立位がとれない場合に使用されるケースも少なくない．

　基本構造として，HKAFOが安定板に固定されたものであり，輪止め付膝継手の金属支柱に，膝の伸展位保持をするための膝当てが付けられている．立位バランスの獲得に伴って，近位部から取り外せる構造であり，安定板を外せば下肢装具として使用できる．立位バランスが安定し，立位と腰掛位が可能となれば，大腿装具を外してAFOのスタビライザーとしての使用が可能である．

　上肢が使用可能な幼児期であれば，立位の目線で保護者らと交歓したり，机の上に両肘を置いて上体を支え，玩具や絵を描いたりなど，同時に立位バランス訓練が可能である．保護者は家事など別のことをしながら，その様子を見守ることができる．

文献
1）岩崎　洋（編）：脊髄損傷理学療法マニュアル，第2版．文光堂，2015
2）蜂須賀研二（編）：服部リハビリテーション技術全書，第3版．医学書院，2014
3）赤居正美（編）：リハビリテーションにおける評価法ハンドブック．医歯薬出版，2012
4）医歯薬出版（編）：理学療法士・作業療法士　国家試験必修ポイント，第6版．医歯薬出版，2013
5）日本義肢装具学会（監）：装具学，第4版．医歯薬出版，2016
6）久保俊一，他（編）：イラストと写真でわかる実践装具療法．金芳堂，2015
7）川村次郎，他（編）：義肢装具学，第4版．医学書院，2014
8）日本整形外科学会，他（監）：義肢装具のチェックポイント，第8版．医学書院，2015
9）千住秀明（監）：理学療法学テキストⅥ　義肢装具学，第2版．九州神陵文庫，2015

5 関節リウマチの装具

> **Essence**
> - 関節リウマチは，関節の滑膜に病変をきたす疾患であり，全身の関節に病変が生じる．また，関節以外の組織にも病変が生じることがあり，全身疾患という認識をもつことが重要である．
> - 関節リウマチの患者は非常に個別性が大きいため，患者の身体能力やニーズに応じて適切な装具を選択する必要がある．
> - 関節リウマチの装具に期待できる効果としては，変形の予防，痛みの軽減，障害進行の予防，動作の円滑化などがあげられる．

1 関節リウマチに対する装具療法の注意点

1. 全体像をとらえる

関節リウマチ（RA）は代表的な自己免疫疾患の1つであり，**膠原病**ともいわれる．

RA患者の装具を考える際，この疾患が関節だけに留まらず，循環器系や皮膚，骨などの他臓器にも影響することに留意し，全体像という視点からとらえることが重要である．例えば，固定性のよい装具は安定性に優れ，関節保護に有用であるが，重量が重い傾向にあるため動作時の疲労や呼吸困難感を招きやすい．循環器系の合併症を有するRA患者においては，このような装具の受け入れは悪くなる．

RA患者の皮膚は脆弱なことが多く（図1），関節変形ともあいまって，軽微な圧迫やずれでも皮膚に発赤や創，さらには潰瘍を生じる．装具の装着により皮膚に異常が生じていないかをよく確認する必要がある．また，RA患者では比較的若い女性が多く，装具選択の際には美容上の視点をもつ必要がある．

昨今は**RAの薬物治療の発展が目覚ましく**，早期治療により寛解を目指せることも増えてきた．患者が薬物治療にどの程度期待をもっているのか，医師からどのような説明を受けたかも把握しておく．患者が薬物治療に多大な期待をもっているときに，装具を勧めるのはタイミングとして好ましくないケースもある．

一方で，最新の医療の恩恵にあずかることができなかった，特に高齢の

▶RA
rheumatoid arthritis

膠原病 自己免疫疾患の一種．全身の結合組織に対して自己免疫による異常（炎症と変性）が現れる．RAでは主に滑膜という関節構成体に免疫反応が現れるが，間質性肺炎，腎症などのように関節以外の結合組織にもしばしば異常がみられる．

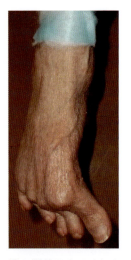

図1 関節リウマチ(RA)患者足部の皮膚
皮膚は光沢があり，菲薄化している．足趾の変形も認める．

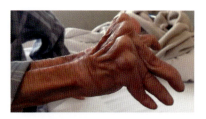

図2 著明な手指の変形
MP関節の過度の屈曲，およびIP関節のスワンネック変形を認める．

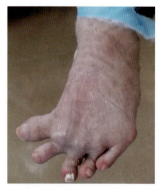

図3 著明な足趾の変形
骨が溶解し，足趾が拇指側への変形を呈している．

RA患者ではすでに関節変形が進行してしまっている場合も多い(図2, 3)．そのようなケースでは，装具が患者のADL，QOLに果たす役割は高いといえる．

このようにRA患者は個別性が非常に大きいので，患者の身体状況やニーズなど全体像を把握し，適切な時期に患者の個性に合致した装具を選択する必要がある．

> **Topics** 💡 **RA患者に対する薬物治療の進歩**
>
> RAに特有の免疫システムを解析して作製される薬剤であり，生物学的製剤あるいは抗体医療ともいわれる．副作用もみられるがRA発症早期に導入され，効果を認める症例では以前のような著明な関節変形をきたしにくくなる．

2. RA患者の装具に期待される効果

RAに対する装具の効果は，以下のように分類できる．

1) 変形の予防

RA特有の変形(例：尺側偏位)に対し装具を装着し，関節を制動・固定することでその変形の進行を予防する．

2) 痛みの軽減

痛みが生じている関節に対し，関節の動きを制限または固定することで痛みの低減をはかる．サポーターなどのように柔らかい素材で関節を制動する場合は，その保温効果によって痛みが軽減されることもある(特に寒冷期)．

3) 障害予防

脱臼，骨折などの構築学的異常がみられ，放置した場合に神経の損傷や骨の破壊などをきたしうる場合に，その予防として用いられる(**ヒッププロテクター**な

> **ヒッププロテクター**(→59頁)　RA患者に股関節の装具を適応することは少ないが，例外的なものとしてヒッププロテクターがある．これは転倒した際の大腿骨頸部骨折を予防するものであり，転倒時の大腿骨頸部への衝撃を和らげる効果がある．転倒の危険が高い患者には，予防的な意味で装着を勧めることがある．

ど).特に頸椎はその性質上,運動機能に重大な影響を及ぼすため,夜間就寝中も頸部の動きを制限する装具(**夜間装具**)が用いられることがある.

4)動作遂行の円滑化

靴型装具のように患者固有の変形に応じた靴を製作し,歩行を円滑に行えるようにする場合などがあげられる.

上記1)〜4)の効果は全く別のものではなく,1つの装具にその効果が重複されていることも多い.

一般的には装具は「動きを制動する」というその性質上,肩関節や股関節のような四肢近位の可動性の大きい部位には適さないことが多い.上肢であれば肘以遠,下肢であれば膝以遠で適応を考えることが臨床的には多い.さらに最近では,RA患者に対する股関節,肩関節の人工関節の成績が安定していることもあり,相対的に四肢近位部の装具の重要性は薄れている.

Topics 💡 **RAに対する人工関節置換術**

わが国の人工関節置換術は,膝関節に対して年間約8万件,股関節に対して約5万件程度行われている(図4,5).今後の高齢社会の進展に伴い,その手術件数が増加することは間違いない.主な手術対象は変形性関節症(OA)の患者であるが,RAの患者に施行されることも多い.RAにおいても,人工関節は痛みや機能を劇的に改善することができる.人工関節の成績向上に伴い,RA患者に対する装具の重要性は以前より薄れている印象もあるが,手術と装具はそれぞれの弱点を補完する役割をもつ.

▶OA
osteoarthritis

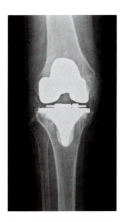
図4 人工膝関節置換術

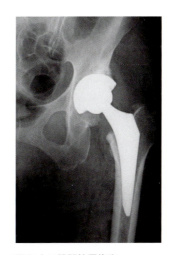
図5 人工股関節置換術

---

② 頸椎・脊椎病変

1. RA患者の頸椎病変と装具

頸椎には**椎間関節**という滑膜で被覆された関節があるため,リウマチ性の

病変が生じる．椎間関節は脊椎の安定性を担っているため，この部位が障害されると結果として不安定性が出現する．その結果，骨棘や椎間板ヘルニアが脊柱管内へ突出すると，脊髄障害をきたし，運動障害や感覚障害，膀胱直腸障害が生じるようになる．

　RAにおける頸椎病変の発現頻度は，RA罹病平均12.3年で42％，16.5年で57％，17.6年で60％とされており，罹病期間が長期になるほど，その発症率は高くなる[1]．頸椎のなかでも特に多いのが環軸椎の亜脱臼である．これは環軸関節の関節包が大きく，滑膜部分が多いため罹患しやすいからである．RA患者には突然死が生じることがあるが，この部位の脱臼が原因の1つと考えられている．脱臼予防として，頸椎を強固に固定する装具を用いることがある．また頸部痛が強いときなどには頸椎カラーを用いることがある．

　このようなカラーは，頸部の可動を制限することで疼痛を軽減する効果はあるが，永続的に使用するものではない．なぜなら頸部の可動を過度に制限することは，日常生活において患者のADL，QOLを損ねることにつながるためである．例えば頸椎の可動が装具によって狭まると視野も狭窄し，歩行時に下方のものにつまずきやすくなり，転倒に直結するなどの悪影響も生じるからである．基本的には，痛みなどの症状が強い時期の一時的な対応であることに留意する．根本的な治療法は手術療法であり，装具は術後早期にも患部の安静を保つためにも用いられる．

2. RA患者の脊椎病変と装具（➡69頁）

　RA患者の胸椎以下の脊椎病変においても，頸椎と同様に椎間関節の滑膜に病変が生じ，不安定性を生じることがある．さらにRA患者では骨粗鬆症を有する頻度が高く，軽微な力でも椎体の骨折を起こしやすい．こうした病態により，脊椎の広範な範囲に構築学的問題（円背などの変形）が生じやすい．

　この場合の保存療法，あるいは手術後の固定用として体幹装具が用いられる．椎体骨折を生じた際には，椎体圧潰の進行や偽関節となることがあるため，コルセットの装着を早期から行い，その発生を予防することが重要である．コルセットの種類は多種多様であるが，病変が胸椎から腰椎にわたり広範な場合や胸腰椎移行部に生じた場合には胸腰椎装具，腰部に限定される場合は腰椎装具が用いられる．また，脊椎の不安定性の違いによって材質も異なり，破裂骨折などで椎体（特に椎体後壁）が強く損傷されている場合は硬性コルセットを用い，脊髄障害の発生を予防することが重要である．

③ 上肢病変

　RAは全身性に関節炎を生じるが，初発症状はPIP関節，MP関節，手関節から出現することが多い．近年の薬物療法の進歩と早期治療により寛解状態まで導くことが可能となった一方で，関節炎が長期化すると，関節破壊とともに周囲の靱帯，腱などの支持性が低下し，**尺側偏位**，**スワンネック変形**，**ボタン穴変形**などのRAに特有な手指変形を生じる．

　手指変形は疼痛・機能障害だけでなく，外見上の問題も発生させてADL

RA患者の脊椎圧迫骨折

橈骨遠位端骨折，上腕骨外科頸骨折，大腿骨頸部骨折と並ぶ，高齢者の4大骨折の1つである．RA患者は疾患自体の病態により骨粗鬆症を伴いやすいことに加え，ステロイド治療などの副作用により骨の脆弱化をきたしやすいため，骨粗鬆症の頻度が非常に高い．そのため，高頻度に圧迫骨折が生じる．

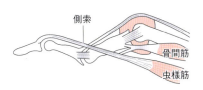

図7 スワンネック変形

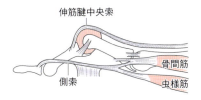

図8 ボタン穴変形

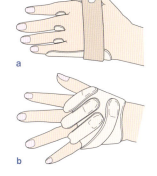

図6 尺側偏位の装具
a：掌側脱臼防止用装具
b：尺側偏位防止用装具

やQOLの低下を招くため，個々の手指の状態と使用目的に合わせた装具や自助具，変形に応じた歩行補助具などが必要となる．

1. RAの手指変形に対する装具

RAは女性の罹患率が高く，多関節が障害されるという疾患特性から，手指変形に対する装具は軽量で着脱簡単，使用者によっては家事に対応できるものが求められる．また疾患活動性が変化すること，恒久的な装具の使用を必要とする場合が多いことなどから，関節腫脹の変化に対応でき，装着感がよい素材などにも考慮する必要がある．

1）尺側偏位

MP関節の滑膜炎により関節包と矢状索が伸長され，伸筋腱がMP関節背側で尺側に移動し，それに伴い指が尺側に偏位する．同時に緊張した伸筋腱は，背側から掌側に移動してMP関節を屈曲させるように働き，基節骨は掌側に脱臼する．

尺側偏位の装具には，基節骨を掌側から支持する**掌側脱臼防止用装具**（図6a）や，各指を橈側へ矯正する**尺側偏位防止用装具**（図6b）がある．

2）スワンネック変形（MP関節屈曲＋PIP関節過伸展＋DIP関節屈曲，図7）

スワンネック変形はMP関節の掌側脱臼に伴う腱バランスの破綻により生じ，尺側偏位と合併することが多い．これに骨間筋や虫様筋などの手内筋拘縮が加わり，PIP関節の側索が背側に移動することで，PIP関節の過伸展およびDIP関節の伸展力低下を生じる．「白鳥の首」のような形状からこの名称がついた．

スワンネック変形の装具には，PIP関節の過伸展を防止する**三点支持型装具**（リングスプリント），PIP関節屈曲を補助する**指用ナックルベンダー**などがある（➡57頁，図12）．

3）ボタン穴変形（PIP関節屈曲＋DIP関節過伸展，図8）

PIP関節の滑膜炎により関節包と伸筋腱中央索が伸長され，PIP関節の側索が掌側に移動することで，手内筋の伸展筋力がPIP関節屈曲，DIP関節伸展方向へ働き，DIP関節過伸展が生じる．進行すると，基節骨遠位端あるいはPIP関節が裂けた伸筋腱の間より，ボタンのように飛び出てくることからこの名称がついた．

ボタン穴変形の装具には，PIP関節を伸展位固定する**リングスプリント**（スワンネック変形とは逆の装着になる），PIP関節伸展を補助する**セーフティーピン**，**カプナースプリント**，**指用逆ナックルベンダー**などがある（➡57頁，図13）．

2. 上肢・手指機能を補助する自助具

RAでは手指変形による把持・つまみ動作の低下に加え，大関節の可動域制限によりリーチ動作にも障害を生じやすい．自助具の使用は，これらの機能の補助だけでなく，関節保護の観点からも有効な場合が多い．

1）手指機能の補助

巧緻性が低下している場合は，補助付の箸やボタンエイドなどを使用する．把持機能が低下している場合は，スプーン類，歯ブラシ，ペンなどの握りの部分が太く，軽量なものにする．すくう動作や口元へ運ぶ動作が困難な場合は，スプーンの柄を曲げて角度を調節する．

関節を保護する自助具には，缶・ビンやペットボトルのオープナー，ドアノブやスイッチ・蛇口などの回転動作を楽にする万能ハンドル，垂直柄包丁，台付爪切りなどが各種市販されている．

2）リーチ機能の補助

身体から離れた場所にあるものを引き寄せる動作，拾い上げる動作，更衣動作などにリーチャーやマジックハンドを利用する．足部へのリーチが困難な場合はソックスエイドを検討する．洗顔・洗体・洗髪などは長柄ブラシなどを利用してリーチ機能を補う．

3. 手指変形に応じた歩行補助具

前腕部を支点とするロフストランド杖は，把持機能や握力が低下した患者でも使用でき，体重が分散するため手関節への負担が軽減する．プラットフォーム杖は肘関節屈曲位で，前腕部分で体重を支えるため，肘関節の負担が軽減する．

> **Topics　装具の材質の進歩**
>
> カーボン，チタンのようにこれまでの材質（プラスチック，鉄）よりも軽量でありながら剛性がある材質を使った装具も増えつつある．そのような装具は一般的に高価であるため，患者とよく相談し，その適応を検討する必要があるが，患者の筋力や体力，また日頃の活動性をよく検討したうえで，患者のニーズに合った装具を選択する．

▶OA
osteoarthritis

4　下肢病変

RA患者に生じる膝病変と足関節病変について，以下に述べる．

1. 膝病変と装具

RA患者の膝病変の特徴は，変形性膝関節症(OA)と対比すると理解しやすい．OAでは内反変形が多く，また骨棘などの骨の増殖性変化を伴うため膝関節は硬く，可動域も強く制限される．一方，RAではOAとは逆にX脚が多く，さらに骨の増殖性変化が生じても軽度であり，むしろ膝の動揺性が増し不安定なことが多い（図9）．そのため，不安定な膝を装具によって安定化させ，痛みなどの症状の軽減をはかるようにする（➡60頁）．不安性の程度によ

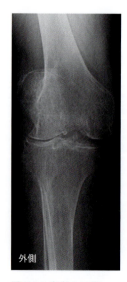

図9 RA患者のX脚
外側裂隙の狭小化，骨硬化像を認める．

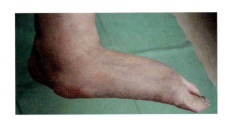

図10 外反扁平足
内側の縦アーチが消失し，足部が外反している．

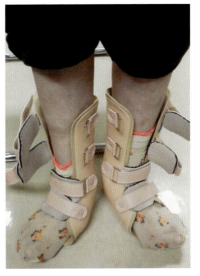

図11 足関節装具の一例
プラスチック製の短下肢装具．足趾の変形があるため，装具の爪先部分をカットしている．

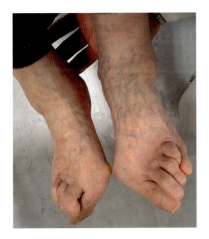

図12 足趾変形（外反母趾および槌指）
特に右母趾は外反が強く，示指の下に入り込んでいる．

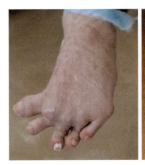

図13 リウマチ靴
左の足趾の変形に対応するために，左足の靴の横幅を大きくしている．

り種々の装具があるが，固定性のよい装具は安定性に優れるが重い傾向にあり，易疲労性がある患者によっては好まれない点に留意する．

2. 足部病変と装具

　足部は関節構成体が多いこともあり，この部位のRA病変は生じやすく，その障害も多様である．部位ごとに分類すると，後足部，中足部，前足部に分けられる．医学的治療として，それぞれの部位に対して各種手術が行われ（人工足関節置換術，滑膜切除術，足関節固定術など），その効果も優れているが，種々の理由により手術が選択されない場合があり，装具が有効になることもある．

　以下に代表的なものをあげる．

1）外反扁平足（図10）

　RAに代表的な後足部変形である．足の縦アーチが消失し，足部が外反し，これがさらに膝のX脚を助長し，各関節の痛みを招く．過度の矯正はかえって痛みを招くこともあるが，靴の底面の加工や中敷きなどによりアーチサポートの機能をもたせ，変形が進行しないような対応を装具や足底板を用いて対応することが多い．

2）足関節不安定症

　中足部障害に該当する．距腿関節や距骨下関節に生じた場合は，足関節の不安定性を生じる．不安性が強く，痛みを伴う場合には図11のような短下肢装具やサポーターが主に用いられる．

3）足趾変形（図12）

　前足部に生じる．多い変形としては外反母趾や槌趾があげられる．外反母趾はMP関節に生じ，母趾が示趾の下に位置するほど，強い変形を呈することもある．槌趾はPIP関節が過屈曲した状態である．このような状態で歩行を行うと，皮膚に胼胝（たこ）を生じ，この部位の痛みも発生する．そのため通常の靴では変形を許容できないことが多く，患者固有の変形に応じた靴（リウマチ靴）を製作することが多い（図13）．

文献

1) 藤原桂樹：RA頸椎病変の自然経過からみた治療戦略．脊椎脊髄 18：859-864，2005
2) 齋藤慶一郎（編）：リハ実践テクニック ハンドセラピィ．pp196-211，メジカルビュー社，2014
3) 水落和也：関節リウマチ(RA)の上肢装具．義装会誌 28：23-27，2012
4) 林　正春：関節リウマチにおけるスプリント療法．総合リハ 42：573-582，2014

6 末梢神経障害の装具

Essence

- 末梢神経障害の装具療法は，その機能面から静的装具と動的装具に区分され，目的に応じて処方製作される．
- 正中神経麻痺，尺骨神経麻痺および橈骨神経麻痺に対して，さまざまな種類の上肢装具が適応となる．
- 腓骨神経麻痺やポリオ後遺症による下肢麻痺に対しては，軽量の下肢装具が適応となる．

▶静的装具
rest splint

▶動的装具
dynamic splint

末梢神経障害に対する装具療法の目的は，①固定や保護，②良肢位保持（麻痺筋の過伸展防止），③拘縮や変形の予防あるいは矯正，ならびに④機能の代償である．機能面から，**静的装具**（上記①～③を目的とする）と**動的装具**（④を目的とする）に分類される．その原則は，初期は静的装具を用い麻痺筋をやや短縮気味に保持し，筋の過伸展を予防する．これは下位運動ニューロン障害である末梢神経障害が弛緩性麻痺を起こし，過伸展を生じやすくするからである．回復期になれば動的装具で麻痺筋の運動を補助する．また，損傷部位が高位か低位かによって，求められる機能の範囲が異なってくることにも注意が必要である．

> 上位運動ニューロン障害と下位運動ニューロン障害 上位運動ニューロン障害（錐体路障害）は脳卒中片麻痺などでみられる．痙性麻痺を生じ，深部腱反射亢進，病的反射出現を認める．
> 下位運動ニューロン障害は末梢神経障害でみられ，弛緩性麻痺を生じ，深部腱反射は減弱または消失する．

1 正中神経麻痺

絞扼性ニューロパチーのなかで最も頻度の高い手根管症候群で生じる．手関節以遠の正中神経領域（母指，示指，中指，橈側環指）の感覚障害として，しびれや疼痛を起こす．特に夜間痛が著明で，進行すると母指球筋が萎縮して母指対立運動が障害され，いわゆる**猿手**となる．手根部の**ティネ（Tinel）徴候**は陽性である．

正中神経麻痺に対する装具療法の頻度は高く，母指の対立ができない低位型では**短対立装具**（図1）が用いられる．この装具により母指を対立位とすることで，対立つまみ動作を代償することができる．付属パーツとして，母指のCM関節の掌側外転を確保する目的でCバーを，MP関節過伸展傾向が強ければ，手指背側（基節骨部）に虫様筋バーを加えて，MP関節を屈曲位に保つ（虫様筋はMP関節を屈曲する作用があり，虫様筋バーはMP関節を屈曲させる）．また，

> 猿手 サルは母指球が発達していないので，母指の対立運動を含めて巧緻動作がヒトより不器用である．母指球筋が萎縮するとサルの手のように見える．

> ティネ（Tinel）徴候 神経断端や再生軸索の先端を叩打すると，その神経の支配域に電気が走るような放散痛を生じること．絞扼性ニューロパチーなど末梢神経障害の診断に使用される．

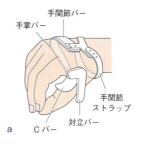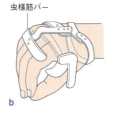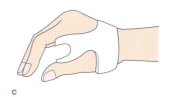

図1 短対立装具
a：ランチョ型　b：ベネット型　c：プラスチック型

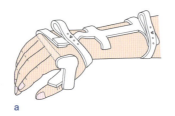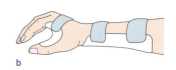

図2 長対立装具
a：ランチョ型　b：長対立スプリント

▶**CM 関節**
carpometacarpal joint
手根中手関節

▶**MP 関節**
metacarpophalangeal joint
中手指節間関節

▶**母指 IP 関節**
thumb interphalangeal joint
母指指節間関節

▶**PIP 関節**
proximal interphalangeal joint
近位指節間関節

▶**DIP 関節**
distal interphalangeal joint
遠位指節間関節

鷲手　手内筋マイナス肢位により鷲（ワシ）の手のような，かぎ爪変形を生じる．

手内筋マイナス肢位　手内筋が働いている状態の肢位（MP 関節屈曲，PIP・DIP 関節伸展）を手内筋プラス肢位（intrinsic plus position），手内筋が麻痺している状態（MP 関節過伸展，PIP・DIP 関節屈曲）を手内筋マイナス肢位（intrinsic minus position）という．

長・短母指伸筋を抑制し母指を対立位に保つ（把持しやすくする）ために**対立バー**も追加される（対立バーは母指の MP 関節の過屈曲・過伸展を防止するために，図1のように MP 関節背側部で支持する．読んで字のごとく，母指を対立位に保つ）．

さらに手関節掌屈も障害されている高位型では，**長対立装具**（図2）が適応となる．手関節をやや背屈位固定とするが，生活上の利便性を損なわないよう運動制限は手関節と母指対立位のみとして，MP 関節以遠はフリーとしておくことが多い．

❷ 尺骨神経麻痺

肘部で生じる**肘部管症候群**と，手根部で生じる**ギヨン（Guyon）管症候群**が有名である．尺骨神経支配領域の小指および環指尺側のしびれと感覚障害，手内筋萎縮や巧緻動作障害を生じる．MP 関節が過伸展傾向をとり，いわゆる**鷲手**を呈する．

尺骨神経麻痺の鷲手は**手内筋マイナス肢位**をとるため，変形や拘縮防止のため，MP 関節屈曲補助装具（ナックルベンダー，➡57頁）が適応となる．また，ケープナーのワイヤー装具（図3）や虫様筋カフ（➡57頁）がよく用いられる．虫様筋カフは MP 関節を屈曲位に保ち，過伸展を防止する働きがある（正中神経麻痺で用いられる虫様筋バーと同じ作用を有する）．尺側2指（環指，小指）の過伸展防止にコイル式スプリント（図4）を用いる．

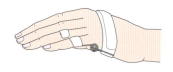
図3 ケープナーのワイヤー装具

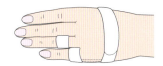
図4 コイル式スプリント
（環・小指MP関節過伸展防止）

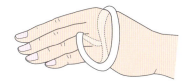
図5 スパイダースプリント

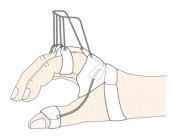
図6 アウトリガー付MP関節伸展用スプリント

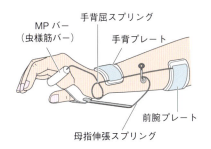
図7 オッペンハイマー型装具

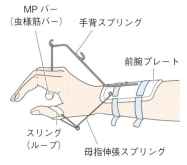
図8 トーマス型懸垂装具

❸ 橈骨神経麻痺

　橈骨神経の絞扼性ニューロパチーとしては，**Saturday night palsy**などの高位型麻痺，**後骨間神経麻痺**などの低位型麻痺が知られている．低位型麻痺の場合には，手指のMP関節および手指の伸展障害を生じ下垂指を呈する．高位型麻痺では，低位型麻痺に加え，手関節の背屈障害を生じて下垂手となる．

　橈骨神経麻痺（低位型）では，スパイダースプリント（図5）やアウトリガー付MP関節伸展用スプリント（図6）が用いられる．

　橈骨神経麻痺（高位型麻痺による下垂手）では，手関節の伸展位と母指の把持位（外転位）の保持が重要である．なぜなら，手指の外来屈筋および伸筋は手関節を挟んで機能するため，手関節が掌屈位では屈筋が緩む一方，MP関節は過伸展傾向となり，効果的な把持動作ができなくなるからである．そのため，手関節背屈支持用装具として，コックアップスプリント（➡56頁）がよく用いられる．

　動的装具としては，鋼線を使用したオッペンハイマー型装具（図7），トーマス型懸垂装具（図8），ガレンガー型スプリント（図9）が使用される．なかでもガレンガー型は装具としての突起部が少なく，牽引も回復に応じて変えられ便利である．これらの動的装具は，MP関節を牽引しながら手関節を伸展させている．手関節を屈曲させるとMP関節が伸展し，残存する虫様筋などの内在筋の働きでPIP・DIP関節を伸展させることで指が開く．つまみ動作は，残存する正中・尺骨神経支配の浅指・深指屈筋が作用することで可能となる．

> **Saturday night palsy**　土曜日の夜，酔っぱらいが自分の腕を枕に寝たため下垂手を生じることからこの名前がついた．上腕骨橈骨神経溝レベルでの圧迫性麻痺であり，高位型橈骨神経麻痺を生じる．

> **後骨間神経麻痺**　後骨間神経は橈骨神経の運動枝であり，フロセのアーケードと呼ばれる橈骨神経の回外筋入口部での絞扼性ニューロパチーを生じると，本神経の麻痺を生じる．一方，前骨間神経は正中神経の運動枝である．両神経とも運動枝であるため通常感覚障害を生じないが，臨床的には圧迫による疼痛がみられる．

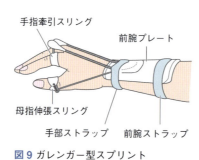

図9 ガレンガー型スプリント　　図10 カーボン製長下肢装具

4 下肢末梢神経障害

▶AFO
ankle foot orthosis
短下肢装具

▶KAFO
knee ankle foot orthosis
長下肢装具

> **ポリオ**　ポリオウイルスが脊髄前角細胞に感染し，支配域の弛緩性運動麻痺を生じる（前角細胞は運動神経であり，ポリオは感覚障害を生じない）．小児麻痺あるいは脊髄性小児麻痺と呼ばれる（中枢性の脳性麻痺と混同しないように気をつけたい）．
> 安定後30～40年を経過して，新たに筋萎縮や筋力低下が出現する「ポリオ後症候群」に近年注目が集まっている．

　軽量のプラスチック下肢装具が使用されることが多いが，よりスムーズな歩行を獲得させるためには，次の調節式足継手付AFOあるいはKAFO（両側金属支柱付き）が必要となる．

　腓骨神経麻痺による下垂足には，背屈補助足継手（クレンザック）付のAFOを，**脛骨神経麻痺**による踵足には，底屈補助足継手（逆クレンザック）付のAFOを，**坐骨神経麻痺**で足関節の背屈力も底屈力も弱い場合には，二方向補助足継手（ダブルクレンザック）付のAFOを用いる．

　ポリオ後遺症による弛緩性下肢麻痺に対しては，高強度・軽量のカーボン製AFO（図10）あるいはKAFOが製作されている．

文献
1) 上田　敏（監）：標準リハビリテーション医学，第3版．医学書院，2012
2) 中村利孝，他（監）：標準整形外科学，第13版．医学書院，2017
3) 日本整形外科学会，他（監）：義肢装具のチェックポイント，第8版．医学書院，2014
4) 蜂須賀研二（編）：服部リハビリテーション技術全書，第3版．医学書院，2014

7 小児用装具

> **Essence**
> - 脳性麻痺児に用いる装具や器具は，起立（立位保持）や歩行の安定性を向上させるだけでなく，変形・拘縮の予防や発達の助長が促されるものでなければならない．
> - 発育性股関節形成不全は，診断された時期により治療法が異なる．最も多い3〜6か月の時期にはリーメンビューゲルを使用する．

1 脳性麻痺（CP）

▶CP
cerebral palsy

　脳性麻痺は厚生労働省の定義では「受胎から新生児期（生後4週間以内）までの間に生じた脳の非進行性病変に基づく永続的なしかし変化しうる運動および姿勢の異常であり，その症状が満2歳までに発現するもの」とされている．
　CPの分類には，病型による分類と部位による分類がある．病型での分類には**痙直型**，**失調型**，**弛緩型**と，それらの病型が複数混在する**混合型**がある．部位による分類では**単麻痺**，**対麻痺**，**片麻痺**，**両麻痺**がある．併存する症状は知的障害や感覚障害（視覚や聴覚），認知障害，運動障害，発作疾患（てんかんなど）がある．脳の損傷の程度や発症の時期で異なるため，症状の程度はCP児によってさまざまである．
　CPに対する装具療法の目的は，①拘縮，変形の矯正や予防，②痙縮の抑制，③機能の代償，④姿勢（良肢位）の保持，⑤発達の助長に分けられる．さまざまな症状を呈する児の，運動機能と発達に応じた装具を選択する必要がある．
　抗重力姿勢がとれず安定した立位保持が未獲得であるCP児に対しては，スタビライザー（図1，➡86頁も参照）を使用する．さらに体幹と下肢の前傾角度を調整できるプロンボード（図2）を併せて使用することで，立位保持が可能になる．抗重力筋の筋活動を増加させるだけでなく，骨量の低下や関節の変形を予防する．プロンボードにテーブルを装着することが多く，上肢を利用して体幹を起こし頭部を挙上することができる．視界の変化による外部からの刺激を増やすだけでなく，机上の作業を行うことが可能になるため，認知機能の向上をはかることができる．
　独歩が困難な場合には，歩行訓練時に下肢装具と併用して姿勢制御歩行器（PC walker，図3a）や自発的反応制御歩行器（SRC walker，図3b）を用いる．痙直

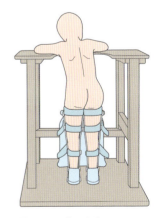

図1 スタビライザー

▶PC walker
posture control walker

▶SRC walker
spontaneous reaction control walker

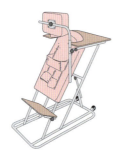
図2 プロンボード

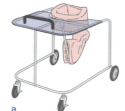
図3 姿勢制御歩行器(a)と自発的反応制御歩行器(b)

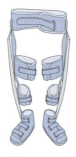
図4 ツイスター

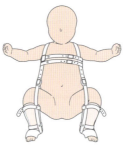
図5 リーメンビューゲル

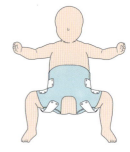
図6 開排位装具(ぶかぶか装具)

型麻痺児の歩行は，股関節屈曲・内転・内旋位，膝屈曲位，尖足位をとることが多い．ツイスター(図4)は，下肢の回旋変形を矯正する目的で使用することがある．短下肢装具(AFO)は，両側金属支柱付AFOやプラスチック製AFOを使用する．足部の変形の増悪や成長に応じて装具を調整する必要がある．

痙縮が重度であれば，手術療法やボツリヌス治療などの抗痙縮療法を併用する．痙縮が中等度以下のCP児には，継手付AFOを処方する．小児が装具療法の目的を理解することが困難であるのは臨床場面でよくみられることであり，訓練を通したボディイメージの形成や，保護者が装具療法の目的を理解できるようアプローチすることが重要である．

▶AFO
ankle foot orthosis

▶DDH
developmental dysplasia of the hip

② 発育性股関節形成不全(DDH)

生後3〜6か月で発見されることが最も多く，リーメンビューゲル(RB，図5)といわれる股関節と膝関節の屈曲を制限したベルト状の装具が治療法として選択される．それでも整復が得られない場合には，牽引治療後に全身麻酔下で徒手整復を行ったあとに開排位装具(ぶかぶか装具，図6)を着用する．開排位装具は股関節を開排位に保ちながら，自動運動の妨げにならないよう大きめに製作する．

> **発育性股関節形成不全**
> 先天性股関節脱臼(Congenital dislocation of the hip)という疾患名は使用されなくなり脱臼や亜脱臼，臼蓋形成不全を含めた発育性股関節形成不全(DDH)という名称が一般化している．

▶RB
Riemenbügel

文献
1) 川村次郎，他(編)：義肢装具学，第4版．医学書院，2009
2) 蜂須賀研二(編)：服部リハビリテーション技術全書，第3版．医学書院，2014
3) 日本整形外科学会，他(監)：義肢装具のチェックポイント，第8版．医学書院，2014
4) 高田治実(監)：PT・OTビジュアルテキスト 義肢・装具学．羊土社，2016

第3章

切断

1 切断総論

> **Essence**
> - かつては下肢切断よりも上肢切断が多く，原因は外傷が多かった．近年は下肢切断のほうが多く，原因として末梢循環障害や糖尿病による下肢切断が増えている．
> - 切断のうち関節部位で切り離されることを離断と呼ぶ．
> - 切断部位により獲得可能な能力は異なり，より末梢での切断のほうが能力は高い．
> - 上下肢とも断端が長いほど義肢の操作性は高い．

1 切断の疫学

1．疫学

平成18年身体障害児・者実態調査結果[1]によると，わが国の切断者数は上肢切断者が8.2万人，下肢切断者が6万人と推計され，上肢切断者は5年前の9.8万人から減少し，下肢切断者は4.9万人から増加していた．

発生頻度について，兵庫県総合リハビリテーションセンター下肢切断グループによる1968～1997年の調査[2]では，人口10万人あたりの全切断発生率は6.2人，そのうち下肢切断者は1.6人と上肢切断者が多かった．大峯ら[3]による2001～2005年の全切断発生率は人口10万人あたり6.9人，下肢切断は5.8人で男女比は男：女＝1.9：1であった．2008～2010年の樫本による調査[4]での全切断発生率は人口10万人あたり3.5人，下肢切断が85.3％，男：女＝3：1であった．

兵庫県で1965年から40年間の切断者の変遷を追った調査[5]では，1974年までは増加していた上肢切断者は，1970年代前半をピークに減少に転じていた．一方で下肢切断者は40年間増え続け，1990年代後半からは下肢切断者が上肢切断者より多くなっていた．

2．切断原因

切断の原因は**外傷**と**疾病**がある．

1）外傷

業務上の事故や交通事故が多く，かつては戦傷による切断者もみられた．外傷では事故そのものにより切断される轢断よりも，治療困難な高度挫滅や

粉砕骨折，事故による血管損傷，重篤な感染症を併発した場合などに救命の目的に切断されることのほうが多い．重度の熱傷や凍傷で切断に至ることもあり，上肢はローラーの巻き込みやプレス機に挟まれる事故による切断が多い．

医療技術の進歩による切断された部位をつなぎ合わせる再接着技術の向上や，事故対策の普及などにより，外傷による切断は減ってきている．

2）疾病

末梢循環障害や糖尿病による切断が多い．特に末梢循環障害による切断は疾病構造の変化や高齢化に伴い増え続け，切断の最大原因となっている．

(1) 末梢循環障害

主な原因疾患としては，**閉塞性動脈硬化症(ASO)** や**バージャー病(Buerger 病)** がある．

閉塞性動脈硬化症は，動脈硬化により血管壁の肥厚と弾力性低下が生じ，内腔の狭窄や閉塞をきたし血流が阻害される疾患で，組織が壊死に至ると切断となる．壊死に至る前には疼痛や感覚障害，間欠性跛行(➡70頁)などの症状がみられ，血管内治療や薬剤治療が行われる．動脈硬化は全身性のことが多く，心筋梗塞・脳梗塞・腎機能障害などの合併も多く，患者数は増加している．下肢に多い．

バージャー病は，閉塞性血栓性血管炎(TAO)とも呼ばれ，四肢末梢血管の炎症に起因すると考えられており，30〜40歳代の男性に多く，喫煙との関連が指摘されている．炎症により血管が閉塞し血流が阻害されるため，感覚障害や間欠性跛行がみられ潰瘍が形成されやすく，重症例では切断に至る．閉塞性動脈硬化症と異なり，上肢の罹患率も高い．近年，減少傾向にある．

▶ASO
arteriosclerosis obliterans

▶TAO
thromboangiitis obliterans

(2) 糖尿病

糖尿病の管理が不十分で糖尿病性神経障害が生じると，足部の感覚が低下し外傷を繰り返しやすくなる．また，足先の小さな傷でも感染が拡がることがある．糖尿病は動脈硬化も進行させるため，下肢の血流障害の合併も多い．傷や感染の治癒には十分な栄養が必要だが，血流障害があると供給不足となり治癒しないだけでなく悪化することも多く，感染が重篤化した場合や壊疽に陥った場合は切断となる．

(3) 悪性腫瘍

骨肉腫，軟骨肉腫，ユーイング(Ewing)肉腫，悪性黒色腫などの皮膚がんによるものが多い．悪性腫瘍の治療での四肢切断は，原発巣の切除と他臓器への転移を防止することが目的とされるものの，化学療法や手術手技の進歩により患肢温存が積極的に行われ，悪性腫瘍による切断は減少してきている．

> **糖尿病の三大合併症** 神経障害・網膜症・腎症は，比較的細い血管の障害(細小血管障害)により生じる．糖尿病は細小血管障害だけでなく，動脈硬化などの太い血管の障害(大血管障害)も引き起こし，心筋梗塞・脳梗塞・末梢循環障害につながりやすい．

3）年次変化

かつての切断原因は，上下肢ともに外傷によるものが大半を占めていた．現在も上肢切断は外傷によるものが多く，大峯らの調査[3]では54.3％が外傷であった．下肢切断では，兵庫県での40年間にわたる調査[5]で外傷による切断は1970年代後半に50％以下となり，その割合は下がり続けている．一方，末梢循環障害と糖尿病による切断が増え続け，8割以上を占めている．大峯らの調査[3]では末梢循環障害61.9％，糖尿病21.6％，外傷7.7％であった．

> **Topics** 💡 糖尿病合併症と下肢切断発症率の変化
>
> 　2014年の米国疾病予防管理センターからの報告[6]では，米国では1990〜2010年にかけて糖尿病患者数は650万〜2,000万人へと増えたが，糖尿病治療の進歩や健康管理の促進などにより糖尿病合併症の発生率は総じて減り，糖尿病による下肢切断発生率はこの20年で51.4%減っていた（同期間の糖尿病でない下肢切断の発生率は12.9%の減少）．
>
> 　切断に至る割合は低下しているものの，わが国をはじめ世界中で糖尿病患者数は増え続けており，下肢切断を防ぐ取り組みは今後も重要である．

② 切断・離断の部位と名称

1. 切断と離断

　一般に四肢の一部が切り離されることを**切断**と呼ぶが，厳密には切断と**離断**がある．切断は本来の関節とは異なる部位で切り離されることで，骨の一部が切除される．一方，関節の部位で切り離される場合を離断と呼び，骨と骨の連結部が切り離されるが，形状を整えるために骨の一部が削られることはある．多くの場合，切断とは切断と離断の両方を含み，**切断者**も切断または離断を受けている者を意味する．

▶切断
amputation

▶離断
disarticulation

2. 大切断と小切断

　下肢切断は，切断部位により大切断または小切断と呼ぶことがある．大切断は下腿切断よりも近位での切断を，小切断は足関節から遠位での切断（足趾切断，足部の部分切断，サイム切断）をいう．両者は機能が大きく異なるため，特に末梢循環障害で切断となる場合に，できるかぎり小切断で済むように治療が取り組まれる．

▶大切断
major amputation

▶小切断
minor amputation

3. 名称

　和語表記では「大腿切断」や「膝関節離断」のように，切断された肢節または離断された関節から名称が付けられる．以前の欧語表記では大腿切断をabove knee amputation，下腿切断をbelow knee amputationと，主要な関節の近位（上：above）または遠位（下：below）のどちらで切断されたのかを名称とすることが多かった．現在は国際標準化機構（ISO）の国際標準規格で「Trans○○ amputation（○○は切断された骨の欧語）」とされ，前腕と下腿では橈骨と脛骨を用いる．臨床現場では欧語表記に触れる場面も多く，和語と併せて理解しておくことが望ましい．

▶ISO
International Organization for Standardization

　切断された肢節または離断により最も末梢となった肢節を**断端**と呼び，断端の長さは義肢を用いる場合の機能に大きく影響する．また，切断部位を**切断高位**と呼ぶこともある．

> **切断部位の名称**　国際標準化機構のなかの義肢装具に関する技術委員会（Technical Committee；TC）ISO/TC168で策定され，ISO8549-1〜ISO8549-5までに義肢装具の用語が規定されている．

4. 上肢切断部位と名称

　切断部位による名称は図1のようにされている．

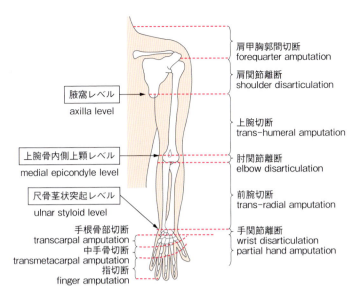

図1 上肢切断部位と名称
〔日本整形外科学会,他(監):義肢装具のチェックポイント,第8版.p52,医学書院,2014より〕

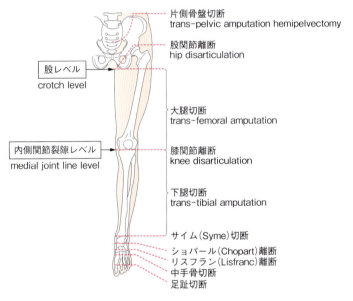

図2 下肢切断部位と名称
〔日本整形外科学会,他(監):義肢装具のチェックポイント,第8版.p53,医学書院,2014より〕

5. 下肢切断部位と名称

切断部位による名称は図2のようにされている.

6. 切断部位の選択

切断部位が末梢であるほど(残存する関節が多いほど)残存機能は高くなる.そして断端が長いほど義肢のコントロール性が高まるため,切断に際しては可能なかぎり末梢かつ断端の長さを長くすることが原則である.

切断部位の選択は,原因疾患の影響を大きく受けるが,それ以外にも以下の要因から総合的に選択される.

1）原因疾患

近年，末梢循環障害による下肢切断が増えている．集学的な治療が奏効しない場合にやむを得ず切断となるが，可能なかぎり末梢での切断が望ましい．しかし，末梢での切断は血行が不十分で切断後の創治癒が得られず感染や組織の壊死をきたす危険があるため，十分に血流のある部位での切断が必要となる．切断部位の選択は理学所見や各種検査から予定されるが，最終的には手術中の軟部組織の具合や色調から決定される．

悪性腫瘍による切断は生命予後を優先することが多く，腫瘍の悪性度や病期（ステージ）により切断部位が選択される．併せて行われる化学療法の予定なども考慮される．

2）年齢

小児期の骨には，長軸方向に成長する部位である骨端軟骨（成長軟骨）がある．これが切除されると骨長の生育不良や変形が生じるため，離断術を選択するなど可能なかぎり残すことが望ましい．

3）性別

男性は外観よりも機能を，女性は機能よりも外観を優先することが多い．特にサイム切断（→112頁）は外観にすぐれないため女性には禁忌とされるが，わが国の生活様式では利点も多い．

4）社会的要因

住環境，生活様式，職業なども切断部位選択の要因の1つである．

5）全身状態

義足歩行はエネルギー効率が悪く，全身状態や心肺機能によっては確立ができない．切断術よりも離断術のほうが手術侵襲は小さく，高齢者や重複疾患の多い高リスク患者では，手術に伴うリスクも重要な要因となる．

下肢切断では対側の状態が機能予後に影響し，切断部位選択の要因の1つとなる．

7．注意すべき切断部位

1）上肢

以前は上腕骨骨頭，肘関節周囲，手関節遠位での切断は価値が低いとされたが，義肢の進歩で実用性が高まり，最近は手指切断の一部のみ価値が低いとされる．

(1) 示指

PIP関節より近位の基節骨での切断では断端が機能的に用をなさず，中手骨骨幹部での切断では握り動作で邪魔になるため，基節骨から中手骨骨幹部での切断は避けられる．中手骨基部での切断のほうが機能がよい．

(2) 小指

中手骨骨幹部で切断されると，残った骨が握り動作などで邪魔になるため，示指同様に基節骨から中手骨骨幹部での切断は避け，中手骨基部での切断が望ましい．

(3) 肘関節離断

ソケットの適合を容易にするため，内および外側上顆を切除する．

▶PIP関節
proximal interphalangeal joint
近位指節間関節

(4) 手関節離断

肘関節離断と同様の目的で橈尺骨の茎状突起を切除する．

2) 下肢

(1) 下腿切断

膝蓋靱帯付着部より近位で脛骨が切断されると，膝関節の伸展機能が期待できないばかりか荷重に際して問題を生じるため，膝離断のほうがより高い機能となる．断端の長さは 15 cm あれば義足歩行には十分であり，末梢循環障害が原因の場合は，膝関節より 15 cm 以上遠位での切断は血流不良で潰瘍形成などの危険が高く価値が低いとされる．

(2) サイム(Syme)切断

断端荷重性を高めるため，両果部を切除して断端の骨を整える．

(3) 足部切断

ショパール(Chopart)関節離断，リスフラン(Lisfranc)関節離断，中足骨切断が多いが，前 2 者の離断では，残存した筋力の不均衡から**尖足**や**内反尖足変形**が生じることが多い．

❸ 上肢切断部位と機能

能動義手は，主に残存する断端とハーネスから出ているコントロールケーブルを動かすことで操作されるため，切断肢の断端の長さが義手の操作性に大きく影響する．肘関節離断以上(近位)での切断では，肘継手が必要となる(義手の種類や構成要素などについては第 4 章を参照のこと)．

1. 肩甲胸郭間切断

フォークォーター切断とも呼ばれる胸郭と肩甲骨の間での切断で，鎖骨の一部を残し上肢帯すべてがなくなる．断端部の皮下は胸郭で断端に可動性がないため，義手のコントロールには対側肩甲骨や胸郭・体幹・頸部の動きを利用するが，能動義手の操作効率が悪く実用性は上肢切断のなかで最も低い．

▶フォークォーター切断
forequarter amputation

上腕骨骨頭がないためそのままでは上衣の着用ができず，美容上の問題として装飾用・能動を問わず義手が望ましい．肩義手が用いられ，重量が軽くすむ骨格構造も好まれる．

2. 肩関節離断

肩甲上腕関節での離断で，鎖骨・肩甲骨が残っている．肩甲胸郭間切断と比べこれらの骨がソケットの受けに役立つ一方で，肩峰や鎖骨などに圧が集中する危険もあり注意を要する．肩甲骨が残っているため，肩甲胸郭間切断よりは能動義手のコントロール性が高い．肩義手が用いられ，重量が軽くすむ骨格構造も好まれる．

3. 上腕切断

残存する上腕骨の長さによって機能が大きく変わる．

1) 腋窩レベル以上

残存する上腕骨が腋窩よりも近位で上腕骨頸部が残るかどうかの場合は，

断端部に上腕ソケットを装着できず肩義手となる．上腕骨骨頭があることで肩関節離断よりも義手のコントロールは容易になる．

2）短断端

腋窩から上腕骨中央までの切断で，断端部が短いため断端がソケットから抜けやすく，ソケットの形状を工夫するが，抜けにくくしすぎると可動域が制限される．上腕義手が用いられる．

3）標準断端（中断端）

上腕骨中央から遠位90％までの切断で，上腕義手の機能を最も発揮しやすい長さである．差し込み式はもちろん，吸着式ソケットも適応となる．

4）長断端

上腕骨が90％以上残存する切断で，断端で押さえる・脇に挟むなどの動作が行いやすい．断端が長く，ブロック型肘継手では上腕長に左右差が生じるため，ヒンジ型肘継手が用いられる．上腕義手が用いられるが，断端長によっては肘義手が適用されることもある．上腕骨顆部の隆起のため，ソケットの適合に苦慮する場合がある．

4．肘関節離断

上腕がそのまま断端となるため，断端で押さえる・脇に挟むといった動作が行える．長断端の上腕切断と同様に，上腕骨顆部の隆起のためソケットの適合が問題となる．ヒンジ型肘継手が使用され，肘義手が用いられる．

5．前腕切断

前腕には回内・回外運動があり，断端の長さにより残存する回旋角度が決まる．断端が長いほどテコの長さも長くなり，義手のコントロールに優れるのは上腕切断と同じである．また断端が長いほど回旋機能も高まるため，断端の長さによる機能の差は大きい．

Advanced Study　前腕の回旋運動

図3のように前腕の回旋時の橈骨の動きは，近位と遠位で大きく異なる．上橈尺関節では橈骨頭が輪状靱帯内で橈骨の長軸方向を軸として回転し，回内で外側に2mmほど偏位する．一方，下橈尺関節では橈骨遠位端が尺骨を乗り越えるように移動する．このように回旋運動時の移動量は近位が小さく遠位ほど大きいため，切断部位により断端の回旋可能な角度が変わる．

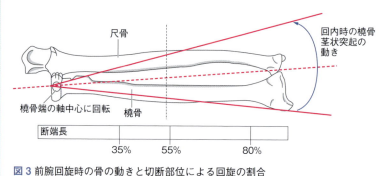

図3　前腕回旋時の骨の動きと切断部位による回旋の割合
〔日本義肢装具学会（監）：義肢学，第3版．p220，医歯薬出版，2015より一部改変〕

1）極短断端

　肘関節から前腕近位35％までの切断で，断端が短いためソケットの適合が難しく断端の可動域が義手の操作に生かしきれないが，日常生活においてはごく短い断端が役立つ場面も多い．断端は，上腕二頭筋により回外位になりやすい．スプリットソケットと倍動肘ヒンジ継手の組み合わせや，顆上部支持式自己懸垂ソケットの前腕義手が用いられる．

2）短断端

　前腕近位35〜55％までの切断で，良好なソケットの適合が得られやすい．肘関節の屈伸運動は義手操作に効果的に働くが，前腕の回旋運動は随意的な義手の操作に十分とはいえない．前腕義手が用いられる．

3）中断端

　断端の長さは前腕の55〜80％であり，有効な回旋運動が随意的に行えるため，義手の機能性はより高まる．前腕義手が用いられるが，回旋運動を発揮させるためのソケットや肘継手の選択が必要である．

4）長断端

　前腕が80％以上残り，前腕の回旋機能もほぼ残存している．橈尺骨の茎状突起など断端末の骨隆起が，ソケットの適合と着脱の障害となる．前腕義手や手義手が用いられるが，手継手のスペースが少ない．また，保たれている回旋機能を発揮できるような配慮が必要となる．

6. 手関節離断

　断端の機能のみならず，ソケットの適合や手継手の問題点などは長断端の前腕切断と同様である．ソケットが短くなるとコントロールケーブルの走行を規定しにくく効率が下がるため，リュックサックハーネスなどを使うことがある．

7. 手部切断

　手根骨または中手骨での切断で，臨床的にはこれらが混在していることが多い．切断部位により，手関節の機能が残存する場合や欠如する場合がある．手部・手指には繊細な知覚があるため，残存する断端でも機能を発揮できることが多いが，樹脂製ソケットによる義手も高い機能が得られる．

8. 指切断

　拇指の切断は握りとつまみ動作を大きく損なう．示指と小指の切断は，長さによっては動作時に邪魔になる（➡106頁）．

9. クルーケンベルグ（Krukenberg）切断

　前腕切断や手関節離断を対象に20世紀前半に行われた切断方法で，橈骨と尺骨の間に皮切を加え両骨の遠位端を分離させる切断方法．断端が橈骨と尺骨の2本に分かれており，前腕の回内で橈骨が外転し回外で橈骨が内転することで橈骨と尺骨が開閉し，随意的に物品を把持できることが大きな特徴である．

　また断端に知覚が残存しており，把持力や運動速度の加減がしやすいことは手先具では再現できない優れた点といえる．機能的には優れているものの，外観の問題が大きい．

④ 下肢切断部位と機能

　義足にはコントロールケーブルのような機構はなく，座位で膝を伸展させる，足関節のみを随意的に背屈させるといった動作は一般の義足ではできない．一般的な義足は断端の運動を通じて受動的にコントロールされているにすぎないが，パーツの進歩で義足歩行能力は高くなってきている．

　立位だけを考えると関節（継手）の固定された義足の安定性が高いが，そのような義足では棒足歩行となり，滑らかな歩行には各関節（継手）の可動性が必要になってくる．下腿切断では膝関節の随意性が保たれるため義足歩行獲得は比較的容易だが，大腿切断では足継手と膝継手，股関節離断ではさらに股継手をもコントロールする必要があり，これを断端の運動や体重移動などで行うことになるため，欠損する関節の数が多いほど義足歩行の難易度は高い．

　股義足や大腿義足でまず必要なことは立脚期に膝折れを起こさないことで，股継手・膝継手・足部などの進歩により，歩行速度の変化や坂・階段といった歩行環境の違いなど多様な条件での歩行が獲得しやすくなってきている．とはいえ，義足歩行には義足を使いこなせる必要があり，切断者の身体能力や認知機能が大きく影響し，同じ切断部位でも獲得できる義足歩行能力は切断者により異なる．末梢循環障害による切断者では，基礎疾患として動脈硬化や糖尿病があり，脳血管疾患・心疾患・感覚障害などの併存症により義足歩行が獲得できないことも多い．

　歩行能力にかかわらず，わが国のような屋内で靴を脱ぐ生活習慣では断端末への荷重負荷ができると便利である（義足の種類や構成要素については第4章を参照のこと）．

1. 片側骨盤切断

　仙腸関節で切り離す仙腸関節離断や，骨盤骨の一部を残す腸骨切断などがあり，骨盤の一部と下肢が欠損する．腹直筋・腹斜筋などの体幹前面の筋が，大殿筋など後面の筋と縫合され主な荷重面となり，胸郭下部を含む体幹で荷重を受け義足ソケットを懸垂する．股義足が用いられるが，股関節と膝関節を体幹の運動や体重移動などでコントロールするため，歩行能力は大腿義足には及ばない．坐骨がないため，そのままでは座位が安定しない．

2. 股関節離断

　仙腸関節離断などと比べると，坐骨が残るため座位は安定する．股義足が用いられるが，坐骨結節が荷重面となっており仙骨や断端外側部も補助的に荷重を受け，腸骨が懸垂部位となるためソケットが浅くすむ．体幹を有効に活用できるため，義足コントロールは仙腸関節離断より優れる．

3. 大腿切断

　膝関節が欠損しており随意的な膝伸展が行えず，大腿四頭筋の遠心性収縮による作用の再現が大きな課題である．

　一般に大腿義足が用いられ，股関節の運動によって膝継手以下が受動的に動かされる．遊脚期には，股関節を屈曲することで振り子のように下腿部や

足部が前方に振り出される．油圧・空圧など伸展補助機構を内蔵する膝継手が増えているが，あくまでも補助である．立脚期には，膝折れを防止する必要があり，機構的に膝折れしにくい膝継手も数多く実用化されている．さまざまな工夫が凝らされているものの，歩行時のダブルニーアクションの完全な再現は得られていない．

膝継手の機構的補助は飛躍的に高まっているが，股関節の随意運動で膝継手を制御していることには変わりがなく，断端が長いほどテコの長さが長くなるため膝継手のコントロールに有利である．また，近年の膝継手の進歩で歩行速度の変化に対する追随性が高まり，大腿義足での歩行能力は格段に向上し，かつては難しかった坂を下ることや跳躍して義足で着地することなども条件が整えば可能になってきている．ただし，大腿義足の制御には筋力や平衡機能が必要で，高齢者や虚弱な者では義足歩行が獲得できない．

断端の長さによっても，以下のような注意すべきポイントがある．

1）短断端

坐骨結節から遠位3～5 cmまでの断端で，中殿筋と小殿筋が残り内転筋が切離され断端の外転拘縮をきたしやすい．また，小転子が残ると腸腰筋の機能が残存する一方で，ハムストリングスが切離されるため屈曲拘縮も加わりやすい．残存する大腿骨が短い場合は股義足が適用されるが，外転または屈曲拘縮した断端を収めるためソケットを大きく張り出す必要があり，市販のズボンが履けなくなることもある．屈曲拘縮が強くソケットを前方に張り出した場合，股継手の位置も前方に設置するため，座位で膝が前方に出る問題も加わる．

断端の長さ，断端の筋肉の機能，断端の脂肪組織の付き具合などによっては，ソケットの工夫で大腿義足も適用されるが，座ったときに抜けやすい．

2）長断端

断端が長いほどテコも長く，義足のコントロールに優れ，獲得可能な義足歩行能力も高い．しかし，膝関節の裂隙から近位5～8 cmで切断された長断端では，大腿義足に欠かせない膝継手が収まるスペースが不足するため膝継手の選択肢が限定され，膝関節離断用の継手を使用することもある．また，わが国の生活様式で多い，靴の着脱を容易にするターンテーブルを取り付けるスペースも確保できない．

4. 膝関節離断

断端末での荷重が可能なことが一番の特徴で，断端での膝立ち・膝歩きが可能となり，わが国の生活様式では大きな利点となる．小児では骨端軟骨が残存するため，長軸方向の成長が障害されない．

断端の長さが大腿切断よりも長く義足のコントロールに優れるが，大腿切断と同様に膝関節だけを随意的に動かすことはできない．膝継手のスペースが大腿切断よりも限られ，単軸ヒンジ型膝継手では膝の高さが左右で異なるため，多節リンク式膝継手が使用される．また残存肢の機能ではないが，手術時の侵襲・出血が少ないため，手術に際してリスクの高い高齢者などに適している．

5. 下腿切断

下腿切断では随意的に膝を伸展することが可能で，義足歩行においてこの意義はとても大きい．大腿四頭筋の遠心性収縮により，坂や階段を下る際の安定性が得られるなど，下腿切断者が獲得しうる義足歩行能力は大腿義足と比べはるかに高い．足部は特殊なものを除いて底背屈のみが可能となっているため，不整路面や傾斜面で苦労するものの，高齢者でも義足歩行を獲得できることが多い．

断端の長さは13～15 cmあれば機能的に十分で，それ以上長くなると末梢循環障害による切断では循環障害にもつながるとされる．義足のコントロール面からは断端は長いほどよい．一方，脛骨の膝蓋靱帯付着部よりも近位での切断は，残存する脛骨の随意的な伸展が行えないことと疼痛の原因になるため，脛骨をわずかに残す切断は意義がなく膝離断が選択される．

膝立ち・膝歩きもできるが，膝関節疾患のある場合には推奨しない．

6. サイム（Syme）切断

踵にはクッションの役割を果たす，丈夫で厚い脂肪組織がある．サイム切断では足根骨と内果・外果の突起を切除後，その脂肪組織を血流が途絶えないよう断端末に移行させることで断端末荷重を可能にしている．断端も長く，屋内では義足なしでの歩行が可能であることが最大の利点である．また，長い断端ゆえに義足のコントロールに優れ，ほぼ正常に近い歩行が可能であり，断端末端の骨に隆起があるためソケットの懸垂も容易である．サイム義足が用いられ，足部のスペースが限られるためサイム用足部が使用される．

一方で，断端の外観が不良で女性には禁忌とされている．下肢遠位での切断なので末梢循環障害で行われることはほとんどない．

7. 足部切断

末梢循環障害に対する救肢の考えや血管内治療の進歩により，以前は下腿切断を受けていたような患者でも，小切断ですむことが増えている．歩行に関しては十分可能だが，末梢循環障害による切断では術創の治癒遷延化や繰り返す足部潰瘍などにより，歩行を制限されることも多い．残存する筋肉の不均衡から生じる変形には，注意しなくてはならない．

文献

1) 厚生労働省 社会・援護局障害保健福祉部企画課：平成18年身体障害児・者実態調査結果．2008
2) 陳　隆明：切断者の現況．日本整形外科学会，他（監）：義肢装具のチェックポイント，第8版．pp48-51，医学書院，2014
3) Ohmine S, et al：Community-based survey of amputation derived from the physically disabled person's certification in Kitakyushu City, Japan. Prosthet Orthot Int 36：196-202, 2012
4) 樫本　修：最近の義肢治療—本義足処方の立場から．Jpn J Rehabil Med 49：S148，2012
5) 小嶋　功：切断者の疫学．日本義肢装具学会（監）：義肢学，第3版．pp12-15，医歯薬出版，2015
6) CDC Newsroom Release：New CDC data show declines in some diabetes-related complications among US adults.（2014年4月16日）

2 切断のリハビリテーション

Essence

- 術後のリハを円滑に実施することが術前管理の目的であり，術後は創が治癒したあとに出現する切断に特有な合併症をコントロールすることを目的に管理する．
- 浮腫を軽減して早期の断端の成熟を促進するために soft dressing や rigid dressing などの断端ケアを実施する．
- 大腿切断では股関節の屈曲・外転・外旋の拘縮をきたしやすく，下腿切断では膝関節の屈曲拘縮をきたしやすい．そのため生活のなかでは拘縮を生じやすい肢位を避け，関節拘縮を予防するために良肢位を保持する．
- 術直後義肢装着法では，切断術後から義肢を装着して起立・歩行することで，早期に社会生活へ導くことが期待できる．

1 術前・術後管理

1. 術前管理

術前管理の目的は術後リハの円滑な実施であり，そのためには術前の評価と訓練が欠かせない．

1）評価(表1)

切断に至る原因疾患と併存疾患の内容や程度に加えて，貧血の有無や血糖コントロールの状況，透析実施の有無，心肺機能などの全身状態に関する評価は，断端ケアの方法を選ぶ際や，術前・術後の義肢装着訓練時の運動負荷量を設定する際に重要となる．一方，認知症などによる認知機能の低下と，抑うつ状態や高次脳機能障害などの精神障害は，義肢の安全な使用を妨げることにもなり，その場合は義肢が切断者にとって有害なものになりかねない．

視力の低下は断端や義肢の異常発見を阻害し，関節拘縮や筋力低下は義肢の装着を難しくするばかりでなく，装着後のアライメント不良を招いて，断端と義肢のエネルギー伝達効率低下や異常歩行の原因となる．さらに，感覚障害があると疼痛をフィードバックすることができずに断端の異常に気づきにくくなる．また，平行棒や松葉杖を使用して非切断肢単脚で起立することができる程度のバランス能力は，切断術後に義足を装着して歩行できることの目安になるため，できるかぎり術前に評価しておく．

> **アライメント** 義肢の部品の位置を，正しく合うように調節すること．

表1 術前に評価すべき主な項目

全身	原因疾患 併存疾患 全身状態 認知機能 精神機能
身体機能・能力	視力 関節可動域 筋力 感覚障害 バランス能力
社会背景	入院前のADL能力や運動習慣 住環境 就労内容

表2 術後に評価すべき主な項目

断端	創の状態や治癒見込み 断端長 断端周径
切断に特有な合併症	断端痛 幻肢 幻肢痛

▶ADL
activities of daily living

入院前のADL能力や運動習慣とともに，住環境や就労内容といった社会背景に関する情報も，義肢の処方内容を検討するうえで重要であり，可能なかぎり術前に評価しておく．

2）訓練

関節拘縮や筋力低下がある場合は，術前から関節可動域訓練や筋力増強訓練を実施してその改善をはかり，関節可動域や筋力が保たれている場合でもその維持に努める．また，バランス能力の維持・向上のために，術前から非切断肢単脚での起立訓練を行っておくことが望ましい．

術前の患者は，身体の一部を失うことに大きな不安を抱えている一方で，義肢を装着さえすれば喪失した身体機能をすぐに再獲得できると楽観的に思考していることもある．術前から患者と顔を合わせてリハの必要性やその内容を説明しておくと，患者の不安軽減のみならず，早い段階からの患者との信頼関係の構築にも有益である．

2. 術後管理（表2）

術後管理の目的は，創が治癒して断端の状態が安定することと断端痛や**幻肢**，**幻肢痛**などの切断に特有な合併症をコントロールすることである．

1）断端

高齢などで併存疾患を有する場合などは，断端皮膚の**虚血**や**細菌感染**などの術後合併症を併発しやすく，創の治癒はしばしば遅延する．創が治癒するまでの間は断端にあまり負荷がかかりすぎないように注意しながら実施可能なリハを継続するが，医師には創の状態や治癒見込みなどの医学的情報を随時確認する．

また，断端成熟の評価や義肢処方のために術後には断端の周径や長さを定期的に評価し，創の形成や炎症の発生を予防するために保湿など断端のスキンケアを行うことも忘れてはならない．

2）合併症コントロール

断端痛は断端部に感じる痛みで，術後の**瘢痕組織**や**断端神経腫**が原因となりやすく，義肢の装着を困難にする．温熱や超音波などの物理療法とともに

虚血 血管の狭窄や閉塞によって組織への血流が低下した結果，酸素や栄養素の供給が不足して，組織が萎縮したり壊死したりする．

瘢痕組織 潰瘍，創傷などによって生じたさまざまな器官の組織欠損が，肉芽組織の形成を経て，最終的に緻密な膠原線維や結合組織に置き換わって修復された状態．

断端神経腫 切断した神経の切断端が腫瘤になったもので，義肢などの機械的刺激によって痛みを生じる．

鎮痛薬による薬物療法でも難治の場合は，断端形成や神経腫切除などの外科的治療が考慮される．

幻肢は切断した肢節があたかも存在するように感じるもので，義肢の操作とうまく同期することができれば切断者には有利に作用することもある．一方，切断した肢節が痛む幻肢痛は心因性も含めて原因は多様で，歩行訓練などのリハの阻害因子になりやすい．

このように，幻肢と幻肢痛はリハに及ぼす影響が異なるため，問診で両者を明確に鑑別できるよう評価する．

3) 社会福祉制度の利用

切断者は，切断後ただちに**身体障害者手帳**を申請することができる(➡3頁)．多くの場合，**更生用装具**の処方の際に身体障害者手帳が必要となるため，患者や家族には申請をうながす．必要があれば医療ソーシャルワーカー(MSW)に介入を依頼する．

> **更生用装具** 治療が終了し障害が固定したあとの身体障害者の日常生活向上を目的とした補装具のことで，社会福祉制度によって手続きが異なる．

▶MSW
medical social worker

Topics 💡 切断者との信頼関係の構築

2020年に東京パラリンピックの開催を控えるわが国でも，近年は障害者スポーツへの関心が高くなった．切断者にも行うことのできるスポーツは多く，特に若年切断者の場合，リハ医療者はリハの目標(ゴール)を単に日常生活や就労などの社会生活の自立に設定するだけでなく，障害者スポーツを含む余暇活動にも目を向けるよう選択肢を提示し，生きがいをもった生活を目指して，QOLの向上にも貢献することを心がける．そのためにはリハ医療者と切断者の信頼関係の構築が絶対不可欠なものである．

▶QOL
quality of life

Advanced Study 断端神経腫の診断

限局した疼痛部位に一致して腫瘤を触知すれば断端神経腫の診断は容易だが，超音波検査やMRI検査を実施すれば腫瘤の有無はもちろんのこと，その大きさや解剖学的な位置関係を知ることができる．それらの結果は，ソケットの調整や手術方法を検討する際に有用な情報となる．

▶MRI
magnetic resonance imaging

---

❷ 断端ケア・弾力包帯装着

1. 断端ケア

1) 目的

断端ケアの目的は，血腫や浮腫の形成を予防しながら創治癒の促進をはかることと，成熟した断端の形成促進にある．浮腫がとれて形状の変化がなくなり，おおむね円錐形を呈するようになって，断端は成熟したと判断する．形状の変化は肉眼的に観察するだけでなく，断端周径に変化のないことをメジャーで測定しながら客観的に評価する．測定の部位や時刻，メジャーの締め具合などの条件はなるべく一定にすることが重要である．

表3 soft dressing と rigid dressing の長所と短所

方法	主な材料	長所	短所
soft dressing	弾力包帯	どの医療機関でも実施が容易 切断者自身も実施可能 頻回に創の観察が可能 医学的処置の実施が容易	数回/日の巻き直しが必要 創治癒が遅れやすい 断端浮腫のコントロールが困難 成熟断端の早期獲得が困難
rigid dressing	ギプス包帯	断端浮腫の軽減を促進 断端血腫の形成を予防 創治癒を促進 早期の断端成熟を促進 早期離床が可能 早期の義肢装着訓練が可能 治療期間の短縮 心理的効果を期待	正確な適合技術と経験が必要 細菌感染が起こりやすい 創の観察が困難 術後変化への対応が困難 循環障害など創を頻回に観察する 　必要がある患者には不適

2) 方法

断端ケアには soft dressing, rigid dressing, semi rigid dressing, controlled environment treatment(CET)などの方法がある．これらの方法の選択には，切断原因や全身状態，身体能力，断端皮膚の虚血や細菌感染の危険性，患者と医療スタッフの断端管理能力，術後の義肢装着訓練計画などが影響する．ここでは臨床で選択されることの多い soft dressing と rigid dressing について説明する(表3)．

(1) soft dressing

弾力包帯を断端に装着して(巻いて)管理する方法である．管理方法は比較的手軽で，いずれの医療機関でも実施しやすい．一度装着しても緩みやすく，1日に数回は装着し直さなければならないが，装着方法の習得はそれほど難しいものではなく，リハ以外にも看護師などの医療スタッフや患者，必要に応じてその家族も装着できるように，その方法を指導しておく．患者を含めた多職種によるチームアプローチが必要である．

また，頻回に創を観察することができ，必要があればそのつど処置を施すことができる．よって，動脈硬化などの循環障害や糖尿病を原因として切断に至り，断端皮膚の虚血や細菌感染の危険が高く，頻回に創を観察する必要がある場合には soft dressing がよい適応である．

一方で，創治癒が遅れやすく，浮腫のコントロールが困難で，成熟断端の早期獲得が難しいことは soft dressing の短所である．

(2) rigid dressing

弾性のない材質の**ギプス包帯**を切断術直後に手術室で断端に装着して，ソケットを製作して管理する方法である．断端全面に均一な圧がかかり続けることで断端の浮腫や血腫の形成を防ぎ，創治癒を促しつつ断端の早期成熟をはかりやすい．このソケットに支持部を取り付ければ術後早期から**義肢装着訓練**が可能になり，リハにかかる治療期間を短縮して早期に社会復帰へと導くことが期待できる．

しかし，このギプスソケットの装着には正確な適合技術と経験が求められ，熟練の医師や義肢装具士，理学・作業療法士がそろっていることが rigid

> **弾力包帯** 弾力性に富んだ包帯で，装着部位に相応の圧をかけることができる．既製品の1本で短い場合は，2本を縫い合わせて長くする．リハでは起立性低血圧や浮腫に対する物理療法として汎用される．

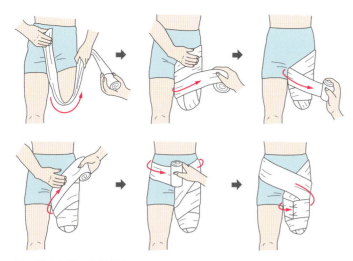

図1 弾力包帯の装着方法(大腿切断の場合)

dressing を選択する際の条件になる．また，手術室で装着されたギプスソケットは原則として抜糸のときまで装着し直さないため，ソケット内の湿度調整が不可能で術後に細菌感染を起こしやすい．

　創の頻回の観察が困難であることも rigid dressing の欠点である．そのため，糖尿病のコントロールが不良であったり悪性腫瘍の化学療法中であったりして断端に細菌感染を起こしやすい場合や，動脈硬化などの循環障害により断端皮膚に虚血を生じる危険が高い場合，断端創から多量に出血する場合，疼痛や圧迫感の訴えが増加した場合，さらに全身状態が悪化した場合など，頻回に創を観察する必要がある患者には rigid dressing は適さない．

2. 弾力包帯の装着（図1）

　いずれの部位でも，まず断端長軸方向に包帯を2～3往復折り返しながら断端の先端部を圧迫して覆う．次に，断端末梢から中枢へ向かって包帯を少しずつ斜めにずらしながら巻く．末梢をあまり強く圧迫しないまま中枢部に強い圧をかけてしまうと，末梢部の血流を阻害して断端の成熟を遅延させかねないため，弾力包帯を装着する際には末梢ほど強く圧迫し，中枢へ向かうにつれて圧を徐々に緩めるように注意する．

　弾力包帯は，義肢を装着しているとき以外は常に装着しておくが，包帯を外れにくくするためには大腿切断であれば骨盤まで巻き，下腿切断であれば大腿部まで巻くよう工夫する．

> **Topics** 💡 **弾力包帯に代わる soft dressing**
>
> 　断端末梢部から中枢に向かって段階式に着圧が低くなるように設計されたスタンプシュリンカー®は，ストッキングのように装着することができてずれにくく，定位置に長時間固定して断端を適切に加圧することができる．これにより，弾力包帯の欠点を補って soft dressing を実施することができる．

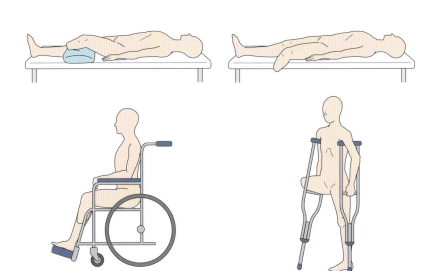

図2 避けるべき不良肢位

> **Advanced Study　シリコーンライナーを用いた断端ケア**
>
> 　ギプスソケットの代わりにシリコーンライナーを用いることで，rigid dressing で求められるような正確な適合と経験という高度の技術を必要とせずに断端ケアを実施することができ，さらにソケットの着脱が可能なため，容易に創を観察することができる．また，シリコーンライナーに支持部を取り付けることで，術後早期からの起立・歩行訓練も開始することができる．ただし，装着により断端はかぶれやすく，シリコーンライナーを清潔に保つなど，衛生管理面での注意が必要である．

❸ 義肢装着前訓練

1. 断端訓練

　切断後の切断筋と温存筋の間に生じる筋力の不均衡によって，切断部近位の関節は拘縮しやすくなる．特に，大腿切断では股関節の屈曲・外転・外旋の拘縮をきたしやすく，下腿切断では膝関節の屈曲拘縮をきたしやすい．関節拘縮は義肢の装着を困難にするだけでなく，義肢のアライメントの決定に大きく影響し，義手であれば操作効率の低下を招き，義足であれば異常歩行の原因となる．切断肢に限らず，臥床により非切断肢の関節も拘縮しやすい．

　義肢を装着する前から**関節可動域訓練**を行い，生活のなかでは**不良肢位**を避けて良肢位の保持に努める．上肢切断では特に禁忌となる肢位はない．一方，下肢切断ではベッド上で断端の下に枕を挿入して断端を挙上したり，ベッドから断端を下に垂らしたり，車椅子に長時間座っていたりすると股関節や膝関節の屈曲拘縮をきたしやすく，これらの不良肢位を避けるように指導する（図2）．同時に，ベッド上では股関節の屈曲を予防するために頻回に腹臥位をとったり，股関節の外転拘縮を防ぐために骨盤を常に水平に保ったり，良肢位を保持するよう指導する（図3）．

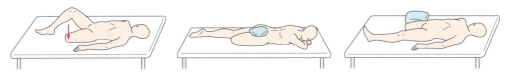

図3 良肢位の保持

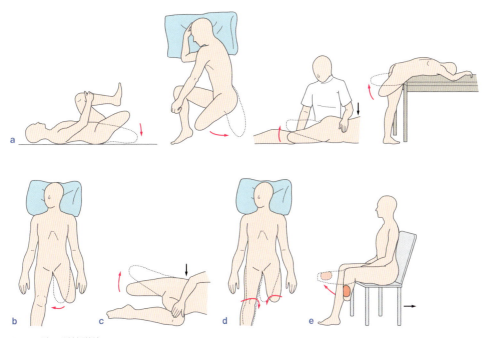

図4 下肢の断端訓練
a：股関節の伸展運動　b：股関節の内転運動　c：股関節の外転運動　d：股関節の内旋運動　e：膝関節の伸展運動

　ドレーンを抜去(一般的には術後48時間以内)後は，可能なかぎり早期から断端の自動運動を開始する．抜糸(術後の経過が良好であれば2週間以内)後は，徒手や砂袋などの重量物，滑車などを利用した抵抗運動を開始する(図4)．下肢切断では，股関節の伸展，内転，内旋方向と膝関節の伸展方向への運動を重点的に行う．術後合併症である**創離開**を防ぐためにも，断端創には過度の張力がかからないように注意する．

2. 起立訓練

　術後は可能なかぎり早期から，壁や肋木などを利用して，転倒に注意しながら非切断肢単脚での膝関節屈伸運動や起立訓練を開始する(図5)．

3. ADL訓練

　義肢は，突然に破損したり故障したりすることがある．義肢を使用しなくても必要最低限の日常生活を送ることができるよう，上肢切断者であれば利き手交換，下肢切断者であれば杖や車椅子での移動といった，ADL能力を獲得する訓練も並行して実施する．

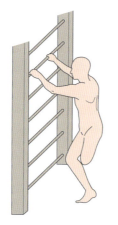
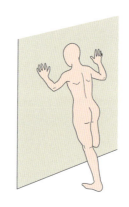

図5 非切断肢単脚での起立訓練

> **Advanced Study　義肢の処方に至らなくてもリハは必要**
>
> 　高齢の切断者が義足を装着して歩行できるようになるのは，下腿切断で70％，大腿切断で約50％といわれる．なかでも切断の原因が循環障害であると，下腿切断で約40％，大腿切断で20％以下にまで義足歩行能力の獲得率は低下する．このことから，循環障害を原因とした高齢者が下肢を切断した場合，義足歩行能力を獲得できるまで到達するケースは多くないことを，われわれリハ医療者は認識しておかなければならない．
>
> 　しかし切断肢側および非切断肢側の関節拘縮や筋力低下は，ADL能力の維持・向上の阻害となる．そのため，たとえ義足歩行能力を獲得できない場合やそもそも義肢の処方に至らない場合でも，断端訓練はもとより起立訓練やADL訓練を実施することは必要である．

4　義肢処方・義肢装着訓練

1．義肢処方

　義肢の使用に対する意欲が低い場合や認知・精神機能が低下している場合，断端痛や幻肢痛が強い場合，著しい関節拘縮を呈する場合，筋力やバランス能力が低下している場合などは，たとえ義肢を処方しても装着しないことや機能的に使いこなせないことがある．そのため，義肢を処方する前にその内容が適当かどうかを医療者は慎重に検討する必要がある．

　処方内容を検討するにあたっては，術前・術後管理の評価結果をふまえて，切断者の年齢や見込まれる活動性，義肢の使用頻度や用途などを総合的に判断し，発揮できる機能や特性，重量，安全性などを考慮して部品を選択する．部品選択の際には，大腿義足であれば懸垂装置（ソケットがこの機能を有する場合もある），ソケット，膝継手，支持部，足継手，足部といったように**構成位置順に考えると漏れがない**．

　また，義足は切断高位によって股義足，大腿義足，下腿義足などに分けられ（➡127頁，図2），下腿義足は構造的に**殻構造**と**骨格構造**の2種類に大別さ

▶股義足
hip disarticulation prosthesis

▶大腿義足
trans-femoral［A/K：above-knee］prosthesis

▶下腿義足
trans-tibial［B/K：below-knee］prosthesis

表4 義肢装着方法の違い（下肢切断の場合）

時系列			術直後義肢装着法	早期義肢装着法	従来義肢装着法
切断術後	直後	断端ケア	rigid dressing（ギプスソケット）		soft dressing（弾力包帯）
		一時的な義足の製作	する	しない	
	早期	歩行訓練の実施	仮義足装着下		非切断肢単脚
創治癒（抜糸）後		断端ケア	rigid dressing を継続（ギプスソケット）		soft dressing を継続（弾力包帯）
		一時的な義足の製作	継続	する	
		歩行訓練の実施	仮義足装着下		非切断肢単脚
断端成熟後		治療用義足の製作	する		する（注：一時的な義足は製作しない）
		ここまでの到達期間	短い ←――――――――→ 長い		
リハに必要な期間			短い ←――――――――→ 長い		
要求される技術			高い ←――――――――→ あまり高くない		

れる．**モジュラー型**の骨格構造では必要性や対費用効果を十分に考慮して，いたずらに高価な部品ばかりを選択することは避けなければならない．

2. 義肢装着方法

術後に初めて義肢を装着する時期には，術直後と術後早期，術後から一定期間が経過した時期の3つがあり，これらの時期に義肢を装着する方法をそれぞれ術直後義肢装着法，早期義肢装着法，従来義肢装着法と呼ぶ（表4）．それぞれの装着法は，前述した断端ケア方法とも関連する（➡116頁，表3）．

1）術直後義肢装着法と早期義肢装着法

術直後義肢装着法は超早期義肢装着法ともいわれ，術直後の手術室で装着したギプスソケットに適当な支持部を取り付けて義肢を装着する方法である．早期義肢装着法も術直後に手術室でギプスソケットを装着するが，その時点では支持部を取り付けず，創が治癒したことを確認してから適当な支持部を取り付けて義肢を装着する方法である．下肢切断であればこの義肢（義足）を使用して，術直後または術後早期から**起立歩行訓練**を開始する．

その後に断端が成熟したところで樹脂やシリコーンなどでソケットを製作し，選択された支持部や継手，足部を取り付けて治療用義肢（義足）〔「支給体系」の項（➡16頁）を参照〕を完成させる．術後早期から離床して歩行することに伴って関節拘縮や筋力低下を予防でき，全身状態を保ちやすい．また，早期から義肢が装着されていることによって身体像をイメージしやすいといった心理的な効果も大きい．結果として，リハに必要な期間が短縮して早期に就労などの社会生活へ導くことが可能になり，機能・能力的な面以外に社会

▶**モジュラー型** 構成要素や要素間の連結方法などの多くが規格化・標準化されていて，構成部品を選択して組み合わせ，それらを調整しながら義肢を完成させる．利用者の問題に対応しやすい．

▶術直後義肢装着法
immediate postoperative prosthetic fitting

▶早期義肢装着法
early prosthetic fitting

▶従来義肢装着法
delayed prosthetic fitting

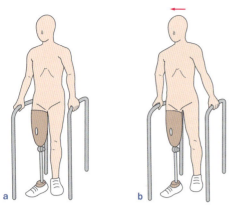

図6 下肢の義肢装着訓練①
a：義足を装着して平行棒内で起立する訓練
b：平行棒内で起立した状態で義足を装着した切断肢側に体重を移動する訓練

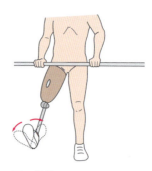

図8 義足のコントロール訓練（義足の内外旋運動）
義足を装着した下肢を前方へ出して義足を内外旋する．

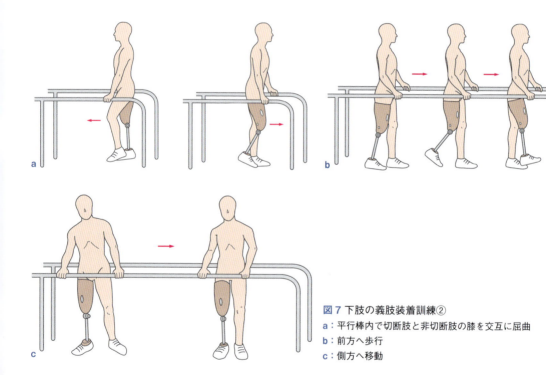

図7 下肢の義肢装着訓練②
a：平行棒内で切断肢と非切断肢の膝を交互に屈曲
b：前方へ歩行
c：側方へ移動

経済的・心理的な面でも大きな効果が期待できる(表4)．

一方でrigid dressingと同様にこれらの方法は断端を観察しにくく，起立・歩行で断端に起こるピストン運動や圧迫によって血行障害をきたしやすい．そのため，術後の断端部の血行が良好で細菌感染の可能性が低く，医師，義肢装具士，理学・作業療法士など熟練の医療スタッフがそろう場合には，術直後義肢装着法や早期義肢装着法を選択することが望ましい．

2）従来義肢装着法

従来義肢装着法は，術直後や術後早期に義肢を製作せず，断端ケアや義肢装着前訓練を十分に行ったあと，創が治癒して断端が成熟した時点で治療用

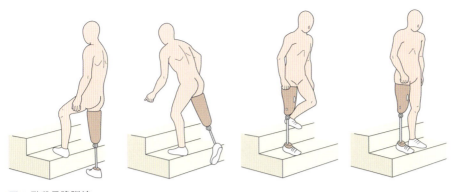

図9 階段昇降訓練
昇段時は非切断肢から，降段時は義足を装着した切断肢から，一足一段ずつ昇降する．

義肢(義足)を装着する方法である．この方法の長所と短所はsoft dressingに準ずる．義肢を装着した歩行訓練を開始するまでの時間が長く，結果的にリハ治療に多くの時間を要し，社会生活への復帰が遅れやすい．

3. 義肢装着訓練

ソケットの種類によって断端の収納方法は異なるが，どの種類のソケットでも断端をソケット内に収めることを学習することから義肢装着訓練は始まる．

1) 下肢切断

下肢切断であれば，次に，平行棒内に起立した状態で義足を装着した切断肢側に体重を移動する訓練を反復して行い，断端へ荷重する感覚や重心移動に伴う平衡感覚を学習する(図6)．装着した義足に慣れたら，その後は平行棒内で切断肢と非切断肢の膝を交互に屈曲したり，前方へ歩行したり，側方へ移動したりする訓練を実施し(図7)，義足を少し前方へ挙上して義足を内外旋させるといった義足のコントロールを順に訓練する(図8)．この基本的な訓練が不十分で，義足へ円滑に重心を移動することができないと，立位バランスは不良になり異常歩行につながる．

義足への円滑な重心移動と義足のコントロールが可能になれば，平行棒外での歩行訓練へリハを段階的に進めていく．ほかには，床からの立ち上がりや坂道，不整地の移動に加え，障害物をまたいだり階段を昇降したりする応用動作訓練(図9)と，ズボンや靴の着脱などのADL訓練，エスカレータの昇降やバスなどの公共交通機関の利用といったIADL訓練を行う．

2) 上肢切断

上腕や前腕などの上肢切断でもリハの進め方はおおむね同じで，まずは義手の着脱を覚え，能動義手であれば継手の固定と遊動を切り替える操作を学習する．次に，手先具を開閉したり口元まで運んだりする訓練や手先具で物を挟んだり離したりする基本的な操作を反復して訓練し，義手をコントロールできるようにする．その後は，衣服の着脱，食事，書字，整容，排泄，家事，自動車運転などのADLとIADL訓練を行う．

断端が成熟したあとも，訓練が進むなかで断端がさらに萎縮することがあ

▶IADL
instrumental activities of daily living

る．その場合には**断端袋**で断端周径を調整し，必要があれば再びソケットを採型する．

　切断者が抱く大きな不安や強い恐怖も，義肢の操作性の低下や異常歩行の原因になりうる．リハでは不安を軽減しながら，恐怖心を取り除くように心理的に支持しつつ訓練することが重要である．

> **Topics　筋電義手の義肢装着訓練**
>
> 　能動義手と異なり，残存する前腕筋群を動かすことで発生する電気信号を利用して手先具を操作する筋電義手は，わが国での処方はいまだ多くはなく，治療経験を有する義肢装具士や理学・作業療法士は少ない．しかし，将来的に筋電義手の処方はその利便性から処方件数が増えていくことが予想される．それに伴って，筋電義手のリハ治療環境が整備されることが必要になる．

> **Advanced Study　義足歩行に必要なエネルギー**
>
> 　義足を装着して歩行するためには，健常者に比べて下腿切断では約30％，大腿切断では約70％もエネルギー消費量が増大し，大腿切断では約5Mets（運動・作業時代謝量を安静時代謝量で割った値）以上の体力が必要といわれる．義足歩行能力を獲得するためには，バランス能力などの高い身体能力を有することも重要であるが，義足歩行に必要なエネルギーを賄うだけの体力を有することも求められる．

文献

1) 日本整形外科学会，他（監）：義肢装具のチェックポイント，第8版．医学書院，2014
2) 蜂須賀研二（編）：服部リハビリテーション技術全書，第3版．医学書院，2014

第4章

義肢

1 義肢総論

> **Essence**
> - 義肢の種類には，切断部位による分類，構造による分類（殻・骨格），処方時期による分類，機能による分類がある．
> - 構成要素はソケット，支持部，ターミナルディバイス（義手では手先具，義足では足部）からなり，懸垂装置や継手を組み合わせて構成される．
> - 適合判定にはアライメントが重要で，ベンチアライメント，静的アライメント，動的アライメントの順番で評価する．
> - 幻肢は失った四肢が存在していた空間に感覚を知覚する現象で，合併する痛みを幻肢痛と呼び，近年は鏡療法の有効性の報告が多い．

1 義肢の種類

義肢とは四肢の物理的な欠損（切断）を代償するものである．代用の手足という意味で「artificial limb」という言葉があるが，臨床的には **prosthesis** が用いられ，上肢切断に用いる**義手**と下肢切断に用いる**義足**に分けられる．また，①断端に密着する，②複数の機能をもつ，③四肢に近い外観をもつ，④連続的に装着・使用される，の条件を備えている．

1. 切断部位による分類

切断部位をそのまま義肢の名称としていることが多く，関節離断の場合は離断された関節名で呼ぶ．上肢では図1，下肢では図2のように呼ぶ．

2. 構造による分類

▶殻構造
exoskeletal prosthesis

1）殻構造（図3a）

筒状の殻で構成され，その形が手足の外観を再現しており，義肢に働く外力を殻で負担し，外殻部分が支持機能をもつ．骨格構造に比べ重量が重くなり切断者への負担が大きい，継手の種類が限られる，一部分のみの修理が困難などデメリットはあるが，頑丈，フォームカバーの型崩れがない，下腿切断の長断端では軽量にできるなどのメリットもある．

▶骨格構造
endoskeletal prosthesis

2）骨格構造（図3b）

義肢の内部に，人体の骨格に相当するパイプが支持機能をもち，その外側を柔らかいフォームラバーなどで覆って滑らかな形状に仕上げている．ほとんどの骨格構造義肢は部品交換を容易にするために規格化されており，これ

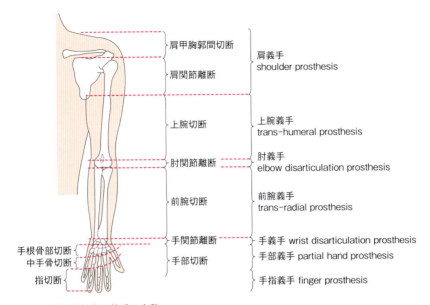

図1 上肢切断部位と義手の名称
〔蜂須賀研二（編）：服部リハビリテーション技術全書，第3版．p572，医学書院，2014を一部改変〕

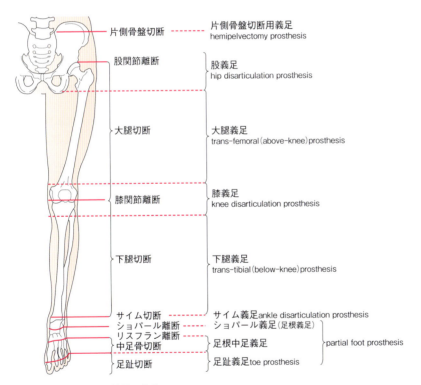

図2 下肢切断部位と義足の名称
〔川村次郎，他（編）：義肢装具学，第4版．p73，医学書院，2009を一部改変〕

をモジュラー義肢（モジュール化）と呼び，パーツごとの交換が可能である．モジュラー義肢は義肢製作の時間短縮化，軽量化により急速に普及し，継手類の開発とも相まって義肢の性能は画期的に向上した．

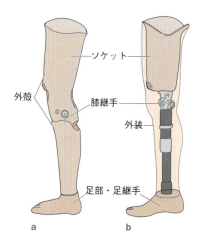

図3 殻構造（a）と骨格構造（b）

3. 処方時期による分類

1）術直後義肢
切断術施行直後の手術台の上でギプスソケットを装着して義肢部を組み上げる義肢で，断端の浮腫軽減，安定した断端周径が期待できる．製作するには経験と手間が必要で，一般病院ではあまり行われていない．

2）訓練用仮義肢
治療の一環・訓練用として，断端形成やソケットの適合，各パーツのアライメント調整を行うための義肢で，以前はギプスソケットに装具のあぶみ支柱を組み合わせた簡単なものであった．最近は，初めは透明度の高い材質を用い，直接断端を観察できるチェックソケットとして早期からの断端訓練や義肢装着訓練の目的で製作される．術後に一度，医療保険制度で療養費給付が認められており，本義肢に使用する高機能の膝継手や足部が使用でき，フォーム外装も価格設定があるため，**仮義肢**の名称は支払われるシステムによる名称ともいえる．仕上げの際に樹脂ソケットに変更し，退院後の生活でも使用する切断者が多い．

3）本義肢
仮義肢の装着により断端成熟がなされたあとに製作されるのが，本義肢である．**身体障害者福祉法**（障害者総合支援法）による補装具支給サービスが適用され，通常の切断者は仮義肢に不具合（ソケットの緩みなど）が生じたタイミングで製作することが多い．部品は使用目的と身体的条件に適したものを選択し，外観を美観的に完成させ，長期間使用できるように強度をもたせる．

4. 機能による分類

1）装飾用義肢
失われた肢の外形を再現したもので，外観の補いを目的とする．主に義手に用いられ，軽量化と手触りのよさを重視する．衣服から露出する前腕遠位部と手指部はゴム製であり，形や感触・色調など実物に模して仕上げる．シリコーンを用いた装飾用義手は弾性や耐寒性，撥水性に優れている．義足の場合は歩行を目的としないため，支持性を考慮せず軽量化することが多い．

2）作業用義肢

外観を重視せず，農耕，林業，機械，工業などの重作業に使用する．義手の場合は断端ソケット先端の作業用主幹部に，作業に適した可動性のない種々の手先具を差し替えて使用する．義足の場合は特定の作業を行うのに便利で，その1つに**ドリンガー式足部**がある（図4）．

3）能動義手，動力義肢

義手をコントロールする力源を切断者自身に依存するものを**能動義手**といい，力源を外部の力に依存するものを**動力義肢**という．前者は，ケーブルを介して継手のコントロールや手先具の開閉を行う．後者は，液体炭酸ガスを用いるものが海外で実用化されているが，わが国では**筋電義手**が実用化されており，電極，電動ハンド・フックなどを用いる．制度は整いつつあるが，筋電義手装着訓練と適正評価を行える体制が整った施設や病院が少ないことが問題である．

また，電動肘継手，電動手継手も市販されており，力源を完全に身体外部から供給する動力膝継手も実用化されつつあるが，重量が重く高価であり，広く普及には至っていない．

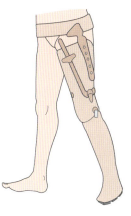

図4 ドリンガー式足部

Topics 💡 骨直結義肢（図5）

金属などを骨に接続し皮膚から体外に突出した形で義肢を固定するインプラント（fixture）を製作し，義肢を直接に接続する方法である．手術は2回に分けて行い，1回目はインプラントを断端の骨内に埋め込み，間隔をあけて2回目の手術で皮膚表面から露出させる．強固な連結が可能であり，断端の傷を作りやすいというソケットの問題点を解決する方法であるため，皮膚に何らかの障害を有しソケット装着に適さない者，短断端である者，断端に常に痛みを有する者が適応である．指や大腿切断者への応用が進んでいるが感染や耐久性の問題もあるため，ステロイド薬を頻用する全身性疾患を有する者，筋骨格の解剖学的異常を有する者，理解力が低い者は適応となりにくい．

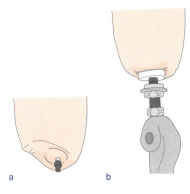

図5 骨直結義肢
a：皮膚から突出した金属
b：骨直結型大腿義足

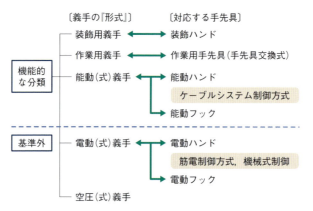

図6 義手の型式と手先具の関係
〔日本整形外科学会,他(監):義肢装具のチェックポイント,第7版.p91,2007より一部改変〕

② 構成要素

　義肢は，機能的に**ソケット**，**支持部**，**ターミナルデバイス**(義手では手先具，義足では足部)の3つの基本的構成要素からなる．ソケットは，自己懸垂機能をもつものと懸垂装置を利用するものがある．支持部には関節の役割を果たす継手が含まれ，能動義手ではコントロールケーブルを用いて継手や手先具を操作する．

1. ソケット

　断端と義肢が接触している部分であり，断端を収納し保護するインターフェイス機能をもつ．また，断端の運動を義肢に伝達することや，逆に義肢に加わった力を断端に伝達することもソケットの重要な機能である．能動義手では力源であるハーネスの固定点の働きがあり，操作性はソケットの適合度で決定される．また，体重支持の機能をもつ．

2. 支持部

　ソケットとターミナルデバイスを連結する部分であり，前述した殻構造と骨格構造に分けられる(➡126頁)．装飾用義手では，装着感がよく外装が軟らかいことから骨格構造が一般的に使用される．能動義手は，基本的に殻構造の外装を想定したシステムであり，電動義手では骨格構造は一般的ではない．

3. ターミナルデバイス

　義手では手先具，義足では足部がこれにあたる．義手の型式と手先具の関係を図6に示す．自然な手の形をしたハンド，鉤型のフック，その両方に固定式，能動式(随意開き式・随意閉じ式)，電動式などがある．足部は主に4つあり，外見だけでなく踵接地時の衝撃吸収や速やかな立脚相への移行，立脚時の立位安定性，離床期の体幹前進などの機能が要求され，歩行周期の各瞬間で重要な役割を果たす．単軸足は底背屈の動きが可能で，多軸足はそれに内外反や回旋の動きが加わる．無軸足は**SACH足**が代表的で，エネルギー蓄積型足部は荷重によるエネルギーが放出されることで蹴り出しと同様の働きをする．

▶SACH足
solid ankle cushion heel foot

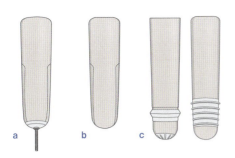
図7 各種ライナー
a：キャッチピン付ライナー
b：ピンなしライナー
c：シールインライナー

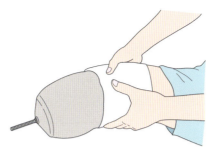
図8 断端末より筒状のライナーを転がすように装着（ロールオン）

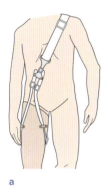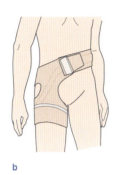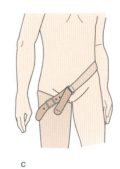

図9 懸垂装置
a：肩吊り帯　b：TESベルト　c：シレジアバンド

4. 懸垂装置

義手では，能動義手を操作するための**ハーネス**が懸垂機能を兼ね備える．また**吸着式ソケット**，前腕義手のミュンスター型やノースウェスタン型ソケットは自己懸垂機能を有している．各種**ライナー**（図7）を用いた懸垂方法も考慮される．

義足では，吸着式ソケットによる懸垂のほか，各種ライナーを用いた懸垂方法がある．ライナーはソフトインサートの代わりに使用し，断端とソケットのずれによる皮膚上の摩擦を軽減し，断端にかかる圧を分散し断端全体で荷重するのを助けるなど，断端保護の役割も果たす．**ロールオン**（図8）という方法で断端に直接装着し，ライナーの中に空気が残らないように注意する必要がある．懸垂はライナーの先にピンを取り付け，ソケット底部のロックアダプタに差し込んで固定する．膝サポーター様のサクションスリーブの併用によりソケットの縁を密閉する方法や，シールインライナー（図7c）の使用により吸着し懸垂する方法もある．**差し込み式ソケット**の場合や断端保護の目的でのみライナーを用いた場合，短断端で吸着しにくい場合などは，大腿義足では肩吊り帯，腰バンド，シレジアバンド（図9）などを使用し，下腿義足では大腿コルセットやPTB式カフベルト，KBM・PTS式の懸垂方法を使用する〔「下腿義足」の項（→157頁）を参照〕．

> **吸着式ソケット**　断端が吸着するように工夫されており，自己懸垂性をもつ．吸着バルブを用いて吸着性を高める方法がある．

> **差し込み式ソケット**　断端とソケット内面との間に余裕をもたせて適合させたものをいう．断端袋を用いて適合を適切に調整し，通常は懸垂装置を使用する．

5. 継手

義手では，肩，肘，手関節を代替するものである．肩継手は，通常は非切断側の手により手動で角度調節がされるが，LTIロッキング肩継手ではケーブルでロックを解除でき，歩行中に手を振る自然な動きが実現できる．肘継手は上腕部と前腕部を結合し，肘ブロック継手と肘ヒンジ継手に分類できる．単軸・多軸，能動・手動・電動など種々のものがある．手継手は，義手本体への手先具の固定，ハンドとフックの交換と回旋角度調節（前腕回内外運動）を行い，手関節掌屈機能をもつものもある．

義足では，股，膝，足関節を代替するものである．股継手は股関節の代替となり，カナダ式股義足用は固定と遊動がある．膝継手には立脚相で膝折れしない，遊脚相で下腿部の振り出しが容易である，歩行速度に応じて膝の屈伸が制御できる，和式生活では膝が120°以上曲がるなどの要件が求められる．補助装置により立脚相制御と遊脚相制御に分けられ，前者は断端を随意的に伸展し膝折れを防ぐ単軸膝・多軸膝と，機構上の特性により膝折れを防ぐ固定膝・荷重ブレーキ膝がある．後者は，下腿部の振り出しの働きを代償して遊脚初期の加速，後期の減速を行う機械的制御膝（定摩擦，可変摩擦），流体制御膝（油圧，空圧），伸展補助装置がある（→141頁）．コンピュータ制御膝継手は歩行速度の変化に対応し，下腿を振り出すことが可能である．足継手は単軸・多軸があり，足部と一体である．

6. コントロールケーブルシステム

能動義手の手先具や継手を操作するため，ハーネスと結合して上肢帯や体幹の運動をケーブルにより伝達するシステムのことである．単式コントロールケーブルは1本のケーブルで手先具の開閉を制御し，主に前腕義手に用いられる．複式コントロールケーブルは1本のケーブルで手先具の開閉と肘継手の屈伸の2つの機能を制御し，上腕義手や肩義手に用いられる．肘ロックコントロールケーブルは，肘継手の固定・誘導を切り替えるためのものである．

③ 適合判定

1. 義肢の適合

義肢の適合には，皮膚や軟部組織に痛みが生じず快適であることが求められる．そのために，身体との接触部分をできるだけ広く（圧の分散），身体の軟らかい部分を大きく，硬い部分を小さくし（圧の均一化），強度の弱い部位を小さく，頑丈な部位を大きく押す（強度に応じた加圧）ことを基本とする．また，軟部組織を液体とみなし，身体部分を包み込んで液圧によって支持力を得る**液圧支持**（全面接触支持，TSB）がよく用いられる．ソケットは断端の形状をしっかりととらえ，義足であれば歩行するという運動時の断端の生理学的・機能解剖学的な見地からデザインされるべきである．また，重心移動と床反力間に起こる力学を考慮して作られることにより，義足が機能的で断端に優しく快適な装着感が得られる．

▶TSB
total surface bearing
全面接触支持

2. アライメント

義肢のアライメントとは，義肢が機能を十分に発揮できるような，ソケットに対する継手，足部などの部品の相対的位置・角度の関係のことである．義肢のアライメントには，**ベンチアライメント**，**静的アライメント**，**動的アライメント**の3つがある．

1) ベンチアライメント

採型などの情報をもとにソケットと足部を連結し組み立てた，作業台上におけるアライメントのことである．殻構造でも骨格構造でも基本的には同じで，使用する足部，断端長により多少異なる．

▶ベンチアライメント
bench alignment

2) 静的(スタティック)アライメント

ベンチアライメントにより組み立てられた義足を切断者に装着し，歩行を行う前段階として安全に試歩行ができるかを確認するための，立位でのアライメントのことである．義足の長さ，ソケットの適合・装着感(疼痛・発赤・創などの有無，ソケット内での圧迫部位)・高さ・懸垂性，ベルトやバンドの取り付け位置，膝の不安定性，踵バンパーの固さ，座位での適合などを確認する．

▶静的アライメント
static alignment

3) 動的(ダイナミック)アライメント

適切な静的アライメントが得られれば試歩行を行い，快適で正常な歩行に近づくように調整するアライメントのことである．歩行の安定性，異常歩行，装置や機構の作動状況を観察し，問題があればその原因を究明し修正する．ソケット自体は適合良好でも，アライメント不良により疼痛の原因になることがあるため十分注意が必要である．

▶動的アライメント
dynamic alignment

近年は，足部や膝継手はメーカーからアライメントに関する特別な指示があるものもあり，十分熟知する必要がある．また，裸足と靴装着時のアライメントの変化も考慮して対応する．

4 幻肢・幻肢痛

切断された四肢が存在するような錯覚や，失った四肢が存在していた空間に温冷覚やしびれなどの感覚を知覚する現象を**幻肢**と総称し，幻肢に合併する病的な痛みを**幻肢痛**と呼ぶ．発生機序としては，**神経腫**由来の異常インパルスや脊髄レベルでの神経細胞の易興奮性，脊髄よりも上位中枢神経系レベルでの易興奮性など，さまざまな要因により誘発されると報告されてきた．

▶幻肢
phantom limb

▶幻肢痛
phantom pain

近年の脳機能画像研究からは，大脳などの脊髄よりも上位の中枢神経系レベルでの機能再構築が幻肢の発生に中心的に影響しているとされる．四肢切断者の80％以上は幻肢を生じ，時間経過とともに先端部を残して中間部が短縮または消失し，最終的に先端部が断端に入り込むと訴える症例が多いという報告がある．幻肢の長期予後は報告によってさまざまであり，数年経っても残存することがある．6歳以下の小児では通常は生じないとされる．

幻肢痛は典型的には切断後6か月以内に生じ，頻度は報告により差があるが約80％とされ，ジンジン，しびれ，灼熱痛，電撃痛などの表現が多く，下肢より上肢切断で頻度が高く消失しにくいといわれる．誘発因子としては，

神経腫 断端痛の原因の1つで，切断時の末梢神経の切除により形成される．切断後の自然の経過であり自発痛はないが，皮膚の直下やソケットの辺縁で形成されると強度の疼痛を生じることになり，切除術を施行することもある．

天候，気圧，湿潤，寒冷や精神的ストレス，排便，性交時などを訴える者もいる．

鎮痛薬は無効なことが多く，抗けいれん薬や抗うつ薬が比較的有効である．局所麻酔薬ブロック，経皮的電気刺激，温熱療法などの効果の報告もある．また，術直後にギプス包帯を断端に巻くことにより幻肢痛が少なくなるとされる．近年では，**鏡療法**が有効であるという報告が多く研究も盛んである．

Advanced Study　鏡療法（ミラーセラピー）

健側を鏡に映し自由に運動させ，あたかも患肢が動いているような鏡像を視覚的に観察しながら，同時に患肢が同様の運動をしているようなイメージをする訓練法である（図10）．一次体性感覚野/一次運動野には身体部位に応じた脳領域が配列しており，これを体部位再現地図と呼ぶ．幻肢痛患者では切断部位に相当する体部位再現地図が縮小し，これが幻肢痛の発症基盤であることが示唆されている．鏡療法のように視覚入力による幻肢の運動訓練を行うことによって，縮小した体部位再現地図が拡大することが明らかになってきており，これにより疼痛寛解につながると考えられている．自己受容感覚（深部感覚）に関連した痛み（痙攣するような，こむら返りするような，ねじれるような痛みなど）は有意に減少するが，表在感覚に関連した痛み（裂かれるような，電気が走るような，しみるような痛みなど）にはあまり効果がないという報告[1]もある．

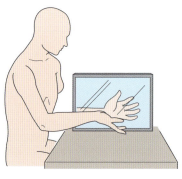

図10 鏡療法の風景

文献

1) Sumitani M, et al：Mirror visual feedback alleviates deafferentation pain, depending on qualitative aspects of the pain：a preliminary report. Rheumatology 47：1038-1043, 2008
2) 蜂須賀研二（編）：服部リハビリテーション技術全書，第3版．医学書院，2014
3) 川村次郎，他（編）：義肢装具学，第4版．医学書院，2009
4) 日本整形外科学会，他（監）：義肢装具のチェックポイント，第8版．医学書院，2014

2 大腿義足

Essence

- 大腿義足は下肢切断者のなかで下腿義足についで多く処方されている．
- 近年では事故や労働災害などの外傷性によるものから閉塞性動脈硬化症や糖尿病などの血行障害を起因とするものが増加しており，加えて切断者の高齢化が大きな特徴である．
- 大腿義足に求められる機能は，装着時の疼痛などの不快感がない，機能的で歩行が楽で疲労が少ない，歩容が良好で義足外観も健常者とあまり変わらないことである．
- そのためには，ソケットと断端との適合が良好であること，ソケット，膝，足継手との相互の位置関係（アライメント）や膝，足継手との機能的特性が適切であること，義足装着練習が十分に実施されていることなどが要件となる．
- 大腿切断では膝関節が喪失しており，立脚時の膝折れや遊脚時の下腿のスムーズな振り出しが障害されるなど，膝機能に関する問題を生じやすい．
- 近年，様々な機構や特性をもった膝継手の開発が進められており，その選択は切断原因，年齢，性別や身体特性などによって決定される．
- 大腿義足歩行ではさまざまな異常歩行がみられるが，原因については適合やアライメント不良などの義足側の問題と，対象者の身体的特性，歩行練習の不備などによる切断者側の問題とに大別できる．

1 ソケットの特徴と選択

　大腿義足のソケットは，断端(stump)と義足とを直接結びつける役割（インターフェイス）をもっており，生体力学的機能として坐骨結節での体重支持，関節運動の伝達，義足の懸垂，断端の収納があげられる．大腿義足に使用されるソケットの種類には機能分類上，差し込み式ソケット(plug fit socket)，吸着式ソケット(suction socket)，ライナーを用いたソケットに大別できる．

1. 差し込み式ソケット

　ソケットと断端との間に余裕があり，解剖学的な適合がない．ソケットの形状は四辺形や円錐形をしており，断端に適当な厚さの断端袋を被せてソケット内に差し込むように装着する．ソケット自体に懸垂作用がないため，

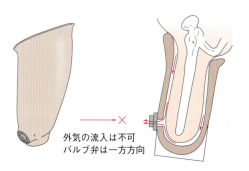

図1 吸着式ソケット
バルブ弁が取り付けられており、ソケットと断端とに生じる死腔内空気の排出と外気の流入を防ぐ、一方通行の弁機能をもっている.

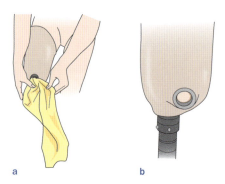

図2 吸着式ソケットの装着方法
断端に滑りやすい布を被せて、布の先端をバブル孔に通して引っ張りながら断端を挿入する(a). 全面接触式ソケットでは、断端先端がバブル孔から見えるまでしっかりと挿入する(b).

肩吊り帯や腰バンドなどの懸垂装置が必要となる(➡131頁、図9). 断端を差し込むだけなのでソケットの装着は容易であるが、その反面、歩行時にソケット内に断端が沈みこむピストン運動が避けられず、長距離歩行が安定してできないことや会陰部に圧痛を訴えることが多い.

適応については、高齢者や血管原性の切断患者、血液透析で断端周径に変動がある、吸着式ソケットでの装着が理解力や手指機能の低下により困難な場合に処方される.

2. 吸着式ソケット

ソケット内径は断端より幾分小さく作られており、断端とソケットが密着している. ソケットと断端の機能解剖学的適合により、**立脚相**では死腔内の空気がバルブ弁を介して排出され、**遊脚相**では外気の流入を防ぐ一方通行の構造になっており、遊脚相で死腔内は陰圧を呈して自己懸垂作用を生じる. 全面接触式ソケット(total contact socket)が、臨床では一般的である(図1).

ソケットの装着(図2)は面倒で、手指筋力の弱い人や高齢者には難しく、ソケット内の発汗や死腔の陰圧による浮腫・うっ血などが問題となる(ソケット末梢部に空間のあるソケット open end socket の場合).

一方、利点としては歩行時に義足を軽く感じ、断端の動きによって義足を動かしやすく、下肢の一部としてのピストン運動が少なく一体感があり、差し込み式ソケットにみられる骨盤運動に伴う義足回旋や内転筋ロールを生じない. また自己懸垂作用により腰バンドが不要のために骨盤周辺での皮膚疾患を起こさないので、肥満者や妊婦にも適応となる点や、遊脚相で足先が床につかえない点などがあげられる.

▶ IRC
ischial-ramal containment socket

ソケットの形状によって**四辺形ソケット**(quadrilateral socket)と**坐骨収納型ソケット**(IRC)とに大別できる(図3).

1) 四辺形ソケット

断端を包み込むソケットの形状は四辺形の壁面構成をもち、体重はソケット後縁の坐骨受けで支持する. 四辺形ソケットの機能的役割には、①筋走行

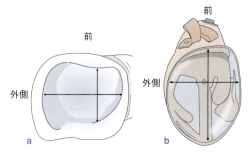

図3 四辺形ソケットと坐骨収納型ソケット
a：四辺形ソケットでは前後径が狭く，内外側が広い
b：坐骨収納型ソケットは前後径が広く，内外径が狭い

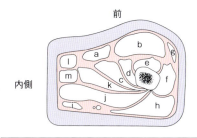

a：縫工筋　b：大腿直筋　c：恥骨筋
d：内側広筋　e：中間広筋　f：外側広筋
g：大腿筋膜張筋　h：大殿筋
i：ハムストリングス　j：大内転筋
k：短内転筋　l：長内転筋　m：薄筋

図4 坐骨結節の高さでのソケット横断面と各筋の解剖学的関係
〔澤村誠志：切断と義肢，第2版．p287，医歯薬出版，2016より一部改変〕

に一致する深く広い**チャネル**によって筋の機能を損なわない，②効果的な筋力を得るために筋をわずかに伸張した状態にする，③断端との広い接触面により安定性と局所圧の分散化をはかる，④神経，血管への圧迫は緩やかな丸みを帯びた面で押さえる，などの原則が適用される．

　四辺形ソケットの各壁面にはそれぞれに機能的な役割がある．ソケット前壁はスカルパ三角部（上部の鼠径靱帯，内側の長内転筋，外側の縫工筋で構成される大腿前面の三角部を指す）に適切な圧を加えることで，対面する後壁の坐骨受けでの坐骨結節の支持性を高め，坐骨結節がソケット内へ滑り落ちるのを防ぐ．ソケット内壁は断端を内転位に保つことで，立脚時の内外側への安定性を保持するとされている．ソケット外壁は断端をできる限り内転位に保持して，股関節外転筋力の効率を高め，立脚相の骨盤の安定化をはかる．ソケット後壁は坐骨結節や大殿筋を介して体重を支持するなどである（図4）．

2）坐骨収納型ソケット

　標準的には四辺形ソケットが用いられているが，①立脚相後期に坐骨結節が坐骨受けにより突き上げられ不快感を生じる，②断端がやや外転位をとるため側方不安定性が残り，立脚相に上体が切断側に傾く，③ソケット前後径を狭くしてあるので断端に圧迫感があり，またスカルパ三角部で大腿動脈を圧迫するなどの問題を生じることがある．

　坐骨収納型ソケットは，これらの問題点を解決する可能性がある．ソケットの内外径を小さく前後径を大きくすることにより，外転位をとりがちであった断端のアライメントをやや内転位に保持することができる．さらに坐骨結節をソケット内に収納することで，坐骨下枝による骨性の固定を確保し，ソケットの外側移動を防ぐことができる（図5）．

　適応は，基本的にはすべての大腿切断者にあり，特に立脚期に側方動揺がある症例，立脚期に坐骨結節部に疼痛や圧迫感を訴える症例，短断端，末梢循環障害の症例では，四辺形ソケットよりもよい結果が得られる．

　一方，未成熟断端，周径が変動する断端，大腿骨先端に骨棘のある断端な

> **チャネル**　4つの壁面がそれぞれ交わる角のこと．

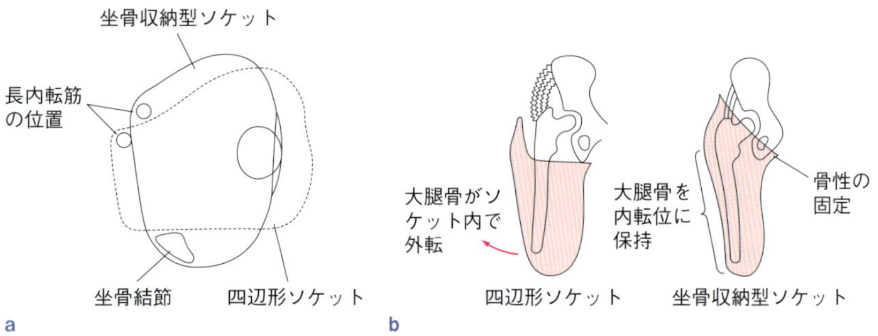

図5 大腿四辺形ソケットと坐骨収納型ソケット
a：四辺形ソケットと坐骨収納型ソケットとの比較，坐骨結節高位同一大腿切断者におけるソケットパターン
b：四辺形ソケットと坐骨収納型ソケットとの適合比較
〔澤村誠志：最近における義足の進歩．リハビリテーション医学 31：572，1994より一部改変〕

どでは，頻回なソケット修正や確実に坐骨結節で体重支持をするなどの特別な配慮が必要となり，むしろ四辺形ソケットのほうが適している．両側大腿切断は禁忌ではないが，坐骨収納型ソケットは内壁がやや膨らむので陰部に当たらないことを確認する必要性がある．

3. ライナーを用いたソケット（➡131頁）

シリコーンやポリウレタン製のライナーを利用して空気が入らないように断端に装着し，ライナーロック機構によりライナーとソケットを結合する．断端とライナーが密着することで懸垂が行われる点で吸着式とは異なる．これらの利点として，断端に適度な**コンプレッション値**を与えられる，ライナーとソケットの間に断端袋を入れて断端の変化に対応できることや座位での装着が可能であり，両大腿切断者にも便利な点，などがあげられる．

一方，高齢者や手指の巧緻性が低下している場合は装着が難しいことや，長断端ではライナーロック機構のスペースが必要となるために適応が困難となる，などの欠点を有する．

> **コンプレッション値** ソケットの内周径は，装着時の断端と同一レベルの断端周径よりも小さくすることで，遊脚相で断端からソケットが抜けるのを防止している．この内径差をコンプレッション値と称している．断端長や筋の発達程度で変化する．

> **Advanced Study MAS®（Marlo Anatomical Socket）デザイン**
>
> 従来の坐骨収納型ソケットと比較して，坐骨枝の収納と坐骨枝の対角線上の骨ML（内外）径により重点をおいた採型を行い，大腿骨を内転位に保持するモデル修正が行われていること，前壁と後壁とのトリミングラインを低く設定することで，側方動揺の少ない歩容の獲得が可能である．さらに低い前後のトリミングラインにより，体幹前屈時の可動性の十分な確保や，椅子座位時の殿部や前腹部の圧迫がなくなる，ズボンを履いた際に義足を装着していることがわかりにくい，などの外観上の利点がある．

❷ 膝継手の特性と選択

大腿義足には多種多様な特性をもつ膝継手が開発されているが，次のような基本的な機能が求められる．立脚相で膝折れしない，遊脚相で下腿の振り

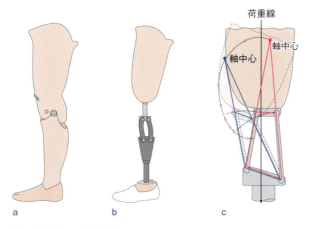

図6 単軸膝(a)と多軸膝(b, c)
多軸膝では回転運動の軸が複数あり，膝の屈伸角度に応じて回転運動の軸中心(瞬間回転中心)が上下・前後に移動する．膝伸展位では，回転中心は荷重線よりも後方に位置するために膝が安定する．

出しが容易である，歩行速度に応じて膝の屈曲と伸展が制御できる，和式生活に際して120°以上の膝屈曲角がある，軽量で耐久性に優れ，外観上の違和感がない，高価でない，切断者に適合するサイズや機能が選択できる，などである．

膝継手は軸機構の形状により単軸，多軸に分類され，膝に取り付けられている制御機構により立脚相制御と遊脚相制御とに大別される．

1. 単軸膝と多軸膝(図6)

1) 単軸膝(single axis knee)

回転軸が1本の膝継手で，下腿部が回転する構造である．運動軸が1つであるために生理的な膝関節運動の再現は難しい．構造的に単純で耐久性があり故障しにくい，製作過程が容易で廉価である，などの利点がある．

2) 多軸膝(polycentric knee)

回転軸が2本以上あり，膝の屈曲角度に合わせ回転中心(瞬間回転中心)が変化する構造の膝継手である．単軸膝と比較してより生理的な膝関節運動の再現が可能である．立脚中期の回転中心を荷重線より後方にして，アライメントスタビリティ(alignment stability)を高めることができ，さらに回転中心をリンクの機械軸よりも上方に設定して，弱い股関節伸展力でも膝の安定性を得ることができる．膝が屈曲すると回転中心は急激に下降して下腿は機能的に短縮し，振り出しが容易となる．

多軸膝としては，二軸膝，四節および六節リンク機構膝が用いられており，生理膝あるいはリンク膝とも呼ばれている．機構的には構造が複雑であり，各種の膝継手特性によりアライメントを調整する必要があり，アライメントの決定が難しく重量も大きくなるなどの不利な点もある．

2. 立脚相制御と遊脚相制御 〔Advanced Study(➡142頁)も参照〕

1) 立脚相制御(stance phase control)

立脚相を制御する機構には，股関節伸展筋の作用により断端を随意的に伸

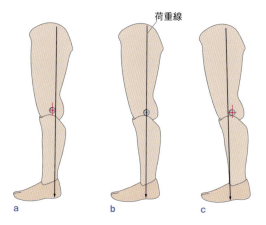

図7 アライメントスタビリティ
立脚中期での荷重線を膝軸の後方に設定した場合(a)には膝が不安定となり，膝軸の前方に設定した場合(c)では安定しすぎて膝屈曲が困難となる．一般的には長断端では後方に設定(a)し，中断端では膝軸上(b)に，短断端では膝軸の前方(c)に設定を行う．

展して膝折れを防ぐ随意制御(voluntary control)と，膝継手機構特性により膝折れを防ぐ機械的制御(不随意制御involuntary control)とに大別される．立脚相の膝安定メカニズムには，アライメントスタビリティ，静的安定機構(static stabilizing)，動的安定機構(dynamic stabilizing)がある．

- アライメントスタビリティ

　立脚中期で荷重線を膝軸よりも前方に設定して，膝の安定性をはかることである(図7)．

- 静的安定機構

　作用時に膝の角度を一定に保つもので，positive lockingとnon-positive stabilizingとがある．前者は，大腿部と下腿部の機械的なかみ合わせやシリンダー弁を完全に閉鎖して膝折れを防止する機構であり，後者は，摩擦ブレーキなどで膝折れを防ぐシステムである．

- 動的安定機構

　膝屈曲を許しながら膝折れを防止する機構である．バウンシング(Bouncing)機構とは，軸近傍のゴムの圧縮により一定の角度まで膝屈曲を許すシステムである．イールディング(Yielding)機構は，立脚相で非常に大きな抵抗を受けながらゆっくりと膝屈曲を許すもので，油圧シリンダーの弁をわずかに開けることで可能となる．これらの機構により立脚相で膝を曲げながら荷重して体重を支えることができるようになり，階段の交互降り，スロープ下りでの安定性が得られるようになった．

　一方，従来の膝継手では**歩速応答**(cadence responsible)がない(歩調の変化に追従しない)ので，一定の速度でしか歩けない欠点があった．インテリジェント義足膝継手では，歩行速度に応じた下腿部の振り出しをマイクロコンピュータで制御する機能を備えており，歩調に追従した振り出しが可能となる．

(1) 固定膝(manual locking knee)

　歩行時には膝継手を固定し，座位時には固定を外して膝を屈曲させる．前

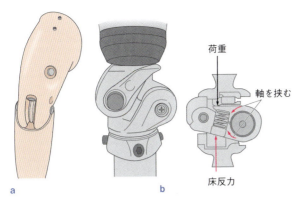

図8 立脚相制御膝継手(荷重ブレーキ膝)
a：面摩擦膝
　くさび状になった摩擦面が，荷重によって食い込むことで膝折れを防ぐ機構になっている．
b：軸摩擦膝
　荷重によりクランプに圧がかかり，膝軸を締め付けることによって膝折れを防ぐ膝継手．

止め固定膝と横引き固定膝とがある．高齢者や重複障害者で安定性をより必要とする症例，断端の筋力が弱くて膝の随意的制御が難しい症例などに処方される．遊脚相時に**外転歩行**，**分回し歩行**や**健側の伸び上がり歩行**などの異常歩行が出現しやすい．

(2) 荷重ブレーキ膝(安全膝，load-activated friction knee，safety knee)

　義足に体重をかけると，荷重により生じる摩擦抵抗で膝継手を固定する．摩擦抵抗のかけ方には，面摩擦とブレーキ・ドラムによる軸摩擦がある(図8)．面摩擦膝は，荷重時にV字型に切ってある溝(摩擦面)にくさび状の面が食い込むことで摩擦力が大きくなり，膝の安定性が得られる．軸摩擦膝は，負荷によって軸を挟んでいるクランプを締め付けることで，膝の安定性が得られる構造である．荷重ブレーキ膝は，膝安定性に全く支障のない切断者や高度の不安定性を有する切断者を除き，ほとんど全ての切断者に適応がある．

2) **遊脚相制御**(swing phase control)

　大腿切断者の歩行では膝屈伸筋がないために，随意的な下腿部の振り出しは不可能である．遊脚相制御はこれらの屈伸筋の働きを代償して，遊脚相初期の加速，後期の減速を行い，自然な動きに近づける．機械的制御，流体制御，伸展補助装置などの機構をもつものに大別される．

(1) 機械的制御膝(mechanical control knee)

　膝継手軸の周囲を締め付け，摩擦抵抗で下腿部の振り子運動を制御する方法であり，屈曲，伸展の両方向に作用する．遊脚中期での膝の曲がりすぎを防止し，遊脚終期での膝伸展の衝撃を和らげる．**定摩擦膝**(constant friction knee)と**可変摩擦膝**(variable friction knee)とがある．

(2) 流体制御膝(fluid control knee)

　空気やシリコーンオイルの流体抵抗により，膝の動きと連動しているシリンダー内のピストンの動きが調節され，下腿部の振り出しが制御される(**空圧

定摩擦膝 膝継手の軸を調節ネジで締めつけて，常に一定の滑り摩擦を与える．定摩擦抵抗のため歩速応答がないので，一定の速度でしか歩けない．利点は，構造が簡単で調節も容易であり，耐久性に優れていることである．

可変摩擦膝 膝屈曲角度に応じて摩擦抵抗が変化する機能があり，遊脚相初期は摩擦抵抗が強く過度の踵上がりを防止し，中期は摩擦抵抗を少なくして円滑な振り出しを保ち，後期には再び摩擦抵抗を強くしてターミナル・インパクトを防ぐ．歩速応答はない．代表的なものとしてNorthwestern disk friction system，Vari-Gait膝などがある．

空圧制御膝(pneumatic control knee) 空圧シリンダーには密閉封入された空気が入っており，この流体抵抗によりその機能を発揮する．動きが滑らかであり，日常生活に適しており，インテリジェント義足にもこの空圧制御膝が用いられている．ただし，瞬間的に大きな力を生じることはできないので，スポーツなどには油圧制御膝のほうが適している．

> **油圧制御膝(hydraulic control knee)** 油圧シリンダーには，シリコーンオイルなどの非圧縮性流体が使用され，膝屈伸の開始とともに直ちに流体抵抗が発生する．大きな力や瞬間的な力を発揮するのに有利であり，速い歩行や走行に適している．膝の伸展補助装置としてスプリングを用いることが多い．

> **伸展補助装置(extension aids)** コイルスプリングやゴムバンドを力源として伸展を補助する装置である．コイルスプリングの場合，膝屈曲時には抵抗として作用し，伸展時には下腿部の振り出しの補助として作用する．抵抗力はバネ定数と膝屈曲角度に依存し，屈曲速度には影響されない．この装置は遊脚相制御膝と併用される．

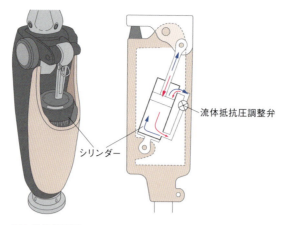

図9 流体制御膝
シリンダー内の空気やシリコーンオイルの流体抵抗を利用して，遊脚相の制御を行う．ピストンの上下動に伴って矢印方向に空気やシリコーンオイルが移動する．移動の際の抵抗圧は調整弁の開閉の程度に依存する．

制御膝，油圧制御膝）．遊脚相初期では，膝を屈曲するとピストンの動きにより流体はバイパスを通ってシリンダーの反対側へ押し出される．バイパス通過時の流体抵抗により，膝屈曲は緩やかとなり踵の過度のはね上がりは抑制される．膝を伸展すると，流体の圧縮力でピストンを押し戻し伸展が補助されるが，さらに伸展すると今度は膝伸展に対して抵抗が加わりターミナル・インパクトが調節される(図9)．

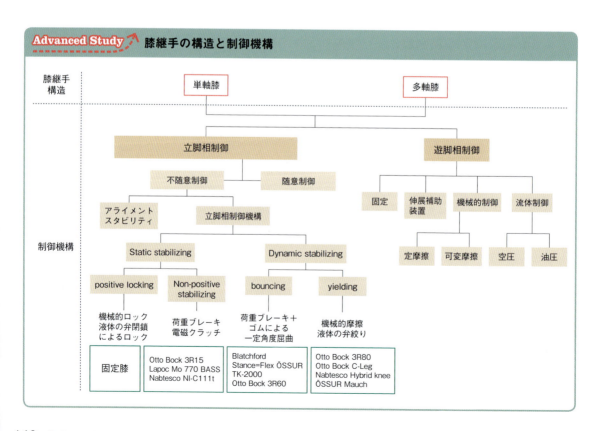

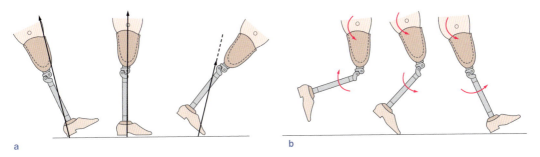

図10 大腿義足歩行時における立脚相での倒立振り子運動(a)と遊脚相時での二重振り子運動(b)

3. 膝継手の選択

膝継手の機能や性能は，切断者の歩行能力や日常生活活動に大きな影響を与える．数多くの種類があるが，切断者の身体要因(年齢，性別，断端長，残存筋力)や生活要因(仕事，余暇，スポーツ，活動性)などを念頭に置いて選択する必要がある．さらに，切断者の義足歩行練習における歩行の獲得能力に応じて立脚相や遊脚相を制御する必要があり，これらの機能を有する膝継手選択が重要となる．

特に歩行練習開始初期では立脚時の膝安定性に，習熟期では下腿振り出しに対する遊脚相制御に，より配慮した継手を選択する必要性がある．活動性の低い高齢者では，実用性のある歩行能力の獲得が困難な場合が多く，義足装着による日常生活場面で有益となる固定膝や荷重ブレーキ膝などが選択される．

❸ 大腿義足歩行の特徴

大腿切断では膝および足関節機能が喪失しており，義足歩行時にさまざまな影響を与える．特に膝関節機能の喪失により立脚相での膝の不安定性，遊脚相では速やかな屈曲や伸展が欠如するなど，円滑な歩行獲得が難しくなる．体重支持に関しては，断端長軸で体重を支持することは困難であり，通常は坐骨結節で支持する．

断端の形状は，大腿骨を中心にした円柱状であり，下腿義足に比して回旋を生じやすい．また，短断端では屈曲，外転，外旋拘縮を生じやすい．これは腸腰筋，中殿筋，大殿筋は温存されるが，内転筋群(大内転筋，長・短内転筋)，伸筋群(半膜様筋，半腱様筋，大腿二頭筋)，内旋筋群(大内転筋，半膜様筋，半腱様筋)が切断され，筋力のアンバランスを生じやすくなるためである．拘縮は一度生じると改善は容易ではなく，ソケットの初期屈曲角や荷重線に対する膝継手の位置設定など，義足アライメントにも特別の配慮が必要となる．

1. 義足歩行のメカニズム

歩行時の正常な下肢の動きは，立脚相での倒立振子運動と，遊脚相での股関節および膝関節を回転軸とする二重振子運動の繰り返しの連続によって行われる(図10)．

大腿切断者では，歩行時の力源は大殿筋，腸腰筋などの股関節周囲筋に限

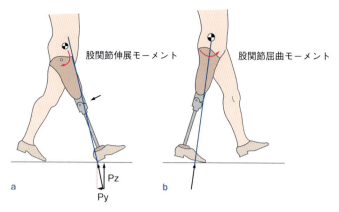

図11 矢状面でみた床反力ベクトルと膝安定の関係
a：踵接地時　**b**：踏み切り時

られるために歩行時エネルギー消費量は大きくなり，歩行速度も遅くなる．

立脚相では，大殿筋による随意的制御と膝継手機構での機械制御によって膝の安定性が確保される．踵接地から立脚後期に至るまでは，大殿筋による股関節伸展モーメント作用により床反力ベクトルは膝軸の前方を通り，膝を安定させている．立脚中期から踏み切り期までは，床反力ベクトルは膝継手のさらに前方を通過するため膝継手には強い伸展モーメントが作用している．膝の安定性を崩して，遊脚相に移行するためには腸腰筋による屈曲モーメントを発生させる必要性がある(図11)．

遊脚相では，膝継手の屈伸を制御するための大腿四頭筋やハムストリングス筋が欠如しているために，膝軸を回転中心とする下腿の振り子運動は受動的となり，下腿や足部の重心位置により規定される．つまり大腿部の動きを早めても下腿の振り幅は大きくなるが，その時間周期を短縮することはできない．したがって大腿義足では，一定の周期での下腿部の振り子運動に合わせた，一定の速度でしか歩行できない．これらの問題を少しでも解決するために，前述したさまざまな膝継手機構が考案されている．

2. 義足歩行の特徴

片側大腿切断者の一般的な義足歩行の特徴を示す．

1）立脚相での特徴

正常歩行では踵接地時と立脚中期に膝伸展がみられ，それ以外は屈曲位での歩行となる．義足歩行では膝の屈曲はなく，膝伸展位を保ちながら歩行を行う．その結果，重心の垂直移動が大きくなる．

義足側への荷重時間，荷重量は非切断側より減少する．さらに断端長が短いほど，股関節伸展筋力での膝安定性の確保が難しくなることから，荷重量も減少する．したがって義足側での片脚支持時間は減少し，健側は増加する．義足側の歩幅(step length)は健側よりも長くなる．

遊脚相移行時の膝継手の屈曲は，股関節屈曲モーメントによって行われる．正常歩行では腓腹筋の収縮力で蹴り出して膝屈曲を生じるが，義足歩行では股関節を屈曲させることで膝継手を前方へ移動させ，あとから下腿部は

重力により振り出される．

　正常歩行では，支持側上に体重心を近づけて歩隔(step width)を狭くし，骨盤を支持側に移動させ股関節外転筋力により水平位を保持している．義足歩行では，断端長，外転筋力や外転拘縮などで外転筋の有効活用が難しい．その結果，歩隔は広くなり（健常者平均5～10 cmに比べて15～30 cm），義足側への骨盤移動ができなくなり，体重心が義足から離れることになる．これらを代償するために体幹を義足側へ側屈する傾向がみられる．

2）遊脚相での特徴

　大腿四頭筋やハムストリングス筋による制御ができないため，下腿の振れ方の制御は膝継手の構造や制御機構に依存する．下腿の振り子運動は受動的で一定の速度であり，歩速調整が難しい．

　体幹の回旋力は非対称的であり，推進力は主に健側で行われる．

3. 歩行能力

　大腿切断者の歩行能力は，年齢や切断原因により異なる．高齢者の歩行速度は若年者よりも遅く，エネルギー消費量は高くなり，また，糖尿病や閉塞性動脈硬化症などの血管原性切断者のほうが外傷性切断者よりもエネルギー消費量は高くなる．歩行速度は，最適歩行速度で健常者の71％，速歩で60％との報告や，100 mあたり65～115秒程度で，歩行速度の目標を100 mで1分30秒程度の設定が必要などの報告がある．歩行距離に対する酸素消費量の割合は健常者より外傷性大腿切断者では68％，血管原性切断者では100％も高くなると報告されている．

　一方，切断者の歩行能力も，義足の機能の向上とともに改善される傾向にある．近年ではコンピュータ内蔵による歩速応答機構のある膝継手や，エネルギー蓄積型足継手などの開発によって，走行や疾走可能な義足が数多く開発されており，切断者のスポーツ領域におけるQOL向上に寄与している．

> **Topics　歩速応答 (cadence responsible)**
>
> 　通常の義足歩行では，歩く速さ（歩調）に応じて下腿の振り出す速度を変化させることが困難であり，一定の速度でしか歩けない．流体制御膝継手を組み込んだ義足では，歩調に応じて下腿部の振り出しをマイクロコンピュータで制御することで，歩調に追従した歩行が可能となる．作動原理は，まず切断者の歩行速度を検出して，直ちにマイクロコンピュータで歩行速度に応じた空気圧シリンダー内の弁開度を調節して制御力を変化させる．これにより下腿の振り出し速度が変化し，ゆっくりとした歩行から速い歩行まで歩調に合わせた振り出しが可能となる．歩行速度の設定は10段階まであり，年齢も若年から高齢まで適応があり，大腿切断ばかりではなく股関節離断にも使用できる．代表的なものにインテリジェント膝継手，C-legなどがある．

4　適合判定

　義足製作時には，製作された大腿義足のソケット形状，膝・足継手機構な

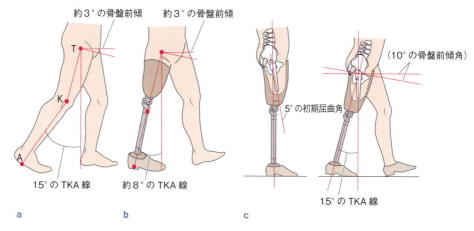

図12 初期屈曲角の設定
a：正常歩行（骨盤前傾3°，股関節伸展5°，膝屈曲，足背屈の7°で約15°のTKA線の確保が可能）
b：義足歩行（骨盤前傾3°，股関節伸展5°，膝屈曲，足背屈は0°で約8°のTKA線の確保が可能）
c：5°の初期屈曲角（切断者の股関節最大伸展角0°の場合，骨盤前傾10°，5°の初期屈曲角を設定することで，初期屈曲角5°分，後方への股関節伸展が可能となり，約15°のTKA線の確保が可能）
屈曲拘縮がない場合，5°の初期屈曲角と10°の骨盤前傾によってTKA線は15°後方にもってくることが可能となり，正常者と同じ歩幅を得ることが可能となる．
〔澤村誠志（編）：義肢学，第3版．p152，医歯薬出版，2015より一部改変〕

▶alignment

▶checkout

▶TKA
T；Trochanter major, K；Knee joint, A；Ankle joint

どが処方どおりに仕上がっているか，各構成要素の位置関係（アライメント）が適切か，義足装着時や歩行時に不具合がないか，期待どおりの機能や役割を果たしているかなどを点検する必要性があり，これらの過程が適合判定（チェックアウト）である．適合判定では，特にアライメントの概念が重要となる．

1. ソケット初期屈曲角と初期内転角の概念と意義

正常歩行時の立脚後期での大転子，膝関節，足関節を結ぶ線（TKA線）は，垂直線に対して15°の角度をもっている．これは3〜4°の骨盤前傾角，5°程度の股関節伸展角，さらに膝屈曲角と足背屈角を合わせた約7°の屈曲角が加わることによって確保されている（図12a）．

一方，大腿義足歩行では膝屈曲と足背屈が生じると膝折れを起こし，転倒する可能性があることから，この約7°の確保ができず，垂直線に対して約8°程度のTKA線となる（図12b）．そのために代償運動による歩行への障害を生じない範囲の10°まで骨盤前傾角を増加させることで，合計約15°のTKA線が確保できる．しかし大部分の大腿切断者には何らかの股関節屈曲拘縮が存在するため，実際には股関節伸展角約5°を確保することが難しい．

例えば股関節伸展角0°の場合，股関節伸展角の5°分が不足して骨盤前傾角度の増加分のみでTKAラインは10°となり，結果的に歩行時の腰椎前彎などの増大を強いることになる．そのためにソケットにあらかじめ5°の屈曲角を設定することで，TKA線15°の確保が可能となり，骨盤前傾や腰椎前彎による代償を軽減することが可能となる（図12c）．

この角度設定が**初期屈曲角**である．実際には，股関節伸展角度に5°の屈曲角を加えて設定することになり，例えば伸展角が0°の場合には5°の屈曲角を，30°の屈曲拘縮がある場合には35°の初期屈曲角をソケットに設定する．

また，断端長が短い，あるいは股関節伸展筋力が弱く，膝の安定性を欠くなどの場合には，アライメントスタビリティに加えて，初期屈曲角を大きくすることで膝の安定性をはかる必要がある．初期屈曲角設定の意義は，大腿義足ソケットのアライメントにおいて約5°の屈曲角度が設定されることで股関節が屈曲位をとり，①大殿筋の股関節伸展張力増強による膝の安定性への寄与，②坐骨結節の前方への滑り落ちの防止，③切断者による股関節伸展時に骨盤前傾や腰椎前彎による代償の軽減，などの利点がある．

　義足歩行における義足立脚時の側方への安定性は，股関節外転筋の作用とこの力に抗するためのソケット外壁の反力によって確保される．立脚時に体重支持点(坐骨結節部)で生じる骨盤が健側へ傾こうとする回転モーメントによって，断端には外転方向への力が作用することになる．この外転方向への力に対して，ソケット外壁による反作用力により股関節外転筋出力を高め，立脚時の支持性を得ることが可能となるが，切断による外転筋力やテコの腕(レバーアーム)の減少のために，ソケット外壁による十分な反力を得ることが難しい．

　したがって，ソケットの形状やアライメントの設定によって外転筋出力を高め，側方への安定性を確保するためには，外転筋群の緊張とソケット外壁の形状が重要となる．そのためには，股関節を内転位に保つことで外転筋を緊張させて，外転筋出力を最大限に発揮させる必要がある．このソケット外壁の内転方向の角度設定が**初期内転角**であり，断端長や外転筋力によって設定される(図13)．

2. 各アライメントの設定

1) ベンチアライメント

　義足の膝継手，足継手の軸位，ソケットの内転角，屈曲角，進行方向に対する足部の位置などを作業台上で正常軸位に一致させる．これはあくまでも標準的な軸位であり，最終的には静的あるいは動的アライメントで決定する．

(1) 四辺形吸着式ソケット(図14)

- 矢状面
- ・基準線は，ソケットの最大前後径中心の点から膝継手軸の10 mm前方を通り，足部の踵とtoe breakとの中心に落ちる．
- ・断端長が短いほど，膝軸をTA線(大転子と足継手を結ぶ線)よりも後方へ，また長断端ほど前方へくるように調整する．
- ・ソケット後壁には，断端の最大伸展角度に5°の屈曲角を加えた初期屈曲角をつけるが，短断端ではやや大きく，長断端では小さくする．
- 前額面
- ・基準線は，ソケットの内外径中心より10 mm内側よりの点から膝継手軸中心を通り，踵中央に落ちる．
- ・坐骨支持部，膝継手，足底は水平である．
- 水平面
- ・進行方向を示すソケット内側壁が，膝継手軸，足継手軸，toe breakと直角で足部の進行方向と平行になる．

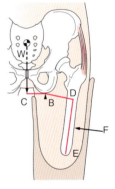

図13 立脚時の側方安定性におけるソケット外壁の作用
立脚中期の側方への安定性の確保はBを支点として $W×BC=(DE×F)/2$ によってなされる．ソケット外壁を内転位に設定し，外転筋を内転位に保つことで外転筋の作用を最大限に発揮させることが重要となる．また，DE(断端長)が長いほど，外壁に加わる力は少なくなり，良好な側方の安定性を得ることが可能となる．
〔澤村誠志(編)：義肢学，第3版，p151，医歯薬出版，2015より〕

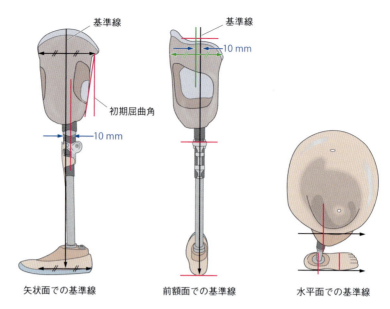

図14 大腿義足（四辺形吸着式ソケット）のベンチアライメント

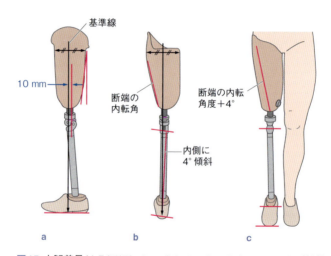

図15 大腿義足（坐骨収納型ソケット）のベンチアライメントおよび静的アライメント
a：矢状面での基準線　b：前額面での基準線　c：装着時（静的アライメント）
前額面では，下腿部を基準線に対して内側に4°傾斜する．装着時の立脚中期では，膝軸，足部は床面に水平となり，ソケット内転角は断端の内転角＋4°の内転位をとる．

(2) 坐骨収納型ソケット（図15）

● 矢状面

・基準線は，四辺形吸着式ソケットと同様に最大前後径中心の点から膝継手軸の10 mm前方を通り，足部の踵とtoe breakとの中心に落ちる．
・ソケット後壁には初期屈曲角をつけるが，短断端ではやや大きく，長断端では少なくする．

● 前額面

・ソケットの内外径を二分する点から下ろした垂線は，足部の中心を通る．

膝軸は内側に4°の傾斜をつけて設定を行うため，義足下腿部は4°内側方向に傾斜する．

- 水平面
- 四辺形吸着ソケットは内壁が進行方向と平行となるように設定するが，坐骨収納型ソケットでは後壁が進行方向に対して直角になるように設定する．

2）静的（スタティック）アライメント

義足を装着し，静止立位の状態でアライメントの調整を行う．主にソケット適合状態，義足長，初期屈曲角，立位での下肢全体のアライメントの確認を行う．

(1) 四辺形吸着式ソケット

- 装着操作

実用的な時間内に適切に吸着操作ができ，ソケットを装着できるかを判定する．少なくとも数分以内に装着できる必要があり，片麻痺や上肢切断などの重複障害切断者，高齢者などではソケット形状や懸垂装置に特別の配慮を要する．

- 義足長

足底を床面につけ，膝継手を伸展位に保ち，約10 cmの歩隔で立位をとらせる．患者の両側腸骨稜に手を当て，両方の高さが等しいかを確認する．臨床的にはわずかに義足長を短くする（図16）．

- 全面接触の確認

吸着バルブ孔の内部に5〜6 mm程度軟部組織が膨隆しているぐらいが適切であり，バルブ孔から指を差し入れ，ソケット底部に隙間がないかを確認する（図17a）．

- 疼痛部位

装着時や歩行時に疼痛を生じないかを確認する．ソケットの不適合の部位を容易に探し出すことができる．おじぎをさせ，足を交差させたときに前壁部，会陰部に痛みが生じないかなどの確認も合わせて行う（図17b）．

- 断端とソケットとの適合

長内転筋腱と坐骨結節の適合状態を特に確認する必要がある．四辺形ソケットの場合，スカルパ三角の適切な圧迫により，坐骨結節が坐骨受けに乗っているかを確認する（図18）．

- 踵バンパーの硬さ

義足を一歩前に出し，踵に体重をかけ足底部が着くか，つま先と床面が1 cm以内であればよい（図19）．

- 懸垂力

義足側が抜ける感じがする，力を入れて持ち上げる，義足との一体感がない，などの訴えがあれば懸垂が不十分である（図20a）．

- 膝の不安定性

安静立位時に後方より膝継手を軽く押して，膝折れが生じないかを確認する．膝折れが容易に起こればアライメントに問題がある（図20b）．

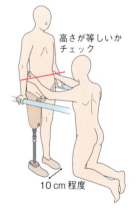

図16 義足長の適合確認

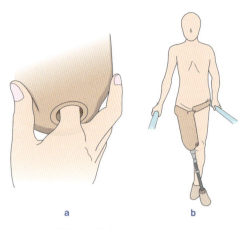

図17 前面接触式吸着式ソケットの場合の適合チェック

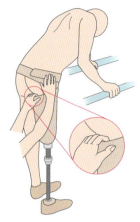

図18 断端とソケットとの適合チェック
両足を拳1つくらいの幅で開いて立ち,切断者におじぎをさせる.指を坐骨受けの上に置き,そのまま上体を起こさせる.この際,指に強い痛みを感じたら坐骨部での体重支持が正しく行われていることを示す.

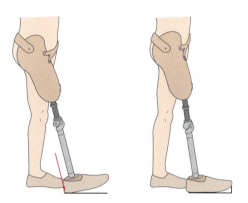

図19 踵バンパーの硬さの適合チェック

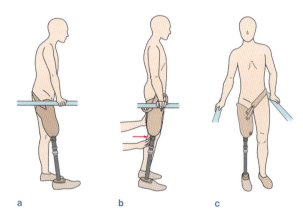

図20 懸垂力(a),膝の不安定性(b),シレジアバンドの取り付け位置(c)の確認

- シレジアバンドの取り付け位置
 ソケットの大転子の位置から後方を回って,健側の腸骨稜と大転子との間を通り,ソケットの前面中央線上に取り付ける(図20c).
- 座位時での適合
 椅子に腰掛けたときにソケットが抜けない,膝継手が十分に屈曲できる,ソケットの前壁上縁の圧迫や恥骨への圧迫がない,坐骨支持面でのハムストリングスの圧迫がない,膝継手の高さや大腿部の長さが健側と同じであるか,などの確認を行う.

(2) 坐骨収納型ソケット
- 長内転筋の確認
 断端を内転させて,長内転筋腱および薄筋がソケット前内側コーナーで適

切に収納されて，男性の場合，生殖器を挟んでいないかを確認する．

- 坐骨結節の確認

  坐骨結節と坐骨枝の後面および内側面は，ソケット内に収納されている．

- 内転筋ロールの圧迫

  ソケット内壁が低い場合やコンプレッションがきつい場合に，内転筋ロールの圧迫を生じる．

- 内側上縁部の疼痛確認

  ソケット内側上縁部の丸みが小さい，内側縁が高い，コンプレッションが緩い，内転角が大きい場合に，会陰部の突き上げや坐骨枝の突き上げにより痛みを生じる．

- 前壁の適合状態

  前縁部が高すぎてフレアが不十分な場合に，腹部の圧迫や突き上げを生じる．前外壁が高すぎると上前腸骨棘への突き上げ，ソケットの前後径が不適切である，フレアが大きい場合などには立位時，前壁に隙間を生じる．

- 外壁の適合状態

  立位時の外側部の隙間，大転子部の過大な圧迫，大転子後部の隙間や軟部組織の過大なひずみ，外側上縁部の軟部組織のロールが過剰となっていないか，などの適合を確認する．

- 後壁の適合状態

  殿筋部の過剰な歪みや後内側近位部の痛みなどを確認する．

(3) 初期屈曲角設定に伴う静的アライメントの適合状態の確認

- 初期屈曲角の不足による不適合

  初期屈曲角不足によって膝関節が不安定となり，膝折れが生じやすくなる．膝伸展位での静止立位では，屈曲角の不足分を補うため骨盤前傾角が大きくなるが，義足をやや前方に踏み出すことでの代償作用，膝の不安定性や腰椎の過度の前彎などの現象がみられる（図21）．

- 過度な初期屈曲角による不適合

  初期屈曲角が大きすぎる場合は，静止立位時に義足を後方に引いて股関節の屈曲角を調整する．このために踵が浮き上がる現象がみられる．足部を揃えた起立の場合では，腰が後方へ引かれてお尻が出る現象がみられる（図22）．

3) 動的（ダイナミック）アライメント

義足歩行時にみられる異常性を観察してその原因を検討するが，これらの異常性には義足側に原因がある場合と，切断者の身体的機能に問題がある場合とに大別できる．義足による主な原因としては，①ソケットの適合異常，②アライメント異常，③義足重量，④継手・足部の構造や機能，などである．

一方，切断者の身体機能などに問題がある場合として，①転倒に対する不安，義足機能への不信や依存心などの心理的影響，②バランス不良，視覚・聴覚機能の低下などの全身状態に起因するもの，③拘縮（屈曲・外転），筋力低下（股関節伸筋・外転筋），断端痛などの股関節と断端の異常性によるもの，④切断者の習慣によるもの，などがあげられる．

義足歩行の異常性は，必ずしも単独の原因で生じるとは限らず，いくつか

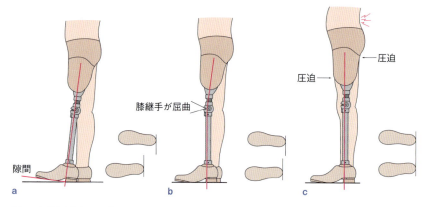

図21 初期屈曲角の不足による矢状面での不適合
a：足踏み時にみられる　b：股関節伸展筋力が弱い切断者にみられる　c：股関節伸展筋力の強い切断者で腰椎前彎で膝折れを代償する
健側足部と義足足部の位置関係の観察が必要となる．
〔日本整形外科学会，他（監）：義肢装具のチェックポイント，第8版．p138，医学書院，2014より〕

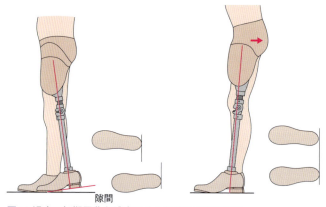

図22 過度の初期屈曲角設定による矢状面での不適合
〔日本整形外科学会，他（監）：義肢装具のチェックポイント，第8版．p139，医学書院，2014，東江由起夫：大腿義足のアライメント調整技術．日本義肢装具学会誌 16：233-237．2000より〕

の原因，義足側や切断者側の問題，あるいは不十分な歩行練習や代償作用などによるものが重複して生じる場合のほうがむしろ多い．

5 異常歩行の原因と対応

義足歩行を観察するには，遊脚相，立脚相に大別し，前後，左右の異なる方向から観察する必要がある（表1）．

1. 体幹の側屈（lateral bending of the trunk）

義足の立脚中期にかけて体幹が義足側に傾斜する（後方より観察，図23）．原因は，①義足長が短い，②ソケットの初期内転角の不足による外転筋効率の低下，③外転筋力の低下，④ソケット内壁部や断端外側遠位部の疼痛を体幹側屈によって避ける，⑤外転拘縮，などがあげられる．

対策として，義足長の調整や外転筋力の強化，義足側への横歩き練習（体幹の側屈を矯正するための，姿勢鏡による視覚的フィードバックの併用も効果的である）などを行う．

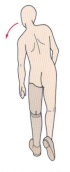

図23 体幹の側屈

表1 異常歩行の原因となる義足における事象と出現する主な異常歩行

	異常歩行の原因となる事象	出現する異常歩行
義足長	長すぎる	外転歩行，分回し歩行，伸び上がり歩行
	短すぎる	体幹の側屈
膝継手	摩擦(伸展補助)が強すぎる 過度の安定(反張膝)	分回し歩行，伸び上がり歩行，歩幅の不同
	摩擦(伸展補助)が弱すぎる 過度の不安定(膝折れ)	歩幅の不同，膝のインパクト，蹴り上げの不同
	膝軸が進行方向に対して過度に内旋	外側ホイップ
	膝軸が進行方向に対して過度に外旋	内側ホイップ
ソケットの適合不良	内壁(上縁の突き上げ，高さが高いなど)	体幹の側屈，外転歩行，内側または外側ホイップ 踵接地時の足部回旋
	前壁(支持力の不足など)	過度の腰椎前彎，内側または外側ホイップ 踵接地時の足部回旋
	外壁(支持力の不足など)	体幹の側屈，外転歩行，内側または外側ホイップ 踵接地時の足部回旋
	後壁(形態が不良など)	過度の腰椎前彎，内側または外側ホイップ 踵接地時の足部回旋
初期屈曲角	不足	過度の腰椎前彎，歩幅の不同(健側が前に出にくい) 蹴り上げの不同，膝継手の不安定
	過大	過度の膝安定，歩幅の不同(義足が前に出にくい)
アライメント異常	ソケットが足部に対して過度に前方に位置している(荷重線が膝軸の前方を通る)	過度の膝安定(膝継手が屈曲しにくい) 歩幅不同(義足が前に出にくい)
	ソケットが足部に対して過度に後方に位置している(荷重線が膝軸の後方を通る)	膝の不安定性(膝折れ) 歩幅不同(健側が前に出にくい)
	ソケットに対して足部が外側に寄りすぎている(foot outset)	体幹の側屈
	ソケットが外転位に設定されている	外転歩行
足部・足部バンパー	後方バンパーが硬い	膝の不安定性，踵接地時の足部回旋
	後方バンパーが柔らかい	フットスラップ，過度の膝安定性
	トウブレークが進行方向に対して外旋	内側ホイップ
	トウブレークが進行方向に対して内旋	外側ホイップ
	足部が背屈位，靴の踵が足部の差高よりも高い	膝の不安定性
	足部が底屈位，靴の踵が足部の差高より低い	膝の過度の安定性，歩幅不同(健側が前に出にくい)
懸垂	懸垂が不十分(取付位置の不良など)	外転歩行，分回し歩行，伸び上がり歩行

2. 外転歩行(abducted gait)

義足側の遊脚相から立脚相にかけて，踵を外側に移動させながら歩行する．骨盤の外側移動と体幹の側屈を伴う(後方より観察，図24)．原因は，①義足が長い，②内壁が高すぎる，③外転拘縮がある，④内股部に圧痛がある，⑤外壁の支持性が不十分，⑥義足が外転位にアライメント設定されている場合，などにみられる．

対策として，義足長の調整，内壁高の調整，外転拘縮の改善や痛みなどの原因を取り除く，直線歩行や歩幅を狭くしての歩行練習を行う．

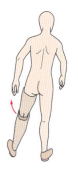

図24 外転歩行

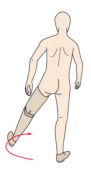 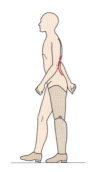 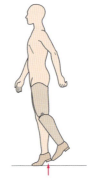 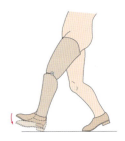

図25 分回し歩行　　図26 過度の腰椎前彎　　図27 伸び上がり歩行　　図28 フットスラップ

3. 分回し歩行(circumduction gait)

義足の遊脚相から立脚相に至る際に，義足の足部が円弧を描きながら歩行する(後方より観察，図25)．原因は，①義足が長い，②シレジア・バンドなどによるソケットの懸垂力が不十分である，③膝継手の摩擦が強い，④膝継手のアライメントスタビリティによる安定性が過剰，⑤外転拘縮がある，⑥平行棒内練習が不十分で膝継手の中折れの恐怖感があり，膝伸展位をとる，などがあげられる．

対策として，平行棒内での膝屈曲位をとる練習や義足側に荷重し，健側を振り出す練習を繰り返し行う．

4. 過度の腰椎前彎(excessive lumbar lordosis)

義足側の立脚相で強い腰椎前彎が生じる(図26)．原因は，①股関節伸展筋力の低下，②ソケット初期屈曲角の不足，③股関節の屈曲拘縮がある，④前壁での支持性低下やソケット前後径が大きすぎて坐骨結節が滑り，疼痛がある，⑤ソケット後壁の形態が不良で，疼痛を避けるために骨盤を前傾する，などである．

対策として，屈曲拘縮の除去，大殿筋の強化や初期屈曲角を大きくする，平行棒内での前後方向へ体重移動の練習などが必要となる．

5. 伸び上がり歩行(vaulting gait)

義足の振り出しの際に，健側の踵を持ち上げて背伸びをしながら歩行する(図27)．原因は，①義足が長い，②懸垂が不十分，③膝継手の過度の安定により膝屈曲が困難である，④膝伸展補助装置の張力が強すぎて膝の屈曲が困難である，⑤膝に不安定感や疼痛があり，膝継手をほとんど屈曲しないで歩行する，⑥不整地歩行での遊脚時につま先の引っ掛かりを避ける歩行習慣，などである．

対策として，平行棒内での膝屈曲練習や，健側荷重で義足側の遊脚相での振り出しの練習を行う．

6. フットスラップ(foot slap)

義足の踵接地期に足部が急に底屈し，足底が床を叩くように接地する(図28)．原因は，①足継手の後方バンパーが軟らかい，②切断者が膝伸展を意識しすぎて早く義足側に体重を移動させる場合，などに生じる．

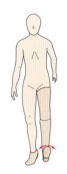
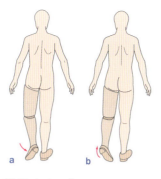
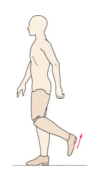

図29 踵接地時の回旋　　図30 ホイップ　　　　　　　図31 けり上げの不同
　　　　　　　　　　　a：内側ホイップ　b：外側ホイップ

対策として，適度の硬さの後方バンパーに交換する，股関節伸展モーメントを効かせて，膝折れを防ぐような歩行練習を指導する．

7. 踵接地時の回旋（foot rotation）

義足側の踵接地時に踵を中心にして足部の回旋が生じる（図29）．原因は，①足継手の後方バンパーが硬すぎる，②義足足部の過度の外転をみるとき（toe out），③ソケットの適合がきわめてゆるい場合，④踵接地前にホイップがある場合，などに生じる．

対策として，適度の硬さの後方バンパーに交換する，膝継手軸位，ソケット適合の調整が必要となる．

8. ホイップ（whip）

義足の踏み切り時に踵が内側に動く場合が内側ホイップ（medial whip），外側に向く場合が外側ホイップ（lateral whip）である（後方より観察，図30）．原因は，①膝継手軸位の異常で，進行方向に対して膝軸が過度に外旋している場合は内側ホイップとなり，過度に内旋している場合は外側ホイップとなる，②トウ・ブレークの角度が進行方向に対して直角でない（過度に外旋している場合には内側ホイップ，内旋している場合は外側ホイップとなる），③ソケットの適合が不十分で歩行時に回旋を生じる，などである．

対策として，膝継手軸位やトウ・ブレークを進行方向に対して直角にする，ソケットの適合調整および断端の筋収縮を意識しての歩行練習，などが必要となる．

9. けり上げの不同（excessive heel rise）

遊脚相初期での義足踵の上がりが健側踵と比べて高くなる現象（義足側面より観察，図31）．原因は，①膝継手の摩擦が不十分，②膝伸展補助装置の張力が弱い，③膝継手の伸展を意識しすぎて切断者が強く反動をつけて義足を振り出そうとする場合，などにみられる．

対策として，膝継手摩擦力の調整，平行棒内での同じリズムでの義足振出しの練習などを行う．

10. 膝のインパクト（terminal swing impact）

義足側の遊脚相の最後で極端に強く膝を伸展し，下腿部が急速に前方に振

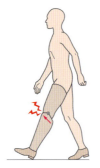
図32 膝のインパクト

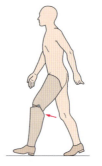
図33 膝継手の不安定

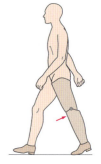
図34 過度の膝継手安定

れて不自然な衝撃を生じる（義足側面より観察，図32）．原因は，①膝継手の摩擦が不十分，②膝伸展補助装置の張力が強すぎる，③膝継手に不安定感をもち，膝伸展を強く意識して歩行する，場合などである．

対策として，健側に体重を移動させ，義足の振り出し，義足側に体重を移動させて前後に体重移動をする練習を行う．

11. 膝継手の不安定（instability of prosthetic knee）

歩行時の立脚相で膝が不安定となり膝折れを起こす現象（義足側面より観察，図33）．原因は，①ソケット初期屈曲角の設定不足で股関節伸展筋の有効活用ができない，②ソケットが後方に位置しすぎて荷重線が膝軸よりも後方を通る，③足部の後方バンパーが硬すぎる，④足部が背屈位になっている，などである．

対策として，初期屈曲の調整，ソケットを前方にもってくる，後方バンパーの取り換えなどの義足の調整と，伸展モーメントを意識した歩行練習を行う．

12. 過度の膝継手安定（excessive stability of prosthetic knee）

立脚相後期から遊脚相への移行期にかけて膝継手が屈曲しづらく，円滑な膝屈曲が得られない現象（側方より観察，図34）．原因は，①ソケット初期屈曲角の設定が過大すぎて股関節伸展筋作用が過剰となり，膝継手に対する伸展モーメントが大きくなる，②ソケットが前方に位置しすぎて荷重線が膝軸よりも前方を通る，③足部が底屈位になっている，などである．

対策として，ソケット初期屈曲角を小さくする，ソケットを後方へもってくることで矢状面のアライメントを調整する．

文献
1) 澤村誠志：切断と義肢，第2版．pp296-311，医歯薬出版，2016
2) 川村次郎，他（編）：義肢装具学，第3版．pp86-109，医学書院，2004
3) 澤村誠志（編）：義肢学，第3版．pp127-146, 228-232，医歯薬出版，2015
4) 長倉裕二：義足歩行のバイオメカニクス．PTジャーナル 47：727-733，2013
5) 東江由起夫：坐骨収納型ソケットの適合とアライメントの設定方法．鶴見隆正，他（編）：理学療法MOOK7 義肢装具．pp90-98．三輪書店，2000
6) 東江由起夫：大腿義足のアライメント調整技術．日本義肢装具学会誌 16：233-237．2000
7) 日本整形外科学会，他（監） 装具のチェックポイント，第8版．pp139-152，医学書院，2014

3 下腿義足

> **Essence**
> - 下腿義足ソケットにはPTB式，PTS式，KBM式およびTSB式があり，患者の身体機能や生活環境に合わせた選択が必要である．
> - 下腿義足のアライメント異常は断端とソケットの不適合により，創傷形成や異常歩行の原因となるため，入念な調整が必要である．
> - 異常歩行では，初期屈曲角，足部とソケットの位置関係，足部の角度などに注意をはらう．

1 ソケットの特徴と選択

1. ソケットの適合

下腿義足においてソケットは，唯一人体と接触する部分である．全荷重がこのソケットにかかるため，適切なソケット形状の選択が必要である．断端とソケットが適合することにより，自己懸垂，体重支持，力の伝達を可能とし，切断者の身体の一部として活用される．

下腿切断は大腿切断よりも軟部組織が少なく，ソケットは断端全面で体重を支持する必要がある．断端とソケットの適合性が悪いと，断端面で創傷を形成し，適切な義足荷重が困難となる（図1）．特に，脛骨粗面や骨末端部に荷重させると創傷を形成し，腓骨頭に荷重させると腓骨神経を圧迫し，しびれや感覚障害を生じてしまう．そのため，体重支持に適切な部位と不適切な部位があることを理解しておく（図2）．

2. 下腿義足ソケット（図3）

下腿義足のソケットは，外観や断端の形状，生活様式など目的によってさまざまな種類が存在する．断端の特徴に応じた，各ソケットの選択方法について述べる．

1) PTB式下腿義足

米国カルフォルニア大学で1959年に開発され，今日においても標準的な下腿義足である．PTB式は解剖学的適合を重視し，主な体重支持部分を膝蓋靱帯部と膝窩部，さらに脛骨内外側面とすることで円滑な体重支持を可能とする．軟性内ソケット付全面接触式プラスチックソケットからなり，ソケットは膝蓋骨および膝窩部，大腿骨内外側上顆を完全には覆わず，荷重部と非

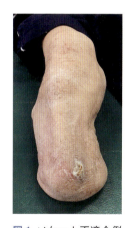

図1 ソケット不適合例の断端
断端の脛骨内側遠位部に痂皮を認める．

▶**PTB式下腿義足**
patellar tendon bearing trans-tibial prosthesis

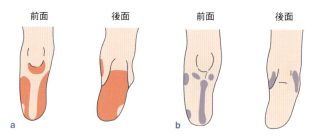

図2 断端荷重部位と非荷重部位
a：体重支持に適切な部位：膝蓋靱帯，脛骨内外面，下腿背面．
b：体重支持に不適切な部位：脛骨結節から脛骨稜，脛骨先端，腓骨頭と腓骨末端部，脛骨顆部の隆起部，ハムストリングスの腱部．

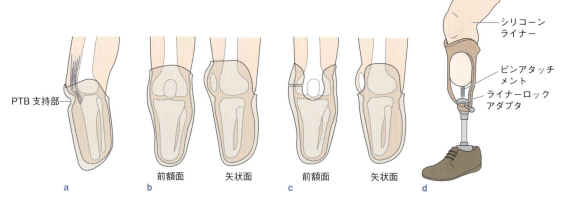

図3 下腿義足ソケットの種類
a：PTB式　b：PTS式　c：KBM式　d：TSB式

荷重部が存在する．

PTB式には自己懸垂機能がないため，カフベルトが必要である．これは，現在最も広く普及している懸垂方法であり，膝関節内外側の動揺防止，膝関節の過伸展防止などの機能を備えている．カフ取り付け時の注意点として，座位の膝屈曲位で膝窩部に圧迫感がなく，歩行時の膝屈曲時（0〜60°）にカフが緩まず，かつ60°以上の膝屈曲時に緩むよう取り付ける必要がある．欠点として，懸垂作用が十分でないためソケット−断端間でのピストン運動により，皮膚トラブルを生じることがある，膝カフを常時装着しているため大腿四頭筋の萎縮を生じる，などの点があげられる．

2) PTS式下腿義足

▶PTS式下腿義足
prothèse tibiale à emboitage supracondylien

PTB式との大きな違いとして，ソケットが膝蓋骨および大腿骨内外側上顆を完全に覆い，適合面を広くして安定性を向上させることで自己懸垂機能をもたせたものである．ソケットと断端の接触面が広いため，PTB式と比較して側方安定性が優れており，短断端症例に有効である．ソケット−断端間のピストン運動が少なく，膝関節の過伸展を防止するなどの利点もある．また，カフを必要としないため外観がよく，膝の屈曲に伴い断端がソケットから脱出し，膝の完全屈曲が可能な構造であるため，和式生活をおくる切断症例に適している．しかし，膝の過屈曲によるソケットの脱落には注意が必要である．

表1 PTS式とKBM式ソケットの特徴と適応

	PTS式ソケット	KBM式ソケット
利点	① カフベルトによる問題点がない ② 膝関節の側方安定性がよい ③ 荷重面積が広い ④ 脱着が容易，外すと正座が可能 ⑤ PTB式ほど断端中枢部を圧迫しない：適合が緩い	① PTS式と同じ ② PTS式より側方安定性がある ③ 前壁があるので形がよい
欠点	① 膝を60°以上曲げると抜け落ちる：自転車，階段下りに問題 ② 前壁が高いので椅子に掛けるとズボンの外からわかる	① くさびの圧迫による大腿骨顆部の痛み ② 膝の過伸展を防止できない ③ PTB式より製作が難しい
特に対応の高いケース	① 軽作業従事者，特に女性の短断端で正座を必要とする人 ② 断端皮膚を引き上げると断末部に痛みがある人	① カフベルトを嫌う人 ② 膝の側方安定が必要な人 ③ 老人：サーモプラスチックのソケットと軽量義足の組み合わせで

〔陳隆明：下腿義足．川村次郎，他（編）：義肢装具学，第4版．p123，医学書院，2010 より〕

3) KBM式下腿義足

▶KBM式下腿義足
Kondylen-Bettung Münster

PTS式と同様に，大腿骨顆部全体を包み込み，自己懸垂機能を有した構造をしているが，膝蓋骨が完全に露出している点で異なる．そのため，座位で衣服の上から目立つことがない．適合面が広くPTB式よりも側方安定性に優れており，ピストン運動が少ない反面，PTB式のようにカフベルトがなく，PTS式のように膝蓋骨上部まで覆うソケット形状でないため，膝の過伸展を予防できない．

ソケットの特徴として，上縁の内外の適合性に厳密な調整を必要とするため，装着時に内側顆部にプラスチック製のくさびを挿入する，内側翼の切り離しを行う，両翼に弾性をもたせる，などの工夫が必要である．PTS式とKBM式ソケットの比較を表1に示す．

4) 全面接触式下腿義足（TSB）

▶全面接触式下腿義足（TSB）
total surface bearing transtibial prosthesis

選択的な体重支持方法であるPTB式に対し，TSB式は断端全面で体重を支持する方法である．シリコーンライナーの装着により，衝撃吸収性や圧分散性に優れ，皮膚と密着するため優れた懸垂機能を有する．シリコーンライナーと義足ソケットの接合方法によって，大きくピン懸垂と吸着式とに分けられる．

ピン懸垂は，ライナー末端に装着されたキャッチピンを，義足ソケットに設けられた接合部に差し込むことで懸垂を行うものである．また吸着式は，義足ソケットの末端に一方向性バルブを取り付け，ソケットに断端を挿入したあと，バルブより内部の空気を排出させ，陰圧を発生させる．そしてソケット近位部から大腿部にかけてスリーブで覆い，密閉することで懸垂を行うものである．

3. アライメント

アライメント不良の義足を使用すると，歩容が崩れ歩行効率を低下させる原因となるため，義足装着者にとってアライメントの調整は非常に重要である．ベンチ・静的・動的アライメントでの調整が必要である．

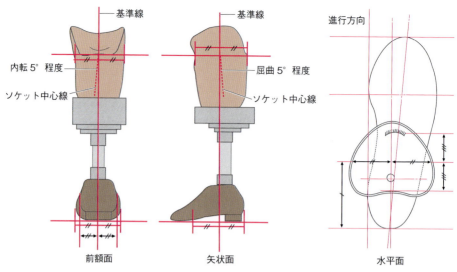

図4 ベンチアライメント

1）ベンチアライメント（図4）

静的・動的アライメントの基盤となるもので，義足患者に装着する前に作業台で義足を置いた状態での各パーツ（ソケットや足部）の位置関係である．義足を前額面・矢状面・水平面で観察し，アライメントを調整する．

(1) 前額面

義足の基準線は，膝蓋腱中央から垂直に下ろした線が踵部中央を通るよう設定し，ソケットの中心線は義足基準線より5°**内転位**となるように設定する．ソケットの内転角度は断端長によって異なり，短断端では外転位に，内反膝の長断端では5°以上に設定することもある．

(2) 矢状面

前述したソケットの中心線と膝蓋骨中央線の交点から，5°前方に傾けた**初期屈曲角**をつける．初期屈曲角の効果として，大腿四頭筋の機能向上や立脚相中期での体重支持面の拡大，膝窩部への圧迫力軽減などがあげられる．

膝の屈曲拘縮がある場合は，その角度を初期屈曲角に足して設定する．例えば膝伸展−10°の場合，初期屈曲角は15°で設定する．

(3) 水平面

ソケット後壁と垂直に交差する線を進行方向とし，足部の方向を設定する．

2）静的アライメント

切断患者に義足を装着してもらい，静止立位で左右均等に体重をかけ，アライメントに問題がないかを確認する．このとき，ソケットの適合性や義足長，足部の位置などを確認する．

(1) 前額面（図5）
- 内側不安定性

例1

靴底：地面と水平に接地している
緩み：内側上縁

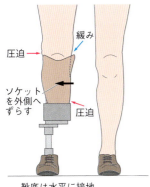
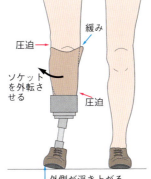

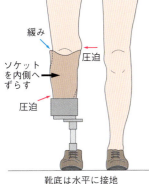
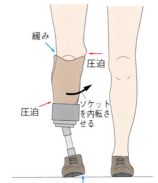

図5 内外側方向への不安定性
例1，**例2** 内側不安定性　**例3**，**例4** 外側不安定性

圧迫感：外側近位部と内側遠位部
原因：ソケットが足部に対して内側に設置されている
対応：ソケットを外側へずらす

例2
靴底：外側が浮き上がる
緩み：内側上縁
圧迫感：外側近位部と内側遠位部
原因：ソケットの初期内転角が過大である
対応：ソケットを外転させる

● 外側不安定性
例3
靴底：地面と水平に接触している
緩み：外側上縁
圧迫感：内側近位部と外側遠位部
原因：ソケットが足部に対して外側に位置している
対応：ソケットを内側へずらす

例4
靴底：内側が浮き上がる

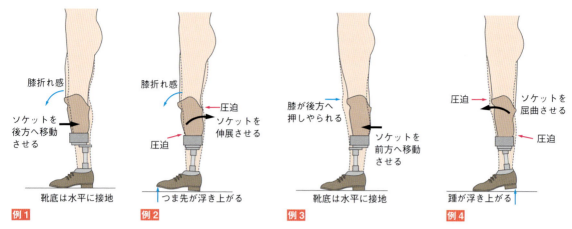

図6 前後方向への不安定性
例1，例2 前方不安定性　例3，例4 後方不安定性

緩み：外側上縁
圧迫感：内側近位部と外側遠位部
原因：ソケットの初期内転角度が不十分である
対応：ソケットを内側へずらし，内転角を増やす

(2) 矢状面（図6）

● 前方不安定性

例1
靴底：地面と水平に接地している
不安定感：膝が前方へ押し出され，膝折れを起こしそう
原因：ソケットが足部に対して前方に位置し過ぎている
対処：ソケットを後方へ移動させる

例2
靴底：つま先が浮き上がる
不安定感：膝が前方へ押し出され，膝折れを起こしそう
原因：ソケットの初期屈曲角度が大きい
対処：ソケットの初期屈曲角度を減らし，ソケットを伸展させる

● 後方不安定性

例3
靴底：地面と水平に接している
不安定感：膝が後方へ押される感じ
原因：
　・ソケットが足部に対して後方に位置しすぎている
　・足部の踵の弾性不足により，後方へ落ち込む
対処：ソケットを前方へ移動させ，適切な弾性の踵へ変更する

例4
靴底：踵が浮き上がる
不安定感：膝が後方へ押される感じ

原因：ソケットの初期屈曲角度が不足している

対処：ソケットの初期屈曲角度を増やし，ソケットを屈曲させる

3）動的アライメント

詳細は次の「2．異常歩行の原因と対応」の項で述べる．

❷ 異常歩行の原因と対応

　下腿切断患者の義足歩行における最終的な目標は，できるだけ健常者の**歩行周期**に近い歩行を獲得することである．正常歩行に限りなく近づけることで，消費エネルギーを最小限に抑え，速く，きれいに歩くことが可能である．しかし，ソケットや義足パーツの調整がうまくいかないと，**異常歩行**を呈し，エネルギー消費の増大による身体的負担により易疲労性を生じる．よって，異常歩行とその対処法を理解することは重要である．

　本項では，下腿切断患者の異常歩行の原因とその対応について歩行周期に分けて述べる．

1．立脚相

1）膝の過屈曲（図7）

現象：踵接地時に膝が前方へ押され，膝折れ感を感じる

原因：
- 足部が背屈位に設定されている
- ソケットの初期屈曲角度が過大
- ソケットが足部に対して前方に位置しすぎている
- 後方バンパーが硬すぎる

対応：足部の背屈角度およびソケットの初期屈曲角度を調整し，ソケットの位置を後方へ移動させる．後方バンパーを軟らかくする

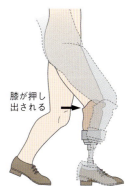

図7 膝の過屈曲

2）膝の過安定（図8）

現象：立脚中期に膝が後方に押され，坂を登るような感じがする

原因：
- 足部が底屈位に設定されている
- ソケットの初期屈曲角度が不足
- ソケットに対して足部が後方に位置しすぎている
- 後方バンパーが軟らかすぎる
- 大腿四頭筋の筋力低下により，代償的に過伸展が出現する
- ソケットが不適合（断端前方の圧痛など）

対応：足部の底屈角度およびソケットの初期屈曲角度を調整し，ソケットの位置を前方へ移動させる．後方バンパーを硬くする

3）ラテラルスラスト（図9）

現象：立脚中期に膝が外側方向へ移動する

原因：足部がソケットに対して内側に位置している

対応：ソケットを内側に移動させる

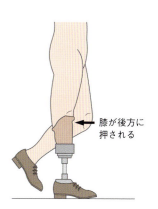

図8 膝の過安定

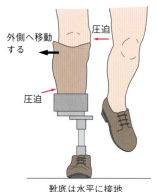
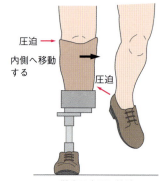

図9 ラテラルスラスト　　　図10 メディアルスラスト

4) メディアルスラスト（図10）
現象：立脚中期に膝が内側方向へ移動する
原因：足部がソケットに対して外側に位置している
対応：ソケットを外側に移動させる

5) 体幹の側屈
● 義足側への傾斜
現象：上体が義足側へと傾く（図11a）
原因：
- 義足が短い
- ソケットの適合が悪い
- 足部のトウアウトが不足している

対応：
- 義足長およびソケットを調整する
- 足部中心軸を外旋方向にずらす

● 義足対側への傾斜
現象：上体が義足と反対に傾く（図11b）
原因：
- 足部のトウアウトが過大
- ソケットの適合が悪い

対応：
- ソケットを調整する
- 足部中心軸を内旋方向にずらす

2. 遊脚相
1) ホイップ（➡155頁，図30）
現象：義足踏切時に踵が内側あるいは外側に向く
原因：

（PTBの場合）
- PTBバーと後壁が平行でない
- カフベルトの取り付け位置が不良である
- カフベルトのタブの張りが左右不均等である

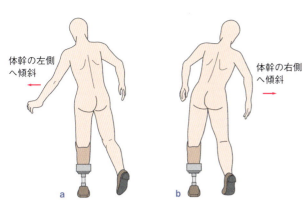

図11 体幹の側屈
a：義足側への傾斜　b：義足対側への傾斜

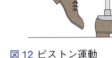

図12 ピストン運動

（PTS，KBMの場合）
・大腿骨顆部の内外側での，懸垂力（押さえる力）に差がある

対応：
・PTBの場合は，PTBバーおよびカフベルトを調整する
・PTS，KBMの場合は，大腿骨顆部の適合面を調整する

2）ピストン運動（図12）

現象：ソケット・断端間でピストニングが起きる

原因：
・ソケットが大きい
・膝カフの形状および取り付け位置が悪い

対応：ソケットおよび膝カフの調整を行う

4 股, 膝, サイム, 足部切断用義足

> **Essence**
> - 股, 膝, サイム, 足部切断用義足は関節面を残し, 断端での荷重を可能とした切断・離断患者に処方する場合が多い.
> - 血管原性の切断・離断, 骨の突出がある, 皮膚と骨の間に血流のよい筋肉が置かれていない場合などは荷重により創を形成してしまうことが多い.
> - 原因疾患の状況の把握, 断端の骨, 筋の処理を把握することは, 断端の状態を悪化させないために非常に重要である.
> - 患者自身の残存機能と義足の特性を把握し, 義足の処方, アライメント調整を行うことが歩行獲得に関して重要である.

切断 骨の部位で連結が切り離されること.

離断 関節の部位で連結が切り離されること.

1 各義足の特徴と適合

1. 股義足

1) 股関節離断の特徴

股義足の適応としては片側骨盤切断, 股関節離断, 大腿切断で極短断端であり, 大腿義足の製作が困難な場合などがある. 股関節離断はソケットの適合がよく, 股義足を用いて実用的な歩行につながりうる.

股関節離断の原因としては悪性腫瘍が多いが, その他の原因として血管原性, 外傷, ガス壊疽などがある. 血管原性である場合には股義足の適合が困難となり, 歩行獲得まで難渋する場合が多い.

股関節離断の手術の際, 腸腰筋は小転子より切離され大殿筋と縫合, 内転筋群もその起始部よりわずかに離れたところで切離され中小殿筋, 大殿筋と縫合されることが多く, このように筋肉を縫合することは断端の早期成熟や荷重を行うために非常に重要である.

2) 股義足の特徴

教科書的には, ティルティングテーブル式や受け皿式などもあるが, 現在の股義足のほとんどはカナディアン式が使用されている. また, 重量が軽量であることや外観がよい, アライメントの調整をしやすいなどの理由で骨格義足が製作されることがほとんどである(図1).

カナディアン式股義足は1954年にカナダのサニーブルック病院にて開発され, 現在でも世界各国で用いられている. カナディアン式ではソケットが

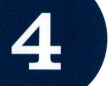

図1 カナディアン式股義足の骨格構造

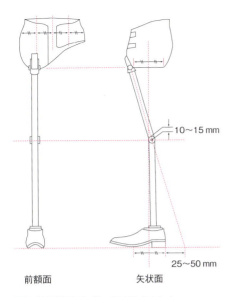

図2 骨格義足のベンチアライメント
〔大石暁一,他:その他の義足.日本整形外科学会,他(監):義肢装具のチェックポイント,第8版.p173,医学書院,2014を一部改変〕

両腸骨稜,断端側の坐骨結節・大殿筋を覆う.ソケットは前または側方開きでベルト固定となり,両側の腸骨稜にて懸垂,断端下部の坐骨結節・大殿筋部にて荷重が行われる.

股継手は遊動継手が主であり,振り出しのコントロールに関してゴム,ばね,バンパー,油圧などで制御する.膝継手も遊動継手が主であり,歩容や,不整地歩行などを目標とする場合は立脚期制御機構,遊脚期制御機構を有する継手が用いられることが多い.足継手は従来,単軸継手が主流である.また日常生活を考え,膝継手の上方に**ターンテーブル**を処方することが多い.

3) 股義足のアライメント

股義足を実用歩行につなげるには,腰部の前彎を戻す力が股義足の主な力源であるため,腰椎の可動性や健側の機能(片脚立位は可能か)など,あらかじめ把握しておくことが必要である.

(1) ベンチアライメント

骨格義足では股継手,膝継手の種類で細かいアライメントは異なってくるため,一般的なアライメントのみを説明する.

股継手の位置としては,股関節の中心軸より前下方に位置するように取り付けられ,立位時に膝折れがしにくいように股関節の伸展方向の力が入りやすくする.

前額面ではソケット最大幅の1/4の位置から10〜20 mm外側に股継手が設定され,矢状面では股継手軸中心と膝継手軸中心を結んだ直線を延長したときに,踵の後方25〜50 mmを通るように設定し,ソケット底面の前後径の中心点からのラインが膝継手軸の前方を通るように調整する(図2).

> **ターンテーブル** 義足を回転することのできるパーツであり,膝継手の上に挿入される.ターンテーブルを装着すると義足を回転させることにより足を組む,あぐらをとるなどの動作が可能となる.たたみでの生活や座ることがより楽になる.

(2) 動的アライメント

　股義足での歩行は，股継手以遠を振り子のように振る歩行パターンであり，ソケットのピストン運動が生じていないか，振り出しの調整が必要か，義足長に問題はないかが主なポイントである．義足長が長すぎる場合には，義足が遊脚相のときに健側でつま先立ちをする伸び上がり歩行が生じる．

2. 膝義足

1) 膝関節離断の特徴

　膝義足の適応は，膝関節離断である．主な原因としては感染，血管原性，外傷であり，糖尿病が原因の感染や血管原性では歩行自立につながる割合が少なくなる．膝関節離断時には膝蓋骨は残存させ，膝蓋靱帯と十字靱帯を縫合，ハムストリングと後方関節包を縫合することで筋収縮を可能とする場合が多い．断端荷重が可能となれば，義足を装着していなくても膝立ち，膝歩きが可能となる．

　膝関節離断は義足装着時にも，長断端であるため大腿切断より義足の操作はしやすいなどの長所はあるが，短所としては外観の悪さがあげられる．

2) 膝義足の特徴

　大腿骨顆部の膨隆の程度とその形状，また荷重が可能であるかが義足タイプを決める要因となる．

　大腿骨顆部の膨隆とその上部の形状の差が大きい場合，顆部の膨隆のためソケットに差し込みにくい欠点がある．そのため開窓式にしたり靴のように紐で緩めることを可能にしたりする．大腿骨顆部の膨隆とその上部の形状の差が小さい場合や，荷重が困難な際はソフトライナーをあらかじめ装着し，硬ソケットに挿入する全面接触式ソケットが使われることも多い．膝継手に関して，ソケット以遠のスペースが足りずに最適な膝パーツや便利なターンテーブルが使えないことがあるため，座位で膝の出っ張りが小さいリンク式膝継手などが使われることが多い．

3) 膝義足のアライメント

　まずアライメントを見る前に懸垂性・荷重性があるか，股関節周囲筋に継手を使用するだけの筋力があるかをあらかじめ診察し，把握しておくことが重要である．次に下腿義足に準じたアライメントのチェックを行うが，膝義足の特徴としてソケットへの入りやすさ・脱ぎやすさ，歩行時の緩みを主として確認することが重要である．

3. サイム義足

1) サイム切断の特徴

　足関節の離断にはさまざまな切断方法が用いられるが，通常サイム切断が行われる．サイム切断とは1842年にエジンバラ大学のSymeが行った内果・外果を残した足関節離断術であり，断端末での荷重が可能でありながら，内果・外果での懸垂も可能であり，その支持性から現在でも最も推奨される切断術である．

　サイム切断は，原因が糖尿病や血行障害の場合は術創の治癒が得られないことがあるが，外傷，感染，先天性奇形などに対して最も優れている．サイ

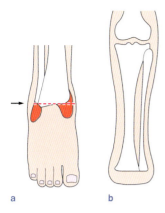
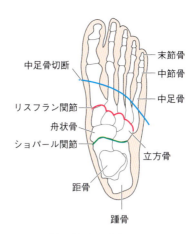

図3 サイム切断
a：切断する部位　b：切断後の断端

図4 下肢切断部位の名称

ム切断の手技としては，内果・外果ともに懸垂性を失わないように切除，足部がないため切離した腱が直接は断端に影響することはないが，可及的に整復させることが多い（図3）．断端に負荷性があれば，義足を使用しなくても歩行は可能であり，義足を使用すると正常と変わらない歩行能力を有するのが長所である．一方，外観の悪さが欠点であり，特に女性の場合，適応が問題となることが多い．

2）サイム義足の特徴

膝義足同様に内果・外果の膨隆の程度とその形状，また荷重が可能であるかが義足タイプを決める要因となる．内果・外果の膨隆とその上部の形状の差が大きい場合には，内果・外果の膨隆のためソケットに差し込みにくい欠点がある．そのため開窓や靴のように紐で緩めることを可能にする．一方，その差が小さい場合にはソフトライナーをあらかじめ装着し，硬ソケットに挿入する全面接触式ソケットが使われることも多い．

断端末での荷重が困難な際は，PTB式義足（→157頁）のように膝蓋腱での体重支持も同時に行い体重を分散させることも多い．足部に関しては足部を取り付けるスペースが狭いことが問題となるが，サイム用の義足が数多く開発されており，下腿部に埋め込み直結が可能となるものもある．

3）サイム義足のアライメント

アライメントに関しては基本的に下腿義足と同じであり，義足装着訓練，歩行訓練は下腿義足に準じて進める．

4. 足部切断用義足

1）足部切断の特徴

足部切断用義足が処方される切断は，中足骨部切断，リスフラン（Lisfranc）関節離断，ショパール（Chopart）関節離断が中心である（図4）．なお，母趾MP関節部の機能が保持されている場合は，機能的には踏み返しが可能であり，歩行可能となり義足を必要としない（美容上必要になる場合はある）．原因は主に糖尿病からの血行障害が典型的であるが，外傷や凍傷，先天異常などもあげられる．

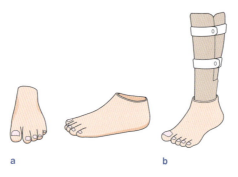

図5 足部切断用義足
a:足袋式義足　b:下腿式義足

　リスフラン関節離断,ショパール関節離断ともに義足を使わなくても歩行可能であるが,残存筋力の不均衡による二次的変形として,内反尖足変形をきたしやすく両者とも70%近く変形を認める.ショパール関節では,足底屈筋以外はほぼすべて切離され,荷重性に関して残存機能を考えると中足部切断,リスフラン関節離断に比べて明らかに劣るため,ショパール関節離断は現在勧められておらず,ショパール関節離断を行う際は関節固定術やアキレス腱延長術などを組み合わせる場合もある.

2) 足部切断用義足の特徴
　主な足部切断用義足は,以下のとおりである(図5).

(1) 足袋式
　断端の形状が懸垂性があり,負荷が可能であれば足袋式皮ソケットに断端を挿入後,紐やベルクロで固定する足根義足が処方される.そのため中足骨切断,リスフラン関節離断で使用される場合が多い.

(2) 下腿式
　断端の形状が懸垂性に乏しく,負荷が困難な場合に用いられる.下腿部前半面を覆う殻構造をもつものである.走ることを目標とする者には,エネルギー蓄積型足部を組み合わせることもある.

3) 足部切断用義足のアライメント
　足袋式では立脚相において,健側のヒールコンタクトが起こるまでは義足側の足圧中心は断端に残っているのが特徴であり,それに関しては無理な修正は不要である.下腿式では足部を固定化し,硬めの殻構造をもつことにより歩行効率をよくしており,ほぼ正常に近い歩行が可能となる.股関節周囲筋力が働いていることが,正常に近い歩行を獲得するために最も重要である.

文献
1) 澤村誠志:切断と義肢,第2版.pp234-257, 324-329, 372-383, 医歯薬出版, 2016
2) 大石暁一,他:その他の義足.日本整形外科学会,他(監):義肢装具のチェックポイント,第8版.p170-180, 医学書院, 2014
3) Stark G:Overview of Hip Disarticulation Prostheses:Journal of Prosthetics and Orthotics 13:50-53, 2001
4) Dillon MP, et al:Comparison of gait of persons with partial foot amputation wearing prosthesis to matched control group:Observational study. J Rehabil Res Dev 45:1317-1334, 2008

5 義手

Essence

- 義手は先天性な欠損，あるいは疾病や外傷などの原因で喪失した上肢の形態や機能を補うために装着する人工の手のことである．
- 装着して**外観**をよくするため，あるいは残存能力および外力を利用して，手の**機能**を代行するために用いる．
- 目的に応じて義手の種類を選択し，場面に応じて使い分けることができる．
- **能動義手**とは，上肢帯および体幹の随意的な運動を力源として，**ハーネス**と**ケーブル**を介して肘継手や手先具を操作する義手のことをいう．
- 筋電電動義手(**筋電義手**)は，義手の継手および手先具の操作力源に小型電動モーターを用いて，断端の筋が収縮する際に生じる微量の**筋電位**，または機械装置(スイッチなど)によって操作(手先具の開閉)を制御する電動の義手である．
- 筋電義手は，能動義手(フック式)に比べて外観がよく，把持力が強い，ハーネスケーブルによる束縛がなく動作が行いやすい，疲れにくく着脱が容易といった利点がある．

　日常生活動作(ADL)の7〜9割程度は片手動作で可能といわれている．切断者のニーズや残存能力に合わせて義手の種類や部品を選択し，操作訓練を通して日常生活や仕事に義手が役立つ経験を重ねることが，義手装着には重要である．

1 義手の構成要素とパーツ

　義手本体はソケット，支持部，継手，手先具からなり，必要に応じてハーネス(懸垂装置)，制御装置(コントロールケーブルシステム)を組み合わせて使用する．義手の機能的特性は構成要素の選択によって決定される(図1)．
　ソケットは断端部と義手の機能部分を連結するもので，切断肢と義手で構成されるman-machine system(人間-機械系)の重要なインターフェイスである．切断端に良好な状態で適合し，断端の収納，力の伝達，懸垂，義手の支持・固定などの機能が求められる．継手は上肢の関節機能を代償する．手先具は「手」の機能を再現する部品で義手の機能特性を決定する要素であり，いろいろな組み合わせで人間の手の機能を代償する．ハーネスは懸垂装置を兼ねて体内力源の採取を行い，動力源ともなるものである．

▶ハーネス
harness
義手の懸垂や体の動きをケーブルに伝える部分

▶ケーブル
cable
ハーネスと手先具がつなぐ部分

▶手先具
hand, hook
物をつかむ部分(フック・ハンド)

▶コントロールケーブルシステム
control cable system

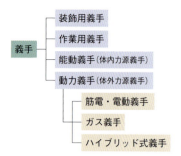

図1 義手の分類

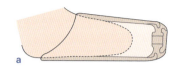

図2 差し込み式ソケット
a：単層ソケット　b：二重ソケット

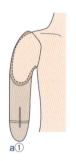
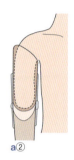
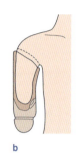
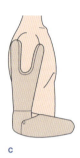

図3 上腕義手ソケットの種類
a：差込み式ソケット．①ブロック肘継手，②ヒンジ肘継手
b：吸着式ソケット　c：オープンショルダーソケット

1. ソケット

　断端長により肩や肘の関節可動域，回内・回外の機能が異なるため，それに応じて最適なソケットを製作する．基本型として断端の形をそのままを覆う単層ソケットと，断端にトータルコンタクトソケットを作り，その外側に義手の外観を整え継手を取り付ける外筒を製作する二重ソケットがある（図2）．

1）上腕義手ソケットの種類（図3）

(1) 差し込み式ソケット

　在来型のソケットで，断端に断端袋を被せてもゆったり装着できるような緩やかな適合の場合が多く，少しでも懸垂性をもたせる目的で肩峰部に大きく被さる形状をとる．断端が短いほど肩峰部に覆い被さる度合いは大きくなるが，被せすぎると関節外の外転運動を阻害することになるので注意を要する．断端を差し込むだけでは適合性が緩く，ソケット自体に懸垂機能がないためハーネスと懸垂ベルトを結合して懸垂する．

(2) 吸着式ソケット

　先端部に吸着バルブを装備して，ソケット自体を断端に吸着させる方式の上腕ソケットである．適合がよければ懸垂ベルトなどを簡略化することも可能である．したがって機能的な義手では操作効率が上がり実用性が向上する．装飾用義手ではハーネスが簡略化されるため，実用的な効果が期待できるソケットでもある．

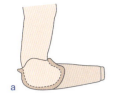 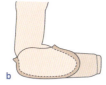

図4 前腕義手ソケットの種類
a：ミュンスター型ソケット　b：ノースウエスタン型ソケット

(3) オープンショルダーソケット

自己懸垂性の全面接触式ソケットである．衣服の着脱など肩外転動作がしやすいように，ソケット外側上部を切り取ってある．義手装着時の肩の動きを改善し，断端全体で懸垂する機能的な上腕ソケットである．

2) 前腕義手ソケットの種類

(1) 差し込み式ソケット（→前頁，図2）

断端を緩やかに挿入して支持し，断端長により上腕カフまたは三頭筋パッドなどと軟性たわみ肘継手を組み合わせて懸垂する型の前腕ソケットである．

(2) ミュンスター型顆上部支持式自己懸垂型前腕ソケット（図4a）

前腕切断極短断端から短断端に適応する，顆上部支持式自己懸垂型ソケットである．短断端を肘部まで包み込むようにして肘部から断端全体がすっぽりはめ込まれる開口部を設けた独特のカプセル状の形状により，従来は適合がきわめて困難であった極短断端に対する前腕ソケットの良好な適合性と肘関節の動きを確保した．上腕カフなどの懸垂装置を必要とせず，安定した適合性を維持できるのが大きな特徴である．自己懸垂性があるため能動義手のコントロールケーブルシステムを簡略化し，9字ハーネスを使用することも可能で，電動義手では懸垂装置が不要となった．

このソケットの開発により，前腕切断極短断端から短断端における機能的な義手の実用性は画期的に向上した．臨床的には一部の短断端（断端長35〜55%）にまで適用することができる．ただし，初期屈曲角をもち，肘関節伸展制限があるのが難点である．

(3) ノースウエスタン型顆上部支持式自己懸垂型前腕ソケット（図4b）

顆上部支持式の優れた利点をもちながら，前腕切断短断端から中断端に適応することができる顆上部支持式自己懸垂型ソケットである．ミュンスター型ソケットと同様に，肘部を包み込むように顆上部までを覆って前面（屈曲側）に大きく開口部をもつ形である．

ミュンスター型に比べてソケットの開口部が大きく，その問題点であった肘の屈曲運動には全く支障がなくなり，脱着も容易となった．ただし，極短断端には適応しない．

2. 支持部

ソケットと継手や継手間の結合のために構成される部分で，殻構造義手では上肢の形状を整える役割も併せもつ．骨格構造義手の場合は，ソケットとアダプターを結合するための部分に相当する．義手のアライメントを決定

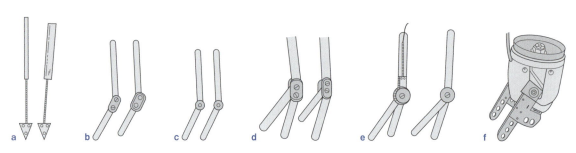

図5 肘継手の種類
a：硬性たわみ式継手　b：多軸肘継手　c：単軸肘ヒンジ継手　d：倍動肘ヒンジ継手（歯車式）　e：能動肘継手
f：能動単軸肘ブロック継手

し，操作性や外観に影響を与える重要な部分となるため，それぞれが適切な位置関係となるように配慮して製作される．

3. 継手

手，肘，肩それぞれの関節を代替するもので，切断部位と切断者の残存能力，義手の使用目的に応じて選択される．作業用義手の部品を加えて手継手，肘継手，肩継手，作業用幹部の4種類に分けられる．

(1) 手継手

機能として，手先具を義手に取り付ける，フックとハンドを交換できる，手先具の回旋角度調節を行い手先具の位置を適切な位置に固定する，手先具の角度調節ができるなどがあげられる．

(2) 肘継手（図5）

上腕ソケットと前腕部の連結および前腕部と上腕カフとの連結を行い，義手を懸垂する機能をもつ．種類は大きく分けて**肘ブロック型**と**肘ヒンジ型**があり，それぞれに遊動式，手動ロック式，能動式などがある．

(3) 肩継手

肩関節を代替するもので，非切断側の手により手動で肩継手の角度調節が操作される．義手の上腕部の外転を可能とする外転肩継手，義手の上腕部の屈曲・伸展・外転・内転を可能とする二軸性の屈曲・外転継手，義手の上腕部の可動域を自由にした構造のユニバーサル肩継手，肩甲胸郭間切断義手に用いる隔板肩継手がある．

(4) 作業用幹部

農耕作業や工業関連の重作業にも対応できるよう頑丈に作られた継手部品で，作業に適した専用の手先具を作業に合わせて交換して使用する．

4. 手先具

能動手先具には能動ハンドと能動フックがある（図6）．機能面を重視すればフックが最適であるが，わが国では機能面より外観を重視する傾向があるため，約80％が装飾用手先具を使用している．フックをつけている切断者も，装飾用と交換して使用することが多い．

1) 能動ハンド

装飾と機能の両面を兼ね，外形は手の形をしている．手先に装飾手袋をはめて外観を自然の手に近づけることもできる．ハーネスからの力源でケーブ

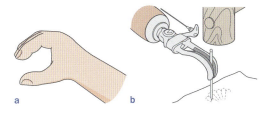

図6 能動ハンドと能動フック
a：能動ハンド　b：能動フック(随意開き式)

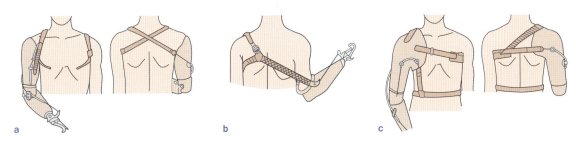

図7 各種ハーネス
a：8字ハーネス　b：9字ハーネス　c：胸郭バンドハーネス

ル操作することで手指が開閉する．能動ハンドはすべて示指・中指と対立する母指の3点つまみが可動指の基本的構造である．3指可動型の手指を動かす機構には3つのタイプがあり，①母指のみが可動する型，②示指・中指と母指が可動する型，③示指・中指と母指がリンク機構で可動する型である．

　能動式手先具にはケーブルを引っ張ることにより開く**随意開き式(VO)**と**随意閉じ式(VC)**があるが，最近は随意開き式が選択されることが多い．いずれのハンドも実際に使用する場合には装飾手袋を装用して外観を整える．

▶VO
voluntary opening type

▶VC
voluntary closing type

2) 能動フック

　能動義手のなかでは一般的な手先具である．能動フックにもVO式とVC式がある．2本の金属製の鈎(可動指鈎と固定指鈎)を組み合わせ，可動指鈎の突起(制御レバー)にワイヤーを引っ掛けて，可動指鈎の開閉を操作する構造である．VO式能動フックは，常に鈎の交差部にはめられた力源ゴムによって鈎が閉じられている．ゴム輪の数によって挟む力の強さが決まる構造である．

5. ハーネス(図7)

　義手を懸垂・支持する役目と，身体の動きをとらえてコントロールケーブルに伝達する役目とがある．材質は木綿などの布・ナイロン・ダクロンなどの合成樹脂製の布・皮革などである．装飾義手では，義手を懸垂・支持するだけの機能となる．

(1) 8字ハーネス

　前腕義手，上腕義手，肩義手の一部に使用する．義手用コントロールケーブルシステムのハーネスとして開発された．上肢帯の動きを健側の腋窩にかけたハーネスループでとらえ，背中に交差したベルトに伝達する．健側肩部に回したハーネスを背部で交差し，一方のベルトをコントロールケーブルにつなぎ，もう一方のベルトを義手の懸垂または肘継手コントロールケーブル

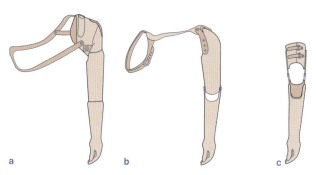

図8 装飾用義手
a：上腕装飾用義手（上腕短断端）
b：上腕装飾用義手（殻構造）
c：前腕装飾用義手（殻構造）

操作に使う．後方から見ると「8」の形をしている．両側上肢帯の動きを有効に利用するためには最も効果的な方策であり，義手を懸垂・支持するためにも負担が少ない．

(2) 9字ハーネス

ミュンスター型ソケットなど，前腕義手の自己懸垂式ソケットに使用する．健側肩に回して懸垂し，フックの開閉の役割を担う．懸垂用ベルトは必要なくなり，後方から見ると「9」の形をしている．

(3) 胸郭バンドハーネス

作業用義手などの重量負担がある義手や，高位切断のソケットの支持性を高めるために用いられる．肩義手では，反対側の上肢帯と胸郭の動きが力源であるために効率が低い．

❷ 義手の分類と特徴

1．使用目的による分類

1）装飾用義手（図8）

外観だけを補完することを目的に製作されたものだが，物体を押さえたり抱えたりする際に役立つ．外装の素材としては塩化ビニルとシリコーンが使用されている．衣服外部に露出する前腕遠位部や手指部はゴム手袋になっており，形や感触，色合いなど外観は実物に近い．

ただし塩化ビニル製は加工が容易であるものの油性の汚れが付きやすく，新聞紙のインクなどが一度付着すると中までしみ込んで汚れが落ちなくなる．最近ではシリコーンを用いたものも一般的となり，見た目や弾性や耐寒性，撥水性などの特性から優れているが，コストが高く耐久性に難がある．また指関節に可動性を有し，指の形状を自由に変えられるパッシブハンドなどの装飾ハンドも実用化している．

2）能動義手

継手の伸展・屈曲とロックおよび手先具の開閉を能動的に操作できる義手で，残存筋または健常部位筋の運動を力源として，手先具や継手を操作でき

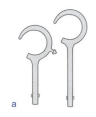 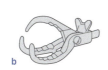 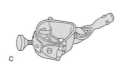 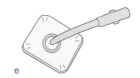

図9 手先具
a：曲鉤　b：双嘴鉤　c：鍬持ち金具　d：鎌持ち金具　e：物押さえ

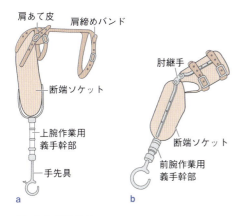

図10 作業用義手
a：上腕作業用義手　b：前腕作業用義手

る義手である．これを**体内力源義手**ともいう．使用される**手先具**として，能動フックと能動ハンドがある．

3）作業用義手

外観にこだわらず作業効率を主目的としている．義手部には，可動性のない作業に適した交換可能な手先具を装着している．作業用義手には，上腕作業用義手と前腕作業用義手がある．断端ソケット先端には作業用義手幹部が取り付けられており，この幹部の先に作業に便利な種々の手先具を差し替えて使用する．作業用義手幹部には上腕用と前腕用がある．

手先具には図9に示すものがあるが，そのうち利用度が高いものは曲鉤である．これは重作業においては農作業，運搬，木工など，ほとんどあらゆる作業に使用されている（図10）．

4）動力義手

炭酸ガスや電気などの外部力源を利用して操作する義手を，体外力源義手という．なかでも**筋電義手**は，残存筋の筋電信号を利用して電動モーターのスイッチをコントロールし，手先具の開閉の機能を生かす義手である．筋電義手の部品は電動ハンド，装飾手袋，電動ハンドと義手本体を連結するリスト，電極，バッテリーおよび充電器から構成されている．

2．切断部位による分類

1）手義手

前腕断端の回内外機能をソケットの回旋機能として生かすため，ソケット

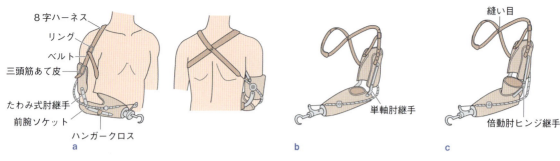

図11 前腕義手
a：長断端用　b：短断端用　c：極短断端用

遠位部の形状に注意する．断端末部の骨性隆起のため，ソケット適合に工夫が必要である．断端遠位部に窓を開ける有窓式ソケットが用いられる．

手先具の制御は，8字ハーネスと1本のコントロールケーブルで手先具のみ操作する，**単式コントロールケーブルシステム**である．

▶単式コントロールケーブルシステム
single control cable system

2）前腕義手（図11）

義手の実用性がきわめて優れている．極短断端用（健側前腕長の35％以下）としては，自己懸垂機能を有するミュンスター型前腕ソケットが適用されるが，有効な肘の可動域を得られない．短断端用（健側前腕長の35〜55％）としては，自己懸垂機能を有するミュンスター型またはノースウエスタン型前腕ソケットが用いられる．中断端用（健側前腕長の55〜80％）では，前腕長の回内外機能を有している全面接触差し込み式ソケットが適用され，ソケットの懸垂は上腕カフとたわみ式肘継手が用いられる．

手先具の制御は，8字ハーネスと1本のケーブルで手先具のみ操作する，単式コントロールケーブルシステムである．

3）肘義手

通常は差し込み式ソケットを用いるが，断端末の上腕骨隆起部が問題となるためソケットの適合には注意を要する．必要に応じて締め切り式のソケットが考慮される．肘継手は断端の長さゆえに能動単軸肘ブロック継手は適応とならず，能動単軸ヒンジ継手が用いられる．

8字ハーネスと1本のケーブルで肘継手の屈曲と手先具の操作，さらに肘継手のロック操作を行う，**複式コントロールケーブルシステム**で制御する．

▶複式コントロールケーブルシステム
dual control cable system

4）上腕義手（図12）

健側上腕長の30〜90％を有する者を対象とする義手で，機能的な義手の実用性が高く期待できるレベルにある．ソケットは短断端（30〜50％），標準断端（50〜90％）とも全面接触式差し込みソケットが一般的に用いられている．標準断端の場合，適合が許せばオープンショルダーソケットも適応となる．そのほかにも自己懸垂性をもつ吸着式ソケットや各種ライナーを用いたソケットも症例に応じて考慮される．

肘継手は能動と他動で扱うものがあり，能動的には能動単軸肘ブロック継手，他動的には手動単軸ヒンジ継手が用いられる．能動単軸肘ブロック継手

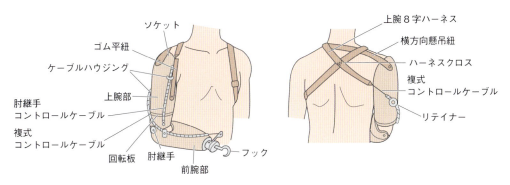

図12 上腕義手

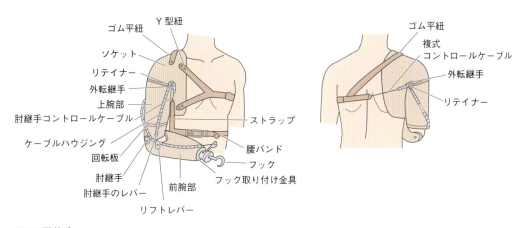

図13 肩義手

は殻構造型義手に用いられ，8字ハーネスと1本のケーブルで肘継手の屈曲と手先具の操作，さらに肘継手のロック操作を行う複式コントロールケーブルシステムで制御する．手動単軸ヒンジ継手は骨格構造型義手に用いられ，肘の屈曲位の固定と解除は手動で行う．手先具の操作は，8字ハーネスと1本のケーブルで手先具のみ操作する，単式コントロールケーブルシステムで制御する．

5）肩義手（図13）

　肩甲胸郭間切断および肩関節離断に適応する義手で，上腕切断極短断端にも適用される．上肢がすべて失われた状況であり，肩・肘・手関節のすべての機能が必要である．この切断レベルにおいて，現状では処方される義手のほとんどは装飾義手である．装飾用義手の場合，肩継手には革・布などベルト状の簡単なつなぎ手が用いられることも少なくない．

　能動義手では，実用できる肩継手が遊動式肩継手以外では，摩擦を利用して位置決めができるように工夫された手動式肩継手（肩隔板式肩継手，外転肩継手，屈曲外転肩継手，ユニバーサル肩継手など）に限られるため，能動的な制御には利用できない．また，手動式の摩擦の調整も難しく実用的ではないため，実際に腕を挙上した状態で肘継手や手先具を操作することは実用上きわめて困難である．

　能動制御には複式コントロールケーブルシステムが肘継手と手先具の制御

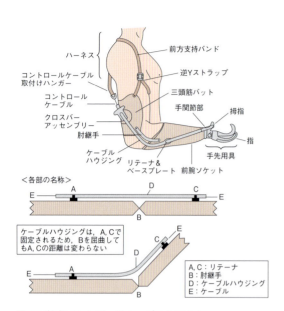
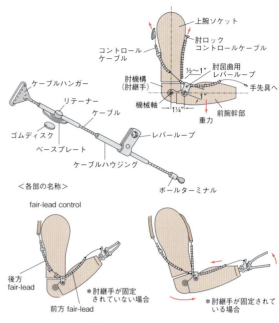

図14 単式コントロールケーブルシステム
〔石川 齊，他（編）：図解 作業療法技術ガイド，第3版．根拠と臨床経験にもとづいた効果的な実践のすべて．p638，文光堂，2011 より〕

図15 複式コントロールケーブルシステム
〔石川 齊，他（編）：図解 作業療法技術ガイド，第3版．根拠と臨床経験にもとづいた効果的な実践のすべて．p639，文光堂，2011 より〕

に用いられるが，能動肘継手のロック操作は患側の肩の動きがないために，体幹の動きを利用することになって操作がしづらく，操作効率は低くなる．最も義手の支援が必要な切断レベルであるにもかかわらず，肩継手に積極的な能動機能をもつ製品がないという限界があり，機能的な義手の実用性は低いのが現状である．

❸ 能動義手の制御システム

コントロールケーブルシステムは，両上肢帯の動きを主な力源とし，そのほかに切断側の肩の動きと体幹の動きを力源に利用している．この動きによる両上肢帯の広がりをハーネスでとらえ，その動きの幅に等しくワイヤーを牽引する．この動きが手先具および肘継手の操作力源となる．

この手先具の開閉動作を行うコントロールケーブルは，図14のようにハーネスのハンガーから始まり，ハウジングの中を通り，肘継手軸の中心軸近くを通過して，前腕部のリテーナから手先のターミナルまで続いている．途中，ケーブルハウジングの中を通るが，このハウジングは上腕カフのクロスバー，前腕部のベースプレートとリテーナにより固定されている．よって，手先具の開閉操作のためにコントロールケーブルに力が加わっても，クロスバーとリテーナの間でケーブルがたるまない．

コントロールケーブルシステムは以下のシステムに分けられる．

1．単式コントロールケーブルシステム（図14）

1本のケーブルで単一のコントロール機能を果たす（1本のケーブルで1つの義

▶ケーブルハウジング
cable hausing

▶ベースプレート
base plate

▶リテーナ
retainer

▶クロスバー
cross bar

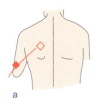 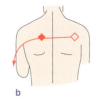 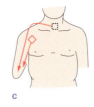

図16　ハーネス・コントロール
a：上腕の屈曲　b：肩甲骨外転　c：上腕の伸展
◇：固定点（ハーネス），◆：ソケットにケーブルのつく所.
〔石川　齊，他（編）：図解　作業療法技術ガイド，第3版．根拠と臨床経験にもとづいた効果的な実践のすべて．p640，文光堂，2011より〕

手の機能を制御する）システム．前腕切断では肘関節の機能が残存しているため，能動前腕義手では手先具を目的とする場所に動かすことができる手先操作ケーブルシステムが用いられる．

2. 複式コントロールケーブルシステム（図15）

1本のケーブルで2つのコントロール機能を果たす（1本のケーブルで2つの義手の機能を制御する）システム．肩義手や上腕義手に用いられる．上腕切断では，義手に肘継手の固定遊動をコントロールする機構をもたせる必要があるため，手先具の開閉操作と肘継手の屈伸運動の2つの機能を1本のケーブルで行えるよう工夫されている．

ケーブルハウジングが2つに分かれており，前腕幹部の肘軸よりも最も効果的な点に屈伸運動を動作させるレバーループが設けられている．肘継手を任意の角度で固定するとケーブルの動きは手先具に作用し，肘継手を解放すれば，まず前腕部を屈曲させる力として作動する．もしもケーブルハウジングがなかった場合に起こる問題点を以下にあげる．

▶レバーループ
forearm lever loop

・ケーブルにかかる力が，肘関節を屈曲する力として働くようになる．
・ケーブルが鋭角に折れやすくなり，摩擦力が増して手先動作により大きな力を必要とする．
・衣服の破損が起こりやすい．

ケーブルハウジングがあることによって，肘関節の角度にかかわらず手先の開閉動作が容易となる．

3. 手先具の開閉動作に必要な身体の運動（図16）

能動随意開大式フックを開くために必要な基本動作は，肩関節の屈曲である．ハーネスのリングと上腕カフのクロスバーとの間の距離が増加し，ケーブルの緊張度が強くなり，フックが開大する．この肩関節の運動をやめると，ケーブルの緊張が緩み，フックはゴムバンドの力によって閉じる．

場合により，両肩を前にすぼめる運動をすることがある．この運動によって肩甲骨が外転し，コントロールケーブルに緊張が加わりフックが開大する．この運動は，主に身体の近くでフックの開大をしなくてはならない場合に補助的に用いる．

4. 上腕義手の操作に必要な身体の運動（図16）

義手の操作には肩甲帯および肩関節の運動学習が重要であり，コントロー

ルシステム機構の理解をうながし，運動方向と動作スピードの協調的な動作練習を行う必要がある．義手には感覚フィードバック機構がないため，物品の把持や物の押さえなどの手先具操作や位置確認は，視知覚によるフィードバックが主な代償方法となる．

1）肩関節の屈曲運動
肘継手の屈曲と手先の開閉コントロールに必要となる．

2）肩甲骨の外転運動
前腕義手の場合と同様に体幹部に近い動作に必要となる．

3）肩甲骨の下垂と肩関節の外転および軽度伸展
肘継手ロックのコントロールのために必要となる．この動作により前方支持バンドの弾性部分を伸展でき，ケーブルの緊張を増す結果となる．

❹ 適合検査

▶適合検査
check out

1．適合検査

適合検査の目的は，完成した義手(仮義手を含む)が処方どおりに仕上げられており，期待した役目を十分に果たすことができるかどうか適合判定をすることである．そのため，切断者の評価がきちんとなされ，ニーズを把握し，義手を十分に理解した者により，可能な限り細部にわたって交付したい義手の内容が処方箋に指示されている必要がある．

大事なことは，適合不良な部分を適合するように修正あるいは調整することである．したがって，不良原因となるポイントを押さえておく必要がある．

義手適合検査の手順は次のとおりである．

2．前腕義手の適合検査項目
表1に示す．

3．上腕義手の適合検査項目
表2に示す．

4．不良原因
適合検査の結果，肘屈曲90°で手先具が開かないときの原因と調整方法を以下にあげる．

- ケーブルの走行不良(リテーナの位置の不適により，走行に急角度がついている)
- レバーループの位置，高さが不良
- ケーブルの太さとハウジングの太さが不適応
- ケーブルやハウジングの調整不良(ケーブルやハウジングが長すぎる)
- ハーネスの調整不良
- 力源となる肩甲帯の障害など当事者の関節そのものに障害あり

5．義手の操作訓練指導のポイント
まず，上肢切断者が義手を用いて何がしたいのか(ニーズ)を知り，ニーズに合わせた具体的工夫や方策を考えることが重要である．

適切な義手を選択・製作し，上肢切断者とリハスタッフ(作業療法士)・義肢装具士が関わりを密にし，情報交換を行いながら，的確な(良質で適切量の)訓

表1 前腕義手の検査表

No.	氏名		（男・女）	年齢	
切断側		長さ	手先具	ソケット	
検査日	月 日		検査者名		

	検査項目	成績	標準	通常の欠陥
1	義肢装着時および除去時の肘屈曲範囲	装着時 除去時	自動屈曲は装着時も同程度でなければならない	・ソケットの適合不良 ・トリミング不良 ・肘継手のアライメント不良
2	義肢装着時および除去時の肘の回旋範囲	装着時 回内 回外 除去時 回内 回外	装着時の自動回旋範囲は除去時の1/2はできなければならない	・ソケットの適合不良 ・トリミング不良 ・継手の締めすぎ
3	操作効率	％	効率は70％以上あるべきである	・ケーブルの走行不適 ・ケーブルとハウジングの太さが不適応 ・ケーブルやハウジングが不良 ・ハウジングが長すぎる
4	肘90°屈曲位でフックまたはハンドの開大あるいは閉鎖	cm	他動的開大または閉鎖の程度まで自動的にできなければならない	・同上 ・ハーネスの調整不適 ・当事者の関節に障害あり
5	口元あるいは前ボタン位置での手先具の開大あるいは閉鎖	口元 cm 前ボタン cm	肘90°屈曲位の自動開閉の70％以上は必要	・同上
6	張力安定性	cm	約23kgの牽引力で断端からソケットが2.5cm以上ずれるか，ハーネスが破損してはならない	・ソケットの適合不良 ・ハーネスの調整不適 ・ハーネスの材質不適
7	圧迫適合と快適さ	良 普通 不良	加圧力が不適合，不快感，痛みなどの原因となってはならない	・ソケットの適合不良（きつさ，緩さ，押さえ，チャンネルの確保など） ・トリミング不良
8	義肢の重さ	kg		

〔石川 齊，他（編）：図解 作業療法技術ガイド，第3版．根拠と臨床経験にもとづいた効果的な実践のすべて．p641，文光堂，2011 より〕

練指導（装着前訓練・装着訓練・基本訓練・日常生活動作訓練・応用訓練），断端や義手の管理指導，環境調整などを行うことが，上肢切断者の生活の再構築・再獲得につながる．

　義手が快適に操作され，作業の目的を達成することで，上肢切断者（使用者）の身体の一部・生活の一部になることを目指し，早期の自宅・社会・職業復帰に結び付ける．義肢装具士などによるフォローアップシステム（巡回相談やブレースクリニック）により，故障や破損に適切に対応できるよう整備する．

表2 上腕義手・肩義手の検査表

No.		氏名			（男・女）	年齢	
切断側		長さ		手先具		ソケット	
検査日		月　日		検査者名			

	検査項目	成績 上腕	成績 肩離断	標準	通常の欠陥
1	義手除去時の断端の可動範囲	外転　° 回旋　° 屈曲　° 伸展　°	° ° ° °	外転(健180°)90° 回旋(健60°)45° 屈曲(健180°)90° 伸展(健60°)30°	・拘縮，筋力低下，断端長が短いなど断端や肩関節そのものに障害
2	義手の肘屈曲範囲			義手肘屈曲　135°	・前腕幹部のトリミング不良 ・肘装置の調整不良
3	義手装着時の断端の可動範囲	外転　° 回旋　° 屈曲　° 伸展　°	° ° ° °		・ソケットの適合不良 ・ソケットのトリミング不良
4	義手装着時の肘の自動的屈曲範囲	°	°	肘完全屈曲　135°	・ケーブルハウジングが長すぎる ・前後のフェアリードの間隔が狭い ・ハーネスの調整不適 ・ケーブルの走行不適 ・義手操作の動きが拘束されている
5	肘完全屈曲に要する肩の屈曲角	°	°	肩の屈曲角は45°を超えてはならない	・ハーネスの調整，ケーブルの走行不適 ・肘装置の調整不良
6	肘を(90°から)屈曲するのに必要な力	kg	kg	4.5 kgを超えてはならない	・レバーループの位置，高さが不適 ・コントロールケーブルの走行不適
7	操作効率	%	%	効率は少なくとも**50%**以上であること	・ケーブルの走行不適 ・ケーブルとハウジングの太さが不適応 ・ケーブルやハウジングが不良 ・ハウジングが長すぎる ・レバーループの位置，高さが不適

2．義手の肘屈曲範囲

5．肘完全屈曲に要する肩の屈曲角チェック

6．肘90°屈曲するのに必要な力

7．コントロールケーブル・システムの効率チェック

（続く）

5 筋電義手

　筋電義手は，断端の筋が収縮するときに生じる微量の筋電位をスイッチに利用して，義手の操作(手先具の開閉)を制御する．伸筋群と屈筋群に取り付けられた筋電センサーが，それぞれ手の開閉の動きに対応している．筋電制御方式の筋電義手は，その使用に十分な筋肉収縮力が必要であり，筋電分離など特別な訓練を必要とする．

　筋電義手の特徴の1つである「強い把持力」は，さまざまな機械操作や加

(続き)

	検査項目	成績		標準	通常の欠陥
		上腕	肩離断		
8	肘90°屈曲位のフックまたはハンドの開大あるいは閉鎖	cm	cm	肘90°屈曲位での手先具は完全開大あるいは閉鎖すること	・同上 ・ハーネスの調整不適 ・力源となる肩甲帯の障害 ・義手操作運動が束縛されている
9	口元および前ボタン位置でのフックまたはハンドの開大・閉鎖	口 前ボタン 位置 cm cm	cm cm	手先具の開大あるいは閉鎖は最小限度50%はできなければならない	・同上
10	肘固定の不随意的動き			歩行時または側方60°挙上するときに肘固定装置が作動してはならない	・肘コントロールケーブルの締めすぎ ・肘コントロールケーブルの走行が不適
11	義手回旋時のソケットの安定性			ソケットは断端の周囲でスリップしてはならない	・ソケットの適合不良
12	トルクに対するソケットの安定性			肘軸より約30 cmの先端部で内外旋両方向ともに1 kgの引っ張りに抵抗できなければならない	・ソケットの適合不良 ・ハーネスの調整不適 ・ターンテーブルの締めつけ不足
13	張力安定性	cm	cm	約23 kgの牽引力に対し断端からソケットが2.5 cm以上ずれるか，ハーネスが破損してはならない	・ハーネスの調整不適 ・ハーネスの材質不適 ・ソケットの適合不良
14	圧迫適合および快適さ	良 普通 不良	良 普通 不良	加圧力が不適合，不快感，痛みなどの原因となってはならない	・ソケットの適合不良（きつさ，緩さ，押さえ，チャンネルの確保など） ・トリミング不良
15	義手の重さ	kg	kg		

〔石川 齊，他（編）：図解 作業療法技術ガイド，第3版．根拠と臨床経験にもとづいた効果的な実践のすべて．pp642-643，文光堂，2011 より〕

工する対象物の固定に有用である．また日常生活では家事動作（フライパンの柄を持つ，洗濯物を干す）や両手を必要とする動作（爪切り，紐結び，ネクタイを結ぶ，重いものを運ぶ，書字，カバンを持ち非切断側で傘や定期券を持つなど），仕事（フォークリフトの運転など），自転車や自動車の運転，余暇を楽しむ際に有効活用できる．手先具には，**電動フック**または**電動ハンド**を用い，指先を使う作業，日常生活に適している．

　筋電義手の有効性を高めるには切断後早期から，筋電義手を含めた義手に関する情報提供を行うことが重要である．現在，筋電義手は米国，ドイツ，

▶電動フック
electrical hook

▶電動ハンド
electrical hand

イタリア，そのほか欧米諸国，中国などで実用化され，日本でもリハビリテーション工学の進歩で開発が進んではいるが，重さや機能性，価格，メンテナンスの点で改善すべき課題も多い．

Advanced Study　筋電義手の訓練指導のポイント

　流れとしては，入院中から支給制度や筋電義手の機能を上肢切断者に伝え，退院後外来にて能動義手訓練と並行して，電極位置の選定（手関節掌屈筋群と背屈筋群から筋電信号を採取する筋を選定する．通常は断端において2か所）や筋収縮訓練，筋電信号の分離と再現訓練といった訓練用筋電義手の装着前訓練を行う．

　装着前訓練としては義手を用いない訓練，①関節可動域訓練や筋力強化を行い，義手操作に必要な関節（肩や肘周囲）をよく動かし，体幹筋力も鍛える，②断端の耐圧性の向上（断端形成）：義手のソケットは硬いため感覚が過敏であると義手の装着が困難となるため断端のマッサージや圧を加えるなどして徐々に慣らしていく，③日常生活動作訓練（利き手交換訓練含む）：必要に応じて自助具を使用し，義手がなくても日常生活を行える訓練を行う，などがあげられる．

　次に，筋電義手装着訓練（基本訓練：着脱訓練，把持動作訓練，両手動作訓練など，応用訓練：日常生活訓練，趣味や職業に関する動作訓練，スポーツや自動車運転訓練），そのほか義手操作能力の評価（STEF/ADL），復職のための評価（ニーズの把握・職場訪問）や訓練を行う．

▶簡易上肢機能検査
STEF

文献

1) 千住秀明（監）：上肢切断の理学療法に必要な知識．理学療法テキスト　義肢装具学，第2版．pp98-109, 九州神陵文庫，2015
2) 中島咲哉：義手．日本義肢装具学会（編）：義肢学，第3版．pp283-312, 医歯薬出版，2015
3) 大峯三郎：第8部 第2章2. 義手．蜂須賀研二（編）：服部リハビリテーション技術全書，第3版．pp567-578, 医学書院，2014
4) 陳　隆明，他：筋電義手．川村次郎，他（編）義肢装具学，第4版．pp80-112, 医学書院，2009
5) 陳　隆明，他：義手（電動義手を含む）．日本整形外科学会・他（監）：義肢装具のチェックポイント，第8版．pp92-119, 医学書院，2014
6) 阿部早苗：上肢切断のリハビリテーション．高田治実（監）：PT・OTビジュアルテキスト　義肢・装具学．pp228-238, 羊土社，2016
7) 澤村誠志：リハビリテーション医学全書18　切断と義肢，第3版．pp119-206, 医歯薬出版，1992
8) 石川　齊，他（編）：図解 作業療法技術ガイド，第3版．根拠と臨床経験にもとづいた効果的な実践のすべて．pp638-643, 文光堂，2011
9) 里宇明元，他（編）：もう悩まない100症例から学ぶリハビリテーション評価のコツ．MB Med Reha 163：274-277, 2013
10) 山本伸一：疾患別 作業療法における上肢機能アプローチ．大庭潤平，他：切断における上肢機能へのアプローチ．pp151-160, 三輪書店，2012
11) 谷合義旦，他：退院後の義手装着状況―仮義手装着訓練の効果．OTジャーナル 26：pp660-665, 1992
12) 福井信佳，他：総説 能動義手の現状と課題．保健医療学雑誌 5：83-94, 2014
13) 高橋功次：特集 実生活における能動義手の使われ方　能動義手の仕組みと製作・適合時のチェックポイント．日本義肢装具学会誌 23：200-204, 2007
14) 村田郁子，他：筋電動義手の職業復帰における有効性と今後の課題―労災保険制度における研究用支給筋電義手の訓練を経験して．日本職業・災害医学会会誌 JJOMT 61：309-313, 2013
15) 粕谷昌宏，他：身体を拡張する筋電義手"障害"を再定義するテクノロジーの実現を目指して．情報管理 58：887-899, 2016
16) 国立障害者リハビリテーションセンター研究所 義肢装具技術研究部：はじめての義手．http://www.rehab.go.jp/ri/hosougu/hosouguj.html（2017年8月21日閲覧）

第5章

そのほかの補装具，福祉用具

1 車椅子

> **Essence**
> - 車椅子は，歩行困難者の移動能力を補う重要な**補装具**である．
> - 歩行困難者自らによる**移動を支援する**側面と，移動を介助する**介助者の負担を軽減する**側面に作用する．
> - 車椅子にはさまざまなタイプがあり，各種の機構やパーツも付加することができる．最も重要なことは，それらのなかから使用者に最も合った1台を適用することである．
> - 使用者の病態を十分に考慮しながら適切に車椅子を処方・選択し，各パーツや機構を組み込み，使用者への適合性を確認することが大切である．

1 分類と基本構造

1. 分類

車椅子には，さまざまな種類・タイプがある．同じタイプの車椅子であっても，その製造過程が異なっている場合があり，その点に着目して車椅子を分類するのが基本である．**障害者総合支援法**による補装具の分類に対応させて，整理すると理解しやすい．

1）製造過程による分類

製造過程の違いにより，レディメイド，オーダーメイド，モジュラー車椅子に分かれる．いずれの車椅子も，導入には精通した医療・福祉の専門職が関わることを勧めるが，特にオーダーメイド車椅子は，リハチームでの検討のもと，リハ医の処方により製作することが望ましい．

(1) レディメイド車椅子（既製品）

標準の規格で大量生産され，比較的安価で，デパートやホームセンターでも販売されている．製品により，大きさや重量，シート素材や座面・背面の形状や硬さなどが異なる．使用目的のほか，使用者の体格，運動機能や耐久性，褥瘡の有無などさまざまな身体症状を十分に考慮し，最も適した車椅子を選択する．

(2) オーダーメイド車椅子

使用する目的を十分念頭に置き，使用者の運動機能も考慮しながら，オプションパーツを含めて入念に基本設計を行う．処方に基づき体格に適合する

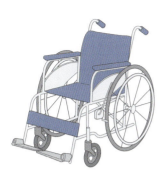

図1 普通型車椅子(自操用)

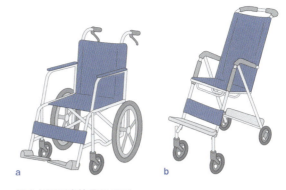

図2 普通型車椅子(介助用)
a：手押し型A(後輪が大径)　b：手押し型B(後輪が小径)

ように採寸する．使用者のために製作されたオリジナルの車椅子であり，レディメイドタイプに比べて高額となる．

(3) モジュラー車椅子

既製のモジュール(パーツ)を，使用目的，使用者の体格や運動機能に合わせて組み合わせ製作されるセミ・オーダーメイド車椅子である．使用者の体格に変化が生じた場合などは，一部のモジュールを交換することで対応が可能となる．小児など身体的成長期にある者，病状の進行や関節拘縮や変形などで身体のアライメントに変化をきたす恐れのある者などに適している．

2) 障害者総合支援法—補装具種目による分類

手動車椅子と**電動車椅子**に大きく分類される．手動車椅子は，普通型，リクライニング式，簡易型などに区分される．

(1) 手動車椅子

● 普通型(自操用/介助用：手押し型A・手押し型B)

今日最も普及しているタイプの車椅子であり，大部分のレディメイド車椅子はこのタイプに該当する．自操用(図1)および介助用(手押し型A・手押し型B)がある(図2)．

● リクライニング式，ティルト式，リクライニング・ティルト式(普通型・手押し型)

リクライニング式車椅子は，シートの位置はそのままにバックサポートの傾きを変えることができる(図3a)．ティルト式車椅子はバックサポートの傾きを変えることができるが，シートも同様に傾く．つまり，シートとバックサポートが一定の角度を維持した状態で，バックサポートの傾きを変えることができる(図3b)．また，両方の特徴を兼ね備えたリクライニング・ティルト式車椅子もある(図4)．本タイプの多くが介助用である．バックサポートを後方に傾けると重心も後方に移動し，車椅子自体が後方に転倒する危険性が生じるため，後輪の車軸は通常の基準点より後方に位置するように設計する．

● 前方大車輪型(図5)

体幹前屈位や円背姿勢の者，肩関節に運動制限のある者などが，自操する場合に適している．

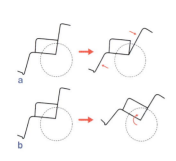

図3 リクライニング式車椅子（a）・ティルト式車椅子（b）の機構
〔大田哲生, 他：車椅子. 日本整形外科学会, 他（監）：義肢装具のチェックポイント, 第8版, pp314-315, 医学書院, 2014 より〕

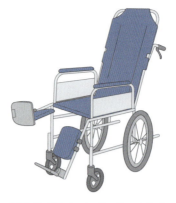

図4 リクライニング・ティルト式普通型

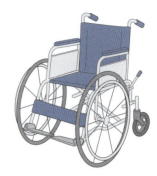

図5 前方大車輪型車椅子

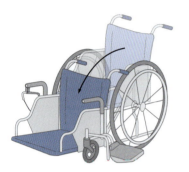

図6 手動リフト式普通型車椅子

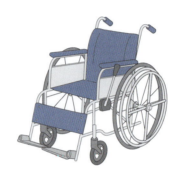

図7 片手駆動型車椅子

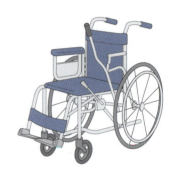

図8 レバー駆動型車椅子

> **手動リフト式普通型** 車椅子側面に取り付けられるレバーを操作し，シートを昇降できる車椅子である．シートは，通常の椅子に相当する程度の高さから，ほぼ床面に近くまで下げることができる．通常，床からの立ち上がりが困難であり，いざり移動を中心とした和式生活者に適している（図6）．電動モーターによる昇降機能を搭載した電動車椅子もある．

● 片手駆動タイプ（片麻痺患者用）

・片手駆動型，リクライニング式片手駆動型

　一側（使用する上肢側）に重なるように，サイズの異なる2つのハンドリムが取り付けられた車椅子である（図7）．内側のハンドリムは使用する上肢側の車輪の駆動に，外側のハンドリムは反対側の車輪の駆動に作用し，片手で2つのハンドリムを巧みに操作することが求められ，熟練を要す．

・レバー駆動型

　車椅子側方（使用する上肢側）から伸びる1本のレバーを片手で前後左右に操作し，前後駆動や左右方向転換を行う（図8）．

(2) 電動車椅子

　モーターを動力源として駆動・操作を可能とする．手動での自操が困難か，可能であっても実用性が低い場合に適用がある．手動車椅子より重量が重く，容易に高速走行も可能となるため，衝突事故には十分注意する．使用者の身体機能や認知機能が，安全に操作できる能力にあるかを確認しておく．

● 普通型（図9）

　車体が固定化されており，バックサポートやシートの傾きを変えられるなどの調節機構がない．最高速度が4.5 km/時（低速）と6.0 km/時（高速）があり，

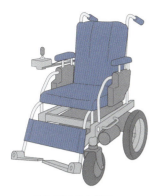
図9 普通型電動車椅子

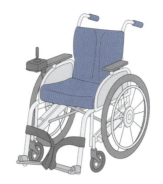
図10 簡易型電動車椅子

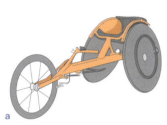
図11 スポーツ用車椅子の一例
a：レース用　b：バスケットボール用

運転に慣れていないようであれば低速を選択する．なお，道路交通法において，電動車椅子の速度は 6.0 km/時以下と定められている．

- **リクライニング式普通型**

  手動でバックサポートの角度調節を行うタイプの電動車椅子．

- **電動リクライニング普通型，電動ティルト普通型，電動リクライニング・ティルト普通型**

  リクライニング機構やティルト機構を，電動モーターで操作する電動車椅子である．手動タイプのほとんどは，介助者が行うことを前提としているのに対し，電動では乗車している本人自身で操作することが可能である．

- **簡易型**（図10）

  手動車椅子の駆動輪に電動モーターのユニットを組み込んで製作した電動車椅子で，普通型電動車椅子より軽量で折りたたみも可能となり，自動車への積み込みも可能となる．切り替え式とアシスト式がある．

3）その他

スポーツ用車椅子（図11），足こぎ車椅子（図12），入浴用車椅子（図13），シニアカー（スクーター型電動車椅子，図14）などがある．シニアカーは，JIS 規格ではハンドル型電動車椅子，道路交通法上は原動機を用いる**身体障害者用車椅子**と呼称されている．免許は必要なく，道路交通法上「歩行者」に分類されるため，歩道を走行することが許される．したがって，歩行者との衝突に注意を払う必要がある．

> **簡易型電動車椅子―切り替え式とアシスト式について**　切り替え式は，上肢運動による駆動とモーターによる駆動が切り替えられるタイプで，軽量で持ち運びしやすい．モーター走行での出力は普通型より弱い．アシスト式は，上肢運動による駆動をモーターの動力でサポートする機構をもつ車椅子である．上肢での駆動は可能だが，筋力が不十分な場合に適用がある．

▶**JIS**
Japanese Industrial Standards
日本工業規格

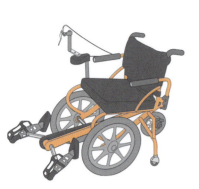

図12 足こぎ車椅子

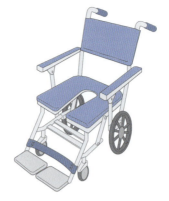

図13 入浴用車椅子

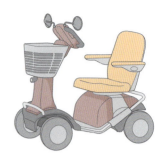

図14 シニアカー

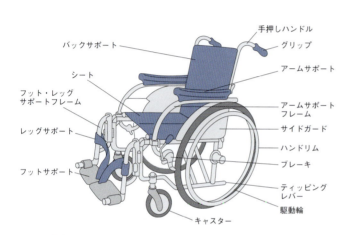

図15 手動車椅子の基本構造
〔日本工業規格：JIS 9201, p26, 2006より〕

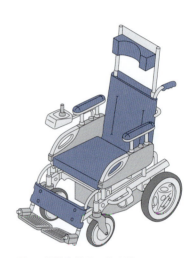

図16 電動車椅子の基本構造
〔日本工業規格：JIS 9203, p41, 2010より〕

2. 基本構造

　手動車椅子は，身体を座位姿勢で支持する部分(シート，バックサポート，アームサポート，フット・レッグサポート)，駆動を制御する部分(ハンドリム，手押しハンドル，ブレーキ)，駆動力を路面に伝える部分(車輪)，そして，それら各部分を連結・統合し，車椅子全体の枠組みを構成するフレームからなる(図15)．

　電動車椅子も同様の基本構造をなすが，バッテリー，モーター，モーターを制御するコントロールボックスなどそれに特有の装置が付属し，駆動する機構も異なる(図16)．

❷ パーツの種類と名称

1) フレーム

　機能・構造の面から，折りたたみ式と固定式に分かれる．折りたたみ式は，コンパクトに折りたためるため，収納や持ち運びがしやすい．その一方，可動部分があることからゆがみを生じやすく，車体全体の剛性は低下する．固定式は，折りたたみが困難となるが，車体の剛性は折りたたみ式より高くな

り，乗り心地も安定するため，スポーツ競技用車椅子に多い．

アルミニウム，スチール，ステンレス，チタン合金などの素材で製造される．それぞれに特徴があり，長所・短所を踏まえて用いる必要がある．価格，強度や重量，耐腐食性などの面で最もバランスが取れている素材がアルミニウムであり，個人用に製作する場合多く用いられる．スチールやステンレスは強度に優れているが，重いのが難点である．チタン合金は非常に高額だが，軽量で強度に優れている．

フレームに付属するパーツに，ティッピングレバーや転倒防止装置がある．ティッピングレバー（図17）は，車椅子後方・下部にフレームから延長しているバーであり，介助がこの部分を踏むとキャスターが比較的容易に持ち上がるため，大きな負担なく段差を乗り越えることができる．

転倒防止装置（図18）は，ティッピングレバーと同様の部分に，やはりフレームから延長するように形成される．特に，バックサポートが傾斜するタイプの車椅子でそれを大きく傾斜した際，重心が後方に移動することから後方へ転倒する危険性が生じる．そのリスクを防ぐための装置である．

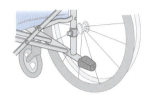

図17 ティッピングレバー

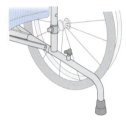

図18 転倒防止装置

2）シート

椅子の座，つまり殿部から大腿背側面が接し，体重を直接支持する部分である．スリング式シート，ソリッド式シート，張り調整式シートがある（図19）．スリング式シートは，布状のシートを座に張り，その張力で体重を支持する．後述するスリング式バックサポートと組み合わされ，折りたたみ式車椅子に通常用いられる．折りたたみ機構には有利に作用する一方，体重によりシートにたわみが生じるため，骨盤の安定的支持には向いていない．

それに対してソリッド式シートは，たわみが少ないため姿勢の安定には向いている．張り調整式シートは，布状の細いベルトが複数並び，体重を支える座を構成する．後述するバックサポートの張りの調整と合わせ，シートの各ベルトの張り具合を調整しながら，使用者に適した姿勢を作ることができ，折りたたみ機構にも対応できる．

Advanced Study　クッション素材

さまざまな素材が用いられる．ウレタンフォーム素材は，安価で加工しやすく自由に成形できる利点がある．しかし，強い圧に対して復元力がほとんどなく，除圧機能は強くない．ゲル素材を用いたクッション（フローテーションパッドなど）は，除圧機能に優れ耐久性もあるが，重く，通気性が悪いという欠点もある．

一方，特殊ゴムや樹脂製で，いくつかの空気室構造をもち，エアセルに空気を注入して使用するクッションがある（ROHO®，ポリエアー®など）．優れた除圧効果をもち，脊髄損傷などの筋力低下のほか，殿部周囲の感覚障害をきたし褥瘡を形成しやすい患者にとっては非常に有効である．一方で，圧がかかるとセル内で空気が自由に動くため，体幹支持能力が低いと安定した座位保持が困難となる欠点もある．適切な空気量に設定しなければ効果も発揮されず，破損などにより空気漏れを起こすと機能を失う．これらの素材を組み合わせ，それぞれの利点を生かし，姿勢保持機能と除圧機能を合わせもったクッションも製品化されている．

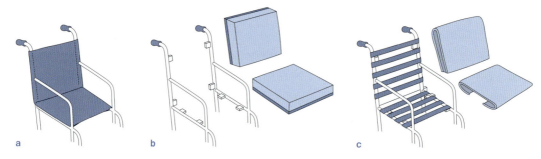

図19 シート，バックサポートの種類
a：スリング式　b：ソリッド式　c：張り調整式
〔大田哲生，他：車椅子．日本整形外科学会，他（監）：義肢装具のチェックポイント，第8版．p321，医学書院，2014より〕

　クッションはシートと併せて検討すべき不可欠なパーツである．殿部への圧を分散し褥瘡を防止する，座位を安定化させる，保温や通気性を保ち座位を快適化させる，バックサポートに用いることで体幹への負担も軽減する，などの機能がある．表面がフラットな平面型，殿部の形状に沿った曲面形のコントゥアー型，殿部形状を採型して作るモールド型がある．

3) バックサポート

　シートと同様種類別に，スリング式バックサポート，ソリッド式バックサポート，張り調整式バックサポートがある（図19）．スリング式は折りたたみ式車椅子に多く用いられ，張り調整式は，使用者の体幹のアライメントや個々の症状に合わせて，安定した体幹保持ができるようにバックサポートの張り具合の調整が必要な際に用いられる．ソリッド式は，体重負荷に対するバックサポートのたわみを抑え，安定した体幹肢位を求めたいときに用いる．

　ハイバックタイプでは，頭部の支持部分が着脱式になることが多く，頭部の位置に合わせ微調整できるヘッドサポートもある（図20）．

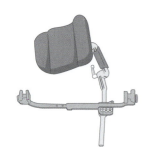

図20 ヘッドサポート

4) アームサポート

　形状より標準型とデスク型に分かれる（図21）．標準型は，肘掛け部分が前方に長く張り出しているため，前腕から手部全体を肘掛け部分に置いて安楽な姿勢が取りやすい．また，肘掛け部分に両手を支持しながら起立することでより動作が安定し，移乗動作では有効な上肢の支持物となる．デスク型は，アームサポートの前方部分がカットされた形状で，肘掛け部分の長さは標準型より短い．車椅子乗車のまま机やテーブルに向かう際，標準型ではアームサポートが天板に干渉し，思うように接近ができない．しかし，デスク型は天板との干渉が生じにくく，机やテーブルに向かいやすい．

　アームサポートには車椅子のフレームと一体化しているタイプ（固定式）と，アームサポート自体が可動するタイプ（着脱式，跳ね上げ式など）がある（図22）．脊髄損傷者など，起立立位動作が困難である患者が車椅子移乗動作を行う際，その動作の妨げとなるアームサポートを外すことが必要となるため，後者のタイプがよく使用される．移乗のしやすさを考慮したアームサポートに，車輪の形状に沿った固定式タイプのR型もある．

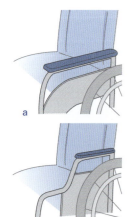

図21 アームサポート
a：標準型
b：デスク型

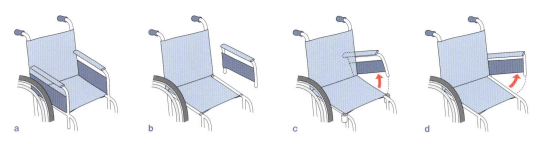

図22 アームサポートの機構
a：固定式　b：着脱式　c：跳ね上げ式　d：開き式
〔大田哲生，他：車椅子．日本整形外科学会，他(監)：義肢装具のチェックポイント，第8版．p323，医学書院，2014より〕

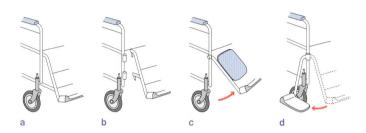

図23 フット・レッグサポートの種類
a：固定式　b：着脱式　c：挙上式　d：開き式
〔大田哲生，他：車椅子．日本整形外科学会，他(監)：義肢装具のチェックポイント，第8版．p323，医学書院，2014より〕

5）フットサポート，レッグサポート

車椅子に乗車し，足部を乗せる部分がフットサポート，フットサポートに足部を乗せた際に下腿を背側から支え，足部がフットサポートから落ちることを防ぐ装置がレッグサポートである．

フットサポートは，跳ね上げ式(側方・上方)，中折れ式，固定式(リジッドタイプ・ベルトタイプ)がある．起立する際は，フットサポート自体が動作の妨げになるため，跳ね上げ式を採用すべきである．レッグサポートは，左右のフット・レッグサポートフレームの間に張られた，布あるいはビニールレザーのベルト状のものである．

フット・レッグサポートにもさまざまな種類がある(図23)．固定式のフット・レッグサポートが一般的ではあるが，乗動作のしやすさからは，開き式，あるいは着脱式が選択される．

6）ハンドリム

駆動輪に回転力を伝えるための輪である．表面の材質や形状，パイプの径の大きさはさまざまであるが，使用者の運動機能や残存能力を考慮し，より操作しやすいものを選択する．標準タイプ，波状タイプ，ノブ付タイプなどがある．上肢や手指の筋力が弱い場合は，径は太く，表面は樹脂など滑りにくい素材でコーティングし，また波状タイプのように指がかかりやすい形状のものがよい．

頸髄損傷者など，手指の筋力がきわめて低下している場合は，ノブ付タイプのほか，表面もビニールコーティングなどでさらに滑りにくくしたり，ハ

ンドリムに革やゴムを巻き付けるなどの加工を施す．さらには，手掌面に生ゴムシートを張り付けた専用の手袋を装着して操作を行うことで，効果的な駆動を可能とする．

7) 手押しハンドル

手動タイプの車椅子で，介助者が操作を行う場合に握りやすいようにグリップが取り付けられ，さらにキャリパーブレーキ（ハンドブレーキ）も付属することが多い（図24）．

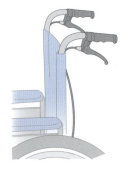

図24 グリップとキャリパーブレーキ

8) 駆動輪（主輪）

ハンドリムを回すことで回転する車輪を駆動輪と呼び，駆動力を路面に伝える．介助者用車椅子では主輪と呼ぶ．使用されるタイヤとして，空気入りのチューブを用いるタイヤ（エアタイヤ）はクッション性に優れ，屋内のほか屋外でも使えるが，空気圧の管理が必要であり，パンクするデメリットもある．一方，ソリッドタイヤにはパンクする危険性はないが，路面からの振動を拾いやすく，屋外での使用には向かない．

9) キャスター（自在輪）

前方大車輪型車椅子を除いて，駆動輪（主輪）よりも前方に取り付けられ旋回する小車輪である．方向転換の際に重要な役割を担い，通常，5～6インチ径のタイプが用いられる．障害物の乗り越えは得意とせず，速度によっては強い衝撃を受けるため，屋外での使用を想定する場合は大きめの6～7インチ径を用いる．平坦な屋内使用のみの場合は，4インチ径とすることもある．

駆動輪（主輪）と同じく，空気入りキャスター，ソリッドキャスター，弾力・衝撃吸収性に富んだ特殊素材（発泡ポリウレタンなど）で作られたクッションキャスター，といった種類がある．近年では，より衝撃を吸収するために，キャスター部分にショックアブソーバーも導入されている．

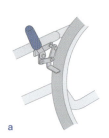
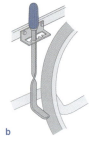

図25 ブレーキ
a：トグルブレーキ
b：レバーブレーキ

10) ブレーキ

車椅子を制動し，確実に停車するための装置である．一般には，左右のアームサポート横付近に取り付けられ，乗車した使用者自ら駆動輪に制動をかけることができるブレーキと，手押しハンドルのグリップ付近に取り付けられ，介助者が操作するブレーキの2つに大別される．

前者のブレーキには，トグルブレーキあるいはレバーブレーキ（図25），後者のブレーキには，キャリパーブレーキ（ハンドブレーキ）が使用される．トグルブレーキは，制動か無制動かの2段階の切り替え式で，レバーを前後いずれかの方向に動かせば操作でき，比較的弱い上肢筋力にも適している．介助者が足で操作する，足ふみ式ブレーキもある（図26）．

11) 電動車椅子に特有の装置

(1) バッテリー

モーターを作動させるエネルギー源となるパーツである．液の補充が不要な密閉式が主流である．鉛蓄電池（自動車に用いるような形状）のほか，リチウムバッテリーやニッケル水素バッテリーが用いられる．

(2) 操作入力および駆動制御装置

電源のオン-オフ，前進・後退とその速度調整・制動，旋回，シートおよび

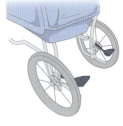

図26 足ふみ式ブレーキ

> **Advanced Study　ブレーキのかけ忘れと転倒**
>
> 　ブレーキをかけずに立ち上がろうとすると同時に車椅子は後方に動いてしまい，立位が不安定な場合，転倒リスクが高まる．脳卒中後の片麻痺（特に半側空間無視がある場合），認知症においては注意が必要である．今日では，ブレーキをかけないまま立ち上がろうとすると自動的に車椅子が後方へは動かなくなる，またブレーキが作動する機能を搭載した車椅子も販売され，転倒リスク減少へ向けた取り組みが行われている．

　バックサポートの角度調整（リクライニングやティルティング）などのさまざまな入力装置と，その指示を処理し制御する装置が，多くはコントロールボックス（図27）として一体を成す．電源オン-オフや速度モード（高速・低速）の切り替え，リクライニングやティルティングの調整モードへの切り替えなどはトグルスイッチが，走行に関するコントロールはジョイスティックが用いられることが多い．

　上肢での操作を基本に製造されているが，高位頸髄損傷者などではそれが難しく，ジョイスティックレバーを顎の動きを使って操作するタイプ〔チン・コントロール（→228頁，図4も参考）〕に改造されることがある．同様のケースでは，頭部の動きや呼気を使って，各種モードの切り替え（速度やリクライニングなど）も行うよう工夫が行われる．

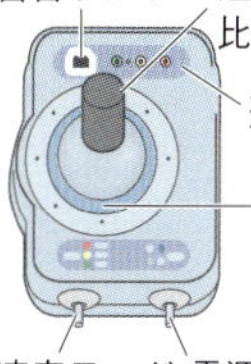

図27 電動車椅子のコントロールボックス

- ジョイスティック
  - 傾けた方向に走行
  - 速度は傾斜角度に比例
- 要充電警告ランプ
- 速度表示ランプ
- バッテリ残量ランプ
- 速度モード切替スイッチ
- 電源スイッチ

(3) 駆動装置
　基本的には，左右の駆動輪（後輪）にそれぞれ独立して作動する電動モーターが取り付けられ，左右のトルクや回転数に差が生じることで方向転換する機構になっており，前後左右自在の進行を可能にする．

(4) クラッチ
　モーターと駆動輪を連結する装置である．通常，連結の有無を切り替える装置が備わっており，連結を解除すると手動の介助用車椅子と同様の状態となる．

(5) 電磁ブレーキ
　手動車椅子とは全く異なり，モーター部分に内蔵されている電磁ブレーキが作用する．ジョイスティックレバーが全く傾かずニュートラルポジションにあるときに作動し，車椅子は固定される．

(6) リクライニング機構・ティルティング機構
　電動モーターは駆動だけでなく，バックサポートのリクライニングやバックサポートおよびシートのティルティングも可能にする．またシートが上下するタイプもある．

❸ 処方と適合判定

　車椅子は，処方から適合判定というプロセスを経て，使用者に最適なかたちに仕上がっていく．その過程においては，使用者（およびその介助者）と処方

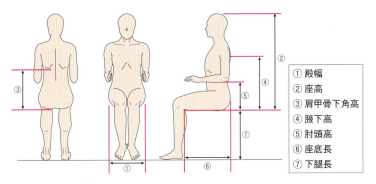

図 28 身体採寸部位
〔大田哲生, 他:車椅子. 日本整形外科学会, 他(監):義肢装具のチェックポイント, 第8版. p336, 医学書院, 2014 より〕

医師のほか, 担当する理学・作業療法士, 義肢装具士, 車椅子製作業者など, 関係する多くのスタッフがかかわる必要がある.

1. 車椅子の処方

1) タイプ・仕様の決定

車椅子を導入する目的や用途を明確にする. 歩行での移動困難を補うことが目的であるが, いつ, どこで使用するのか, また何らかの特定の状況下で使うのかなど, より具体的に把握する. さらに上肢や体幹の運動機能, 座位保持能力, 座位耐久性, 移乗動作能力など運動に関する諸要素を加味して総合判断し, 最適なタイプ・仕様を決定する.

2) 身体寸法計測

車椅子の処方に必要となる身体寸法を計測する. 基本的には, ①殿幅, ②座高, ③肩甲骨下角高, ④腋下高, ⑤肘頭高, ⑥座底長, ⑦下腿長を座位にて計測する(図28).

3) 車椅子の採寸

身体寸法の計測値をもとに, 車椅子の各部分の採寸を行う(図29).

(1) シート幅

座位で, 殿部の左右外側最突出部からさらに20 mmを加えた長さ, すなわち殿幅＋20×2 mmを基本とする. 殿幅より狭く設定すると, 大腿外側部(大転子など)に褥瘡を形成し, 逆に広く設定しすぎると, 安定的な姿勢保持に支障となる.

(2) シート高

前座高と後座高で採寸する. 自操式の手動車椅子の場合, 前座高は下腿長に50〜80 mm程度を加えた長さを基本として, 後座高は前座高に比べて20〜40 mm程度短くする. また, フットサポートに足を乗せた状態で, 大腿後面遠位端部が25 mm程度もち上がる高さを基準とし, 大腿前面が水平になるように設定する.

足での駆動を自操の有効な手段としている場合は, フットレストから足を下ろしても, 足底が地面に接地するようにシート高を設定するとよい.

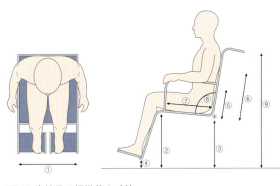

*寸法基準点
① シート幅＝殿幅＋20 mm
② 前座高＝下腿長＋50〜80 mm
③ 後座高＝前座高−20〜40 mm
④ フットサポート高＝50 mm
⑤ アームサポート高＝座位肘頭高＋10〜20 mm
⑥ バックサポート高＝腋下高−50〜100 mm
⑦ シート奥行き＝座底長−25〜50 mm
⑧ バックサポート角度＝90〜95°
⑨ グリップ高＝介助者の股関節から臍部の間

図 29 車椅子の標準的な寸法
〔大田哲生，他：車椅子．日本整形外科学会，他(監)：義肢装具のチェックポイント，第 8 版．p337，医学書院，2014 より〕

(3) シート奥行き

座底長から決定する．シート奥行きが長すぎると膝窩部を圧迫し，褥瘡のリスクも生じるため，通常は座底長より 25〜50 mm 短くした長さとする．自力での駆動に下肢を用いる場合は，より短くする．

(4) バックサポート高・角度

体幹の安定性にもよるが，自操式の手動車椅子の場合，上肢〜肩甲帯の動きを妨げないよう，肩甲下角高より一般には 20 mm 程度短く設定する．腋窩を基準にするなら，シートの厚さも考慮に入れ，それより 100 mm 程度下にバックサポート上端がくるように設定する．

バックサポート角度（シートとバックサポートのなす角度）は，通常 90〜95°で設定する．脊髄損傷の対麻痺患者などで高い自操能力を有し，キャスター挙上動作も可能で日常活用する場合は，重心が後方に移動しやすいようにやや角度を大きくする．

(5) アームサポート高

クッション厚も考慮するが，肘頭高より 25 mm 程度高く設定する．低くしすぎると，体幹の安定的保持に影響するので注意が必要である．

(6) フットサポート高

床からフットサポート最下端までの垂直距離（最低地上高）にあたる．通常は 50 mm で設定する．

(7) 車軸の位置

上肢での駆動を考慮する場合は，体幹直立椅子座位で上肢を下垂し，肩と指先を結ぶ直線上に車軸が位置することを基本とする．中指先端が車軸に触れる程度の位置で設定すると，効率よい駆動が可能となる．

(8) 車輪の大きさ

自操式の手動車椅子の場合は，駆動輪は 20〜26 インチの間で 2 インチごとに設定があり，体格に合わせて選択されるが，一般には 22 か 24 インチで設定される．介助用の車椅子では，コンパクトさを重視し，それより小径の 14 あるいは 16 インチ程度のものが選択されることが多い．

一方，キャスターは 5〜6 インチのタイプが選ばれることが多い．

(9) 車輪のキャンバー角

車椅子を正面あるいは後方から見たときに，駆動輪が鉛直方向に対して，内側に傾く（両輪でハの字）あるいは外側に傾いている（両輪で逆ハの字）際の傾斜角度をキャンバー角という．

ハの字になる場合をネガティブキャンバー（マイナスキャンバー），逆ハの字になる場合をポジティブキャンバー（プラスキャンバー）という．車椅子では，マイナスキャンバーを採用することが多く，特にスポーツ用車椅子ではその傾向が強い．旋回性に富み，安定的な直進性を保つことができる利点がある．しかし，車幅が広くなるという欠点もある．

(10) ハンドリム取り付け間隔

駆動輪リム外側とハンドリム内側との空間距離である．ハンドリムをしっかり把持して操作する場合は，母指が駆動輪に干渉し創傷することを防ぐため，40 mm 程度の十分な間隔に設定する．ハンドリムを把持するとともに，母指の側面を駆動輪に当てて駆動する場合や，ハンドリムと駆動輪を一緒に把持して駆動する場合は，5〜10 mm 程度の間隔にする．

(11) 手押しハンドルのグリップ高

介助者が操作しやすい高さが望ましい．介護者の臍部から股関節の間に設定するとよい．

2. 適合判定

適合性の判定では，まず処方の内容に従って車椅子が製作，あるいは選択されているか，またそれは十分な性能を有しているかを確認する．

1）処方どおりに採寸されているか

オーダーメイド型であれば，処方のとおりに各部分が採寸されているかチェックする．前述した採寸項目について確認を行う．モジュラー型やレディメイド型を適用する場合でも，身体寸法計測値や使用者の運動機能に対して，適切なサイズや仕様の車椅子が選択されているか確認する．

2）処方どおりの仕様・構造になっているか

フレーム，シート，バックサポート，アームサポート，フットサポート，レッグサポート，フット・レッグサポートなどの素材や形状，機構が処方どおりか確認する．車輪（キャスター，駆動輪・主輪）の大きさやタイヤのタイプ，ハンドリムの径や材質や形状なども確認する．また，各種のオプションの有無も併せてチェックする．

3）性能は適切か

操作性や安定性，安全性は適切なレベルにあるか，実際に使用者に乗車してもらい確認する．安定した座位保持ができるか，操作はしやすいか，使用者の身体に傷をつくったりしないか，直進性や旋回性の状況，急発進や急停止，キャスター上げの際の車体の安定性，傾斜路面で下がったり転倒したりすることはないかなどもチェックする．

4 病態に応じた処方

　下肢機能低下による歩行障害に対して車椅子は重要な移動手段となるが，それをきたす疾病は多岐にわたる．特に，重篤な四肢麻痺や対麻痺，片麻痺をはじめ，筋力低下を引き起こす疾病に対しての処方について述べる．

1. 脊髄損傷

　完全損傷（麻痺）の場合では，車椅子の適用検討は必須となる．損傷レベルにより残存機能・能力が異なるため，症例ごとに最適な車椅子処方が求められる．

1）駆動形式

　胸・腰髄損傷による対麻痺の場合は，通常ハンドリムを把持しての自操は可能であり，手動車椅子を選択する．頸髄損傷による四肢麻痺の場合は，手動・電動の選択，あるいは併用を検討することになる．受傷後，リハにおいて積極的な機能訓練を進める段階では，C5以下の残存レベルであれば，まず手動車椅子の適用を考える．

2）座位保持

　下位胸髄損傷（Th7〜12）および腰髄損傷では，体幹バランスは大きな問題にはならないが，頸髄損傷から上位胸髄損傷（Th1〜6）では腹直筋など体幹保持に必要な筋が十分に作用しないため体幹バランスが不良となり，バックサポートやアームサポートの高さ，シートやバックサポートの張り具合，クッションの選択などについて十分な検討が必要となる．

3）移乗を考慮したパーツ選択

　アームサポートは，安定的な座位保持や起立する際の上肢の支えとして非常に役立つパーツである．しかし起立・立位が全く不能で，上肢の筋力のみで移動する場合は，移乗動作において障害物となってしまう．また，同じく移乗動作の妨げとなるパーツに，車椅子の移乗先への接近を妨げるフット・レッグサポートがある．したがって，完全損傷（四肢麻痺・対麻痺）者が自力で移乗する場合は，特にアームサポートとフット・レッグサポートのタイプ選択には検討が必要となる．

2. 脳卒中などによる片麻痺

　片麻痺者では，非麻痺側上肢のみで手動車椅子を自操する必要性が出てくる．そのような一側上肢での操作を念頭に置いた車椅子として，片手駆動式やレバー駆動式の車椅子があげられる．片手駆動式（ダブルリング式）およびレバー駆動式，いずれのタイプも高い操作性が要求され，スピードも出にくく段差越えも困難となる．また，折りたためないうえ重量も重く，比較的高額であるなどデメリットも多く，あまり普及していない．普通型の手動車椅子を，非麻痺側上下肢を使って巧みに操作するほうがより実用的である．その際は，足が路面に届くようにシート高を決定する．

　そのほか片麻痺者ではブレーキの工夫を考慮する．麻痺側にあるブレーキを麻痺手で操作することに困難をきたすことが十分に考えられ，非麻痺手で行うことも可能ではあるが難渋する．麻痺側のブレーキに延長するレバー

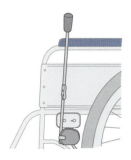

図30 ブレーキの延長レバー

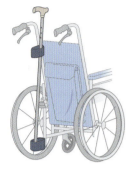

図31 ステッキホルダー

▶ALS
amyotrophic lateral sclerosis

(図30)を取り付けておくと非麻痺手で操作しやすい．ある程度杖歩行も可能である者は，車椅子を使用しつつ必要に応じて杖を用い起立，あるいは歩行することも考えられる．そのため杖は常に携帯する必要があり，車椅子に杖立て(ステッキホルダー，図31)を備えておくと便利である．

3. 脳性麻痺

さまざまな病態があり，障害や能力も個人差が大きいため，個々のケースで最適な車椅子を適用する必要がある．障害が軽度の場合は，手動車椅子自操も可能である．運動機能の低下を補うため，ハンドリムや，ブレーキなども工夫を要する．足での駆動を用いる場合は，シート高にも配慮する．

重度の脳性麻痺では，さまざまな検討を行う．まず病型を識別し(痙直型・アテトーゼ型)，随意運動の状況から手動か電動かを選択する．重度の場合，電動車椅子の自操が一般的であるが，痙性や手指の変形，アテトーゼ型では不随意運動がみられることも多く，コントロールボックスのジョイスティックレバー，各種スイッチも工夫を考慮する．また，痙性のコントロールや姿勢保持が問題となることも少なくない．シート，バックサポート，クッション，アームサポートなど座位保持にかかるパーツの検討が必要となり，個別に設定した座位保持装置を車椅子に組み込むこともある．

脳性麻痺の車椅子は，通常幼少期から適用されるため，使用者の成長に合わせた対応も必要となる．したがって，日常より身体サイズへの適合，症状の変化，変形などの二次的変化についてフォローしなければならない．

4. 切断(多肢切断)

下肢切断者では，義足歩行の状況と併せて車椅子の検討も行う．特に両側下肢切断では，その必要性は高まる．両上肢の機能に問題なければ，手動車椅子の自操も可能であり，日常でも実用的に使用できる．ただし，両側大腿切断など断端が短くなるほど，車椅子乗車時の重心は後方に移動するため，後方へ転倒しやすくなる．そのため車軸を通常より後方に設定したり，バックレストにもたれかからないように背部にクッションを置いたりする，などして対処するとよい．

5. 神経筋疾患

脊髄小脳変性症，パーキンソン病，筋萎縮性側索硬化症(ALS)，多発神経炎，筋ジストロフィーなど，筋力低下をはじめ重篤な運動機能の低下を呈し，さらに症状・障害は進行するという特徴をふまえて車椅子を検討する．

低い筋力を効果的に駆動へ生かすため，通常行うビニールコーティングやノブの取り付けを施したハンドリム，滑り止め効果のある手袋の利用は他の疾患と同様である．また，自律神経障害により起立性低血圧を起こしやすい，頭部体幹筋の筋力も進行的に低下し姿勢保持が困難となる，などへの対応も視野に入れる．着脱式でハイバックになるバックサポートを採用し，体幹支持能力の低下に対して体幹ベルトやシートベルトを取り付け，さらにリクライニングあるいはティルティング機構を備えておくことも1つの方法である．

筋力低下の進行により，手動から電動車椅子への変更も必要となる．進行性に全身の筋力が低下するALSなどでは，残存する運動機能を使って車椅子

の自操も検討できるが，電動車椅子を前提にする．症状進行により多くは自操不能となり，全介助状態での車椅子使用となるため，使用者だけではなく，介助者による操作のしやすさもふまえた車椅子を検討する．

6. 関節リウマチ

四肢関節に炎症，痛み，関節破壊を生じる．特に上肢・手指の痛みや変形は，車椅子操作に影響を及ぼす．上肢・手指の症状が軽い場合は，関節への負担に配慮しながら手動車椅子の自操も勧められる．一方，上肢・手指への症状が著しい場合には，下肢への症状が少なければ下肢を使って手動車椅子を操作する方法も選択できる．その際は，足底が床に接地するようにシート高を設定する．重度の関節症状が四肢全体に及んでいる場合は，電動車椅子を適用する．

5 介助方法

車椅子を介助する場合，特に路面の状況に応じた駆動および車椅子移乗の点において，介助者は細心の注意を払わなければならず，介助方法に関する十分な知識と技術が求められる．

1. 路面状況に合わせた駆動

勾配のある路面，不整地，段差昇降などでの介助駆動は特に気を配る必要があり，乗車する者に不安感・不快感を与えないことに留意する．姿勢の安定保持のため，体幹ベルトを装着しておくとよい．

1）勾配のある路面

勾配に沿って急激に加速しないように速度を制御する．手押しハンドルに付属するブレーキを用いると効果的である．下り勾配では，乗車する者の転落を防ぐため，後ろ向きの進行が基本となる．

2）不整地

前輪の小径のキャスターは，不整地の走行に向かず車椅子が思うように進まないばかりか，路面の凹凸を乗車する者に伝え不快感を与えてしまう．そのため，介助者はティッピングレバーを踏み車椅子を後方に傾け，キャスターを路面より浮かした状態で前進する．それが難しい場合は，後ろ向きで進むとよい．

3）段差昇降（図32）

(1) 昇段の場合

①介助者は段差の手前でティッピングレバーを踏み，同時に把持しているグリップを押し下げ段差を上回る高さまでキャスターを上げる．②前進しキャスターを段差に乗せる．③そのまま進み後輪が段差に接触したら，介助者はグリップをしっかり把持して持ち上げるように車椅子を押し上げる．

(2) 降段の場合

①後ろ向きで進み段差の手前で一旦停止，介助者はグリップをしっかり把持してゆっくり後輪を段差から降ろす．②そのまま進み前輪キャスターが降りる直前で，ティッピングレバーを踏み同時に把持しているグリップを押し

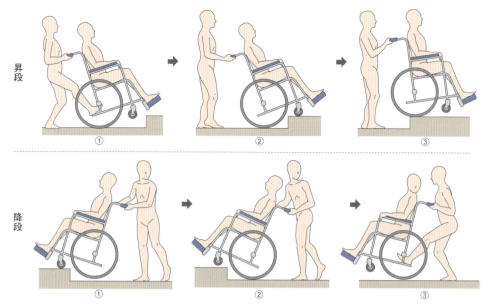

図32 段差昇降での車椅子介助方法

下げキャスターを路面より浮かす．③ゆっくり進み，フットサポートや使用者の足が段差にぶつからない位置まで来たらゆっくりキャスターを降ろす．

2. 移乗

より安全に，被介助者に不安を与えることなく，また介助者自身も過度な負担を被ることなく動作が行われることが重要である．

まず車椅子を適切な位置にセットすることが必要となるが，フット・レッグサポートの干渉によりそれが妨げられることがある．また，動作時に介助者・被介助者双方の円滑な動きが阻害されることもある．したがって，フット・レッグサポートが着脱式や開き式であればそれを取り外した状態にする．

乗り移る過程では，アームサポートと被介助者の殿部が衝突する恐れがあるため，アームサポートが着脱式や跳ね上げ式など除去できるタイプであれば，それを取り外した状態にするとよい．それによりトランスファーボードも用いやすくなる．横倒し式の機構をもつアームサポートは，それ自体がトランスファーボードになるタイプもあり（図33），移乗を容易にする．

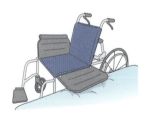

図33 アームサポートがトランスファーボードになるタイプ

文献

1) 大田哲生，他：車椅子．日本整形外科学会，他（監）：義肢装具のチェックポイント．第8版，pp314-341，医学書院，2014
2) 高田正三：車椅子．日本整形外科学会，他（監）：義肢装具のチェックポイント．第7版，pp284-320，医学書院，2007
3) 橋元 隆：車椅子．蜂須賀研二（編）：服部リハビリテーション技術全書．第3版，pp626-641，医学書院，2014
4) 伊藤利之：車いす．川村次郎，他（編）：義肢装具学，第4版．pp360-374，医学書院，2009
5) 児玉真一：車椅子・電動車椅子―明日から臨床応用が可能な機種と開発品．総合リハ 43：711-719，2015
6) 山中正紀：車いす処方と駆動・姿勢要素．PTジャーナル 36：867-872，2002

2 座位保持装置

> **Essence**
> - 座位保持装置は脳性麻痺や筋ジストロフィーといった座位保持姿勢をとることが困難な症例に対して用いる.
> - 単に座位保持姿勢をとらせることのみが目的ではなく, 小児に対しては正常姿勢を習得させ, 病的な姿勢や運動パターンを予防する. また座位をとらせることで社会参加を促進させ, 心理的あるいは情緒的な側面へ働きかける役割もある.
> - さまざまな基本タイプがあり, それぞれの特徴を知り, 緊張の程度や変形など症例に応じたタイプを選択し, 適合調整しなければならない.

1 目的と役割

　食事や整容, 更衣動作といった日常生活を送るにあたり, 座位姿勢は中心的で不可欠な姿勢である. 寝たきり生活では見渡せる範囲も小さく, 生活範囲が限られることで自発性に欠け, 社会参加の面でも他者と触れ合う機会が少なく, 心理的あるいは情緒的な側面での悪影響が生じる[1].

　座位保持装置とは, 脳性麻痺などの脳障害, 高位脊髄障害, 進行性筋ジストロフィーなどの神経筋疾患が原因で, 四肢および体幹の機能障害により社会生活に必要となるさまざまな姿勢をとることが困難となった対象児(者)に対し, 基盤となる座位保持姿勢を援助するために用いられる. また身体障害者福祉法および児童福祉法に基づく補装具として支給対象に加えられ, その交付基準は「長時間座位姿勢をとることができない者, 又は自力で座位姿勢を保持できない者である」とされる. なお, その後の法改正に伴い, 補装具に関する基準も見直しが行われ, さまざまなタイプの装置の選択が可能となった.

　座位保持装置の目的は表1に示す通りで[2], 身体的側面のみでなく生理機能, 心理的側面にもある. それぞれの障害, ニーズに応じた姿勢保持を考慮し, 医師, セラピスト, 製作業者, および家族含めた対象児(者)にかかわるすべての人と連携をとりながら, 個々の症例にあった座位保持装置を製作していくことが求められる.

表1 座位保持装置の目的

心身機能に関して	活動と参加に関して
・四肢・体幹機能の改善，発達を促し，またできるだけ残存機能を生かす ・体幹の安定により，摂食・消化機能，呼吸・循環機能などが有効に働く ・固有受容器，視空間知覚，注意や活力レベルなど精神機能に好影響を与える ・上肢作業能力の向上により，机上作業や車椅子，電動車椅子操作などが改善する ・座位保持能力の向上により，座位耐久性や安楽性を獲得する ・変形・拘縮，褥瘡など，二次的障害や廃用性障害の発生を予防し軽減する	・学習能力全般の向上をはかる ・ADL 上，姿勢の保持・変換，上肢使用を促進する ・移動を容易にし，生活圏が拡大する ・他者とのコミュニケーションの拡大をはかり，社会的活動を活性化させる ・情報へのアクセス，ヘルパーなどサービス利用を含めた社会参加を促進する

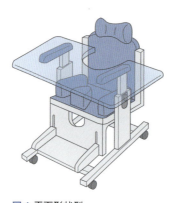

図1 平面形状型

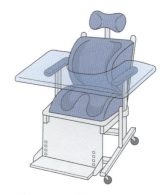

図2 モールド型

② 基本構成と適合判定

1．基本構成

座位保持装置を製作する基本構成は，次のとおりである．

1）支持部

支持部とは，頭部，体幹部，骨盤・大腿部，下腿部など各身体部位区分に対応し製作する部分である．体幹・骨盤部は以下に分類される．

(1) 平面形状型（モジュラー型，図1）

採寸により製作される．平面を主体として構成された支持面をもち，姿勢を保持する．各種のパッドを容易に取り付けることが可能である．変形・拘縮がなく，側方からの支持で左右対称の座位を保持することが可能な例が対象となる．

(2) モールド型（カンツアー型，図2）

採型により製作される．身体の形状に合わせた三次曲面をウレタン素材などで削り出したり，重ね合わせたりして姿勢を保持する．著しい変形，緊張が高い，不随意運動などに対応しており，骨盤・体幹を含む体幹全体の保持が必要な症例が対象となる．座位の安定を得られやすいが，身体の成長や変

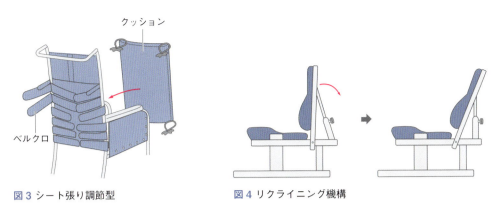

図3 シート張り調節型　　図4 リクライニング機構

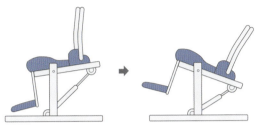

図5 ティルト機構

形の進行により形態が合わなくなる，身動きがとりにくい，通気性の問題などの考慮すべき点もある．

(3) シート張り調節型（形状可変型，図3）

採寸により製作される．支持面のシート，または複数のベルトによるたわみによって身体形状や変形に対応し，姿勢を保持する．軽度〜中等度の後彎など，矢状面の形状に適合させることも可能であり，軽量，折りたたみが可能，変化にも対応しやすいなどの利点がある．しかし支持機構がやや弱く，筋萎縮がある例では圧が集中し，褥瘡を発生させてしまう危険性もある．

2）支持部の連結

各支持部を角度調節機能のない一定の角度で連結する固定，可動軸を有し，角度の調節が可能な遊動を選択するものである．

3）構造フレーム

装置の使用目的に応じ支持部の高さや角度を変更するものである．リクライニング機構（図4）やティルト機構（図5）が含まれる．

4）付属品

上下肢，体幹部，骨盤などの支持，保持，または異常姿勢・肢位予防のためのパッド，ベルト，テーブルなど個々の状態に応じ付属するものである．

5）調節機構

成長に対応するため，頭部，体幹・骨盤，大腿部などの支持部を，高さや前後移動，角度調節，付属品の脱着などが行えるようにするものである．

2．座位保持装置の選択

座位保持装置はさまざまな基本タイプがあり，近年，部品類の規格化や既製品としての開発が進んでいる．しかし，高度の変形・拘縮を合併するケー

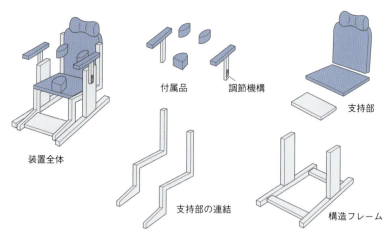

図6 座位保持装置の製作要素

ス，身体機能に著しい非対称性を認めるケースなどでは，規格化された部品での対応は難しく，座位保持装置の選択にあたってはその特徴を知り，個々の状態に応じて選択すべきである．

その選択にあたっては単に機能向上目的だけでなく，進行性の疾患か，リラックスして長時間休息できるか，通気性はどうか，さまざまな場面を想定して座面の高さはどのようにするのか，主に屋内で使用するのか屋外で使用するのか，移動方法はどうするのかなどを検討して，タイプ，サイズ，重量，また折りたためる仕様にするのかの決定をすることも大切である．

さらに幼児の場合，座位保持装置そのものの受け入れの問題もある．初めての導入の際に，今まで動きの自由度や姿勢制限，修正を経験したことがなく，精神・心理的な面や抗重力位方向への興味や動機付けも考慮し[3]，座位訓練と並行して段階的に座位保持装置を導入するなどの配慮も求められる．

1）身体支持部の材質

身体支持部の材質の選択は，ウレタンフォームが基本的な材質であるが，褥瘡や疼痛対策に低反発フォームや，ジェルタイプなどを用いる．

硬めの材質は，座位保持能力が高い場合，支持部からのフィードバックを得られやすいが，圧の集中に注意を要す．また軟らかめの材質は，反発性が低く骨突出などに対し圧を分散させやすいが，不安定となる点に注意を要す．

2）身体支持部の構成（図6）

頭部，頸部，体幹部，骨盤，大腿部など支持を要する身体部位は，機能障害の状況により決まり，アライメントを整えながら，関節の変形・拘縮や緊張の状況に合わせ，体幹部と骨盤・大腿部との角度，全体的な傾き，各部位の調整範囲を決定する．

体幹や四肢を保持する部品や部位の決定は，まず骨盤を支持し安定させる条件で仮採寸する．座位の耐久性が低い場合や，移動時の安定，安全を確保する場合は頭部，体幹保持部品の追加も考慮する．位置が決まったあとに再度骨盤，下肢の位置を決定する（図7）[2]．

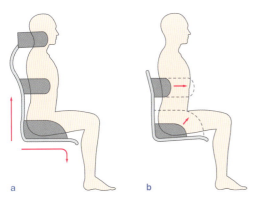

図7 支持部位と体幹の安定性
a：頭側・尾側方向に支持を増やすほど安定性は増す
b：背側・腹側方向に支持を深くするほど安定性は増す

3) 調節機構など

　座位保持能力・耐久性が低い，けいれん発作などがある場合，リクライニング式，ティルト式が用いられるが，リクライニング式は角度の調節により座面のずれが生じ，仙骨や尾骨部に褥瘡を生じる場合があり注意を要する．一方，ティルト式は角度調整によるずれが生じにくいが，重量が重くなる，円背を助長し胸郭が広がりづらくなる，体幹の前傾機会が少なくなり腹部の収縮が入りにくくなるなどのデメリットもある．

　リクライニング式，ティルト式ともに使用方法や食事などの使用場面を想定し決定していくことが重要である．高さや脱着，開閉などの調整機構は，成長などの身体サイズの変化，介護のしやすさなどの目的で追加を検討する．

3. 適合判定

　座位保持装置完成時のチェックポイントは次のとおりである．

1) 座面の安定性

　接触面積が大きく，骨盤の左右・前後傾の位置は適切かを確認．骨盤が不安定だと非対症性姿勢を引き起こし，変形を助長することもある．

2) 体重の分散

　なるべく左右の骨盤に均一に体重がかかっていることを確認．分散が不均一であると褥瘡形成の原因となる．

3) 重心の位置

　矢状面，前額面での頭部，胸腰椎，骨盤，下肢のアライメントは良好かを確認．しばらく座位を保持しておくと，のけぞったり姿勢崩れを起こしたりして重心の位置が変わり，座位バランスに影響を与える場合もあるため，少し時間をおいて再度アライメントを確認することも重要である．

4) 背もたれ，座面の角度

　殿部が滑り落ちにくいかを確認．リクライニングなどで背もたれと座面の角度が変わり，殿部が前方へ滑り落ち，座位が不安定となる場合もある．

表2 原始反射と姿勢への影響

反射	姿勢への影響
陽性支持反射	足台,床への接触により,下肢伸展,股関節伸展・拘縮,仙骨座りなどを呈する
非対称性緊張性頸反射	頭頸部の位置により,非対称姿勢を誘発し,股関節脱臼や側彎などの変形を呈する
対称性緊張性頸反射	頸部の前後屈により上肢の屈曲・伸展を誘発し,上肢の動きに影響を受ける
緊張性迷路反射	リクライニングなどにより,上下肢,体幹が伸展することでのけぞるような姿勢を呈する

表3 原始反射と異常姿勢に対する対応例

症例	対応
非対称的な過緊張,体幹・下肢に伸展パターンを呈する症例	頸部・体幹の伸展パターンを緩和するため,後頸部へのヘッドレストを製作.股関節を深く屈曲させ,骨盤をトータルフィッティングさせる.また,必要に応じ大腿支持部の調整や内転防止パッドなども考慮する
筋緊張が低く,側彎や円背を認める症例	体幹の伸展を重要視しつつ,側彎に対し凸側の中央と凹側の腋窩・骨盤の3点支持を行うようトータルフィッティングさせる
頸部の保持が困難な症例	体幹部,骨盤,大腿部,座面の傾きなど,まず頭頸部以外の部分の安定性をはかり,ネックサポート,肩ベルト,肘置きテーブルなどを考慮する

❸ 病態別留意点

1. 脳性麻痺

　脳性麻痺には痙直型四肢麻痺やアテトーゼ型などのタイプがあり,さまざまな姿勢障害を呈する.そのため座位姿勢コントロールを行い,異常反射を抑制し,運動発達に好影響を与える意味でも座位保持装置の重要性は高い.座位保持に影響を与えるいくつかの原始反射と異常姿勢への対応の例を表2,3に示す.

　これらの原始反射は,頭頸部・体幹の相対的位置関係によって誘発される点に注意が必要である.特に仮合わせや適合判定時にみられなくても,実際の食事や作業時に姿勢が変わり,これらの反射が誘発されることもある点に気をつける.

2. 筋ジストロフィー

　デュシェンヌ型筋ジストロフィーは,主に幼児期に発症し,筋力低下,筋萎縮,関節変形・拘縮,心肺機能低下などにより,ADLに影響を及ぼすことを主症状とする進行性の筋疾患である.病状の進行により体幹の筋力が低下すると,脊柱の側彎,前彎などの変形を生じ,肺や腹部,内臓を圧迫することでさまざまな合併症を生じることもある.

　座位をとり呼吸器合併症を減らす,変形の進行を遅延させる意味でも座位保持装置の果たす役割は大きい.また,座位保持装置で姿勢を安定させるこ

表4 機能ステージ別での対策

機能ステージ	日常場面での症状	座位保持装置での対策
ステージ1	歩行可能．手すりを用いずに階段昇降可能	―
ステージ2	階段昇降に手すりを必要とする	―
ステージ3	階段昇降は不能だが，平地歩行は可能	―
ステージ4	平地歩行可能．椅子からの立ち上がり不能	腰椎後彎や脊柱後彎など，脊柱アライメントの変化に伴い，腰部パッド，体幹パッド，胸ベルト，ヘッドサポートなど，必要に応じ徐々に体幹の支持を増していくよう考慮する
ステージ5	歩行不能．四つ這い移動可能	
ステージ6	四つ這い移動不能．それ以外の這い方は可能	
ステージ7	這うことはできないが，自力で座位保持可能	脊柱変形の進行に伴い，体幹装具の併用やモールドタイプの座位保持装置も検討する．また，上肢機能を中心とした残存機能を最大限引き出せるよう配慮も行う．さらに排痰の行いやすい姿勢やティルト式の導入も検討する
ステージ8	座位保持不能．多くは寝たままで体動不能	

とにより，上肢機能も最大限に生かせるようになり，日常生活面においてもQOLの向上につながる．座位保持装置導入に際しては，機能障害度のステージに応じた対策が必要であり，重症度に応じてさまざまな工夫も必要となる（表4）．

文献

1) 君塚　葵：座位保持装具．川村次郎(編)：義肢装具学，第4版．pp375-382，医学書院，2014
2) 小池純子：座位保持装置．日本整形外科学会，他(監)：義肢装具のチェックポイント，第8版．pp342-356，医学書院，2015
3) 金了断行：シーティングを考える．MB Med Reha 179：57-63，2015

3 歩行補助具（杖，歩行器）

> **Essence**
> - 歩行補助具とは，安全に歩行ができることを目的に使用される用具で，杖と歩行器に大別される．
> - 杖はその目的から，白杖とその他の身体障害による歩行補助杖に大別される．
> - 歩行器は，平行棒と杖の中間的な存在であり，左右のフレームとこれを連結する部分からなる構造により，広い支持基底面を確保して歩行時の安定性を保つことができる．
> - 上下肢支持能力やバランス能力を適切に評価したうえで，歩行補助具を選定することが重要である．

歩行補助具に関する制度
歩行補助具は，身体障害者福祉法に基づく「補装具」に分類される（T字杖は日常生活用具に分類される）．介護保険での福祉用具貸与と身体障害者福祉法での補装具給付が共通する品目については，原則として介護保険が優先され定められた料金で貸与される（T字杖とシルバーカーは貸与対象外である）．

歩行補助具（walking aid）とは，安全に歩行ができることを目的に使用される用具で，**杖**と**歩行器**（walker）に大別される（図1）[1]．歩行補助具の目的・効果は，①下肢免荷と荷重時の疼痛軽減，②支持基底面の拡大（図2）[2]と歩行安定性の確保，③移動の推進力獲得，④利用者に自信と安心感を与える精神的効果，などがあげられる．上下肢支持能力やバランス能力を適切に評価したうえで，歩行補助具を選定することが重要である（図3）[3]．

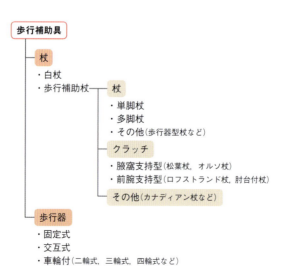

図1 歩行補助具の分類

1 杖の種類と適応

　杖はその目的から，視覚障害者が用いる**白杖**とその他の身体障害による**歩行補助杖**に大別される．視覚障害者は，道路通行時に白杖を携帯することが道路交通法で定められている．白杖の役割として，バンパー（安全確保），センサー（情報収集），シンボル（周囲へのサイン）がある．

　歩行補助杖の効果として，免荷，筋力補助，安定性向上，動的補助があげられる．歩行補助杖は身体との接点の数により区別されており，握り部分だ

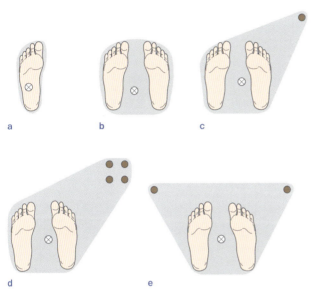

図2 杖による支持基底面の変化
a：片足立位　b：両足立位　c：杖立位　d：四脚杖立位　e：両側杖立位
⊗：体の重心線の投影点　●：杖接地点

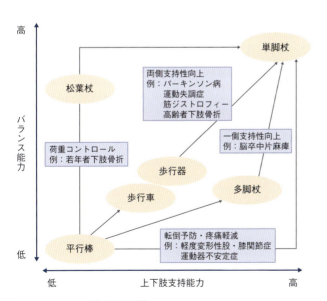

図3 疾患別歩行補助具選択法
〔佐々木伸一，他：基本動作練習のコツ―歩行補助具選択のコツ・2．PTジャーナル 44：592-594，2010より〕

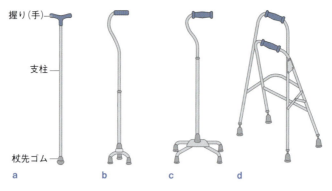

図4 杖の種類
a：一本杖(T字型)　b：三脚杖　c：四脚杖　d：歩行器型杖

け(1点)で接するものを**杖**(cane)，握り部分以外に前腕や肘，腋窩など2点以上で接するものを**クラッチ**(crutch)と呼ぶ．

1．杖(図4)

杖は安価で簡単に，免荷と安定性の向上がはかれる歩行補助具である．地面に接する脚の数により，**単脚杖**と**多脚杖**がある．

単脚杖は地面に1点で接し，握りの部分1点で身体と接する杖で，握りの形状によりT字杖，L字杖，C字杖，オフセット杖などがある．立ち上がりや立位保持が可能であることが使用条件となる．免荷の程度は10～20％程度と不十分である．

多脚杖は，地面に複数の脚で接し，握りの部分1点で身体と接する杖で，脚の数により三脚杖(三点杖)，四脚杖(四点杖)がある．単脚杖と同様に免荷の程度は不十分であるが，単脚杖よりも支持面が広く，より安定性が得られるため，片麻痺患者などで立位保持がやや不安定な場合に用いられる．一方，すべての脚が地面に接地していないと安定性は得られないため，屋外不整地や階段での使用には向かない．

その他，歩行器と杖の両方の特徴を併せもった歩行器型杖(walker cane)がある．支持面がかなり広く，高い安定性が得られるため，主に片麻痺患者などの歩行練習の初期に利用される．

2．クラッチ(図5)

クラッチは支持点が握り部分以外にもあり，荷重を分散できるためその主機能は免荷である．**腋窩支持型クラッチ**(axillary crutch)と**前腕支持型クラッチ**(forearm crutch)に大別される．

腋窩支持型クラッチの代表例は松葉杖であり，その他オルソ杖などがある．腋窩部と手部握りの2点支持により，上肢をしっかりと固定して体重を支えることができるため，免荷機能に優れている．上肢筋力がある程度以上必要であり，高齢者には不向きである(表1)．片松葉杖の免荷の程度は30～40％程度である．

前腕支持型クラッチの代表例はロフストランド杖であり，その他肘台付杖(プラットフォーム杖)，カナディアン杖などがあげられる．

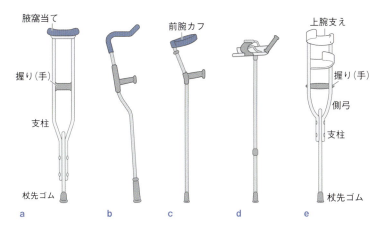

図5 クラッチの種類
a：松葉杖　b：オルソ杖　c：ロフストランド杖　d：肘台付杖　e：カナディアン杖

表1 松葉杖歩行に重要な筋群とその作用

	主動筋	作用
肩甲帯下制筋*	広背筋，僧帽筋下部	上肢固定，肩甲挙上抑制
肩内転筋	広背筋，大胸筋	松葉杖を胸壁に固定
肩屈曲伸展筋*	三角筋	松葉杖を前後に振る
肘伸展筋*	上腕三頭筋	杖荷重時に肘をロックする
手関節伸展筋	橈側・尺側手根伸筋	杖の握りの保持，固定
手指屈筋	浅指屈筋，深指屈筋	握りの把握，杖振り出しの方向決定

*床から体を持ち上げ，下肢を振り出すのに最も重要．
〔原　行弘, 他：歩行訓練―杖・歩行器の種類と選び方. 総合リハ 20：793-798, 1992 より〕

　ロフストランド杖は，前腕カフと手部握りの2点で上肢を固定するため固定性が良好で，両下肢不全麻痺や脳性麻痺など，中程度の歩行障害や上肢固定力のわずかに低下した症例に用いられる．

　肘台付杖は，関節リウマチなどにより手関節で支持できない場合に，前腕で支持できる肘台が付いている杖である．

　カナディアン杖は，支柱部が長く，上腕カフと肘部，手部握りの3点で支える杖である．肘伸展位でグリップを握るため，上腕三頭筋の筋力低下が認められる症例に適応がある．日本ではあまり使用されない．

> **Advanced Study　両松葉杖と両ロフストランド杖の適応**
>
> 両松葉杖の場合，前方に重心が落ちるため体幹が前傾し股関節が屈曲するのに対し，両ロフストランド杖は杖の方向と上肢の軸とが一致し，肘も松葉杖に比べ伸展位であるため，上体が起き重心が比較的後方に位置する．そのため筋ジストロフィー患者のような背筋群や股関節伸筋群が低下した場合には，両ロフストランド杖のほうが両松葉杖よりも歩行効率がよい．一方，ロフストランド杖は体幹との接点がないため，松葉杖より不安定で免荷機能も劣る．そのため若年者の下肢骨折患者で患側免荷を要する場合は，両松葉杖が用いられる．

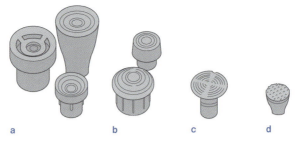

図6 杖先ゴムの種類
a：吸着型　b：輪状型　c：吸着可撓性型　d：イボ型

3. 杖先ゴム（図6）

形状によって，吸着型，輪状型，吸着可撓性型，イボ型がある．種類による歩容の差はほとんどない．ゴムが摩耗すると滑りやすくなるため，メンテナンスに注意する．

4. 高さ設定

通常の靴を履いて設定する．最終的な杖の高さ（長さ）は，患者の筋力・姿勢・歩容などで総合的に判断する．

1）白杖

地面から心窩部までの高さから，握りこぶし1～2個上の高さ．

2）杖（単脚杖・多脚杖）

①第5足趾より15 cm前方・15 cm外側（杖点）に杖先を置き，膝関節30°屈曲位での手掌の高さ，②床から大転子の高さ，③床から橈骨茎状突起の高さ，のいずれかを基準として，杖の高さを決定する．

3）松葉杖

①腋窩から杖点の高さ（腋窩から2横指あける），②身長−41 cm，③腋窩から足底までの高さ＋5 cm（腋窩から2横指あける），のいずれかを基準として，杖の高さを決定する．握りの高さは杖の高さに準ずる．

> **松葉杖使用上の注意**　立位時や歩行時に腋窩で松葉杖を支持すると，腋窩当てが直接腋窩部を圧迫して腋窩動脈血栓症や橈骨神経麻痺（crutch palsy）をきたす恐れがある．それを防ぐために，高さを設定する際は腋窩から2横指あけることが必要である．また，立位時や歩行時には腋窩で支持せず，上腕と側胸部で腋窩当てを挟むよう指導する．

4）ロフストランド杖

前腕カフは，肘を屈曲したときに邪魔にならない位置で，できるだけ高い位置とする．握りの高さは杖の高さに準ずる．

5）肘台付杖

直立した状態で杖先を杖点に置き，肘関節を90°屈曲した際の前腕の高さと一致させるのが適当であるが，患者の四肢の状態（疼痛や使いやすさなど）に合わせて微調整する．

5. 杖歩行パターン

代表的な杖歩行パターンを図7に示す[4]．また健側の患側に対する着地位置から，後型・揃い型・前型に分けられる．

杖は基本的に健側につく．それは，重心が患側支持期に左右方向へ大きく移動することがなく，広い支持基底面を確保できるからである（図8）．階段や段差，坂道を指導する際には，「昇るときも降りるときも，必ず患側と杖は下ですよ」「行きはよいよい（健側），帰りは怖い（杖・患側）」などと指導するとよい．

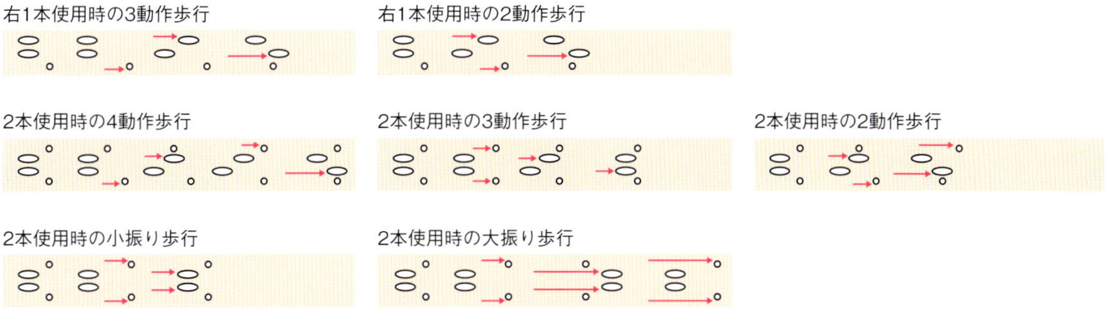

右1本使用時の3動作歩行		右1本使用時の2動作歩行	

2本使用時の4動作歩行　　　　2本使用時の3動作歩行　　　　2本使用時の2動作歩行

2本使用時の小振り歩行　　　　2本使用時の大振り歩行

図7 代表的な杖歩行パターン
〔佐々木鉄人,他:どう選ぶ? 在宅障害者の福祉用具 杖と歩行器. J Clin Rehabil 10:260-263, 2001 より〕

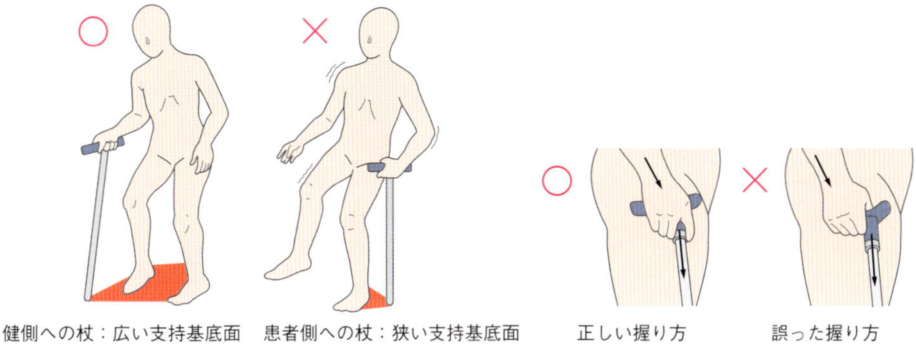

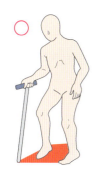
健側への杖:広い支持基底面

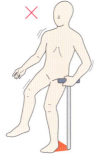
患者側への杖:狭い支持基底面

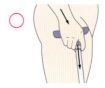
正しい握り方

誤った握り方

図8 T字杖の正しい使い方

❷ 歩行器の種類と適応

　歩行器は,平行棒と杖の中間的な存在であり,左右のフレームとこれを連結する部分からなる構造により,広い支持基底面を確保して歩行時の安定性を保つことができる(図9).平坦な広い床面が必要なため,主に病院などの施設において歩行練習の過程で使用されることが多い.

1. ピックアップ(4点)歩行器
1) 固定式
　左右のフレームが可動性のない中央部パイプに連結された歩行器で,安定性が高い.歩行の際,歩行器を1歩ずつ両手で持ち上げて前方へ移動するため,その際に重心が後方へ移動するので注意を要する.両側上肢・体幹機能がある程度以上保たれていて,下肢の支持性はあるが,歩行の耐久性が低い場合に有効である.歩行練習の初期段階に使用する場合が多い.握り手の高さは杖と同様,あるいはそれよりやや高めに設定する.

2) 交互式
　左右フレームが可動性のある継ぎ手により中央部パイプに連結された歩行器である.固定式のように持ち上げる必要がなく,左右フレームのいずれかに体重をかけ,反対側を押し出して前方へ移動する.体幹の回旋を強調したい場合に使用する.握り手の高さは杖と同様,あるいはやや高めに設定する.

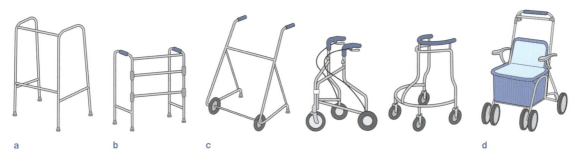

図9 歩行器の種類
a：固定式　b：交互式　c：車輪付　d：シルバーカー

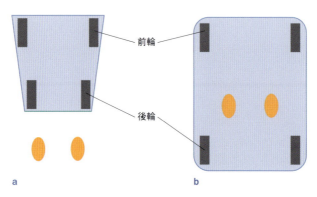

図10 シルバーカーと歩行器の支持基底面の違い
a：シルバーカー：足（身体）が四輪より後方
b：歩行器（歩行車）：足（身体）が四輪の内側

3）車輪付（二輪式・三輪式・四輪式）

固定されたフレームの下端に車輪が付いたもので，車輪の数により二輪式，三輪式，四輪式などがある．固定式や交互式に比べて大きく重いため，施設内の使用に限定される．握り手の高さは杖と同様，あるいはそれよりやや高めに設定する．肘支持型歩行器の場合は，腋窩を軽度外転させ肘を90°曲げた位置に前腕が載る高さに設定する．

4）シルバーカー

▶SG
safe goods

シルバーカーは，SG規格（製品安全協会）で「自立歩行が可能な高齢者が，外出の際に歩行や品物の運搬及び休息に用いる車輪が四輪以上の歩行補助車」と定義されている[5]．1〜3）の歩行器が歩行練習用の歩行補助具であるのに対し，シルバーカーは自立歩行を前提にした日常生活用具である．また，歩行器が支持基底内に身体を入れて歩行するのに対し，シルバーカーは支持基底内の外に身体が位置するため，握りに体重を預けると車が先に進み，転倒する恐れがあるため注意を要する（図10）．シルバーカーのハンドルの高さは，腸骨稜の高さか，それよりやや高めが好ましい．

文献

1) 水落和也：歩行補助具．日本整形外科学会，他（監）：義肢装具のチェックポイント，第8版．pp358-368，医学書院，2014
2) 原　行弘，他：歩行訓練—杖・歩行器の種類と選び方．総合リハ 20：793-798，1992
3) 佐々木伸一，他：基本動作練習のコツ—歩行補助具選択のコツ・2．PTジャーナル 44：592-594，2010
4) 佐々木鉄人，他：どう選ぶ？　在宅障害者の福祉用具 杖と歩行器．J Clin Rehabil 10：260-263，2001
5) 製品安全協会：シルバーカーの認定基準及び基準確認方法　http://www.sg-mark.org/KIJUN/S0075-02.pdf（2017年8月16日閲覧）

4 移乗用具

> **Essence**
> - **リフト**は移乗困難な者を移乗させる**福祉用具**である．床走行式，天井走行式，据置式，固定式がある．
> - **トランスファーボード**は自力で殿部を動かせない場合に使用する．移乗元と移乗先の隙間や高低差を解消することができ，移乗が行いやすくなる．

1 リフト

　リフト（lift）は，頸髄損傷者，脳血管障害者など自力で移乗困難な者を移乗させる福祉用具である．どの移乗場面で使用するか，使用環境，本人の能力，介助者の能力，予算などを考慮する必要がある．近年，介助者の身体的負担を減らし，安全性を確保するノーリフティングポリシーも唱えられている．

　リフトには**床走行式**，**天井走行式**，**据置式**，**固定式**がある．病院や施設などでは床走行式（図1）をよく目にするが，居宅ではスペースが限られているため使用が困難な場合が多い．また天井走行式はレールを固定設置するため住宅工事が必要である．一方，据置式（図2）は工事を必要とせず最も実用的である．据置式には線レールと面レールがある．固定式（図3）は目的設定されているものがあり，使用場所は限定される．しかし安定感は高く，狭い場所にも設置できるため導入しやすい．

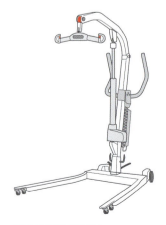

図1 床走行式リフト

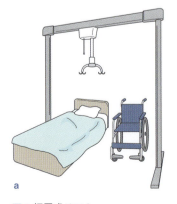

図2 据置式リフト
a：線レール　b：面レール

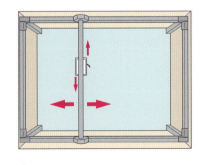

人が乗る部分は，環境や本人の状態に合わせて吊り具，担架を用いるなどさまざまである．吊り具を用いて人を吊り上げて使用するものを吊り上げ式，椅子や担架などの台座を用いて人を吊り上げて使用するものを台座式という．

リフトを設置しても吊り具の設置や台座の調整などが必要なため，移乗の自立は困難である．しかし，介助者の腰痛防止など身体的負担が減り，安全性の確保をはかることができる．

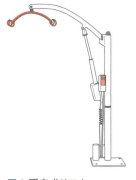

図3 固定式リフト

> **Topics　ノーリフティングポリシー（No lifting policy）**
>
> この考えは1996年頃から提唱されている．看護師の腰痛や職業性のけが，特に移乗にかかわる腰痛が多く，労災保険を圧迫していたためである．この問題を改善するため，オーストラリア看護連盟（ビクトリア州支部）は英国のUK College of Nursing Policyを基にノーリフティングポリシーを作った．このポリシーは，緊急時以外は人的な持ち上げをしないこと，患者に協力してもらうこと，人的な持ち上げをする場合は患者の体重をすべて持ち上げるような全介助をしないこと，としている．また2008年頃から日本でも，ノーリフティングポリシーに基づいた活動が始まっている．

❷ トランスファーボード

自力で殿部を動かせない場合，トランスファーボード（以下，ボード）を使用すると移乗元と移乗先の隙間や高低差を解消することができ，移乗が行いやすくなることがある．フラットなタイプ（図4a），座面が移動するタイプ（図4b）など，さまざまなものがあり，目的用途や使用者の能力，使用環境に合わせた選定が必要となる．ボード表面は滑りやすい素材で，裏面は固定のため滑り止めが付いている．

ボードの設置は，転落を防ぐため移乗元・移乗先にボードが十分に乗っているか確認し，片側殿部の半分がボードに乗るように差し込む．なお仙骨・尾骨部に褥瘡がある場合は，ボードでの移乗は禁忌となる．

車椅子のサイドガードが外側に開き，トランスファーボード機能を兼ね備えた車椅子も発売されている（→204頁，図33）．

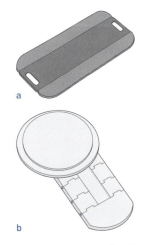

図4 トランスファーボード
a：フラットなタイプ
b：座面が移動するタイプ

文献

1) 木之瀬隆（編）：作業療法技術学2：福祉用具の使い方，住環境整備．日本作業療法士協会（監）：作業療法学全書，改訂第3版，第10巻．協同医書出版社，2009
2) 伊藤利之，他（監）：ADLとその周辺—評価・指導・介護の実際．医学書院，2016
3) ノーリフト協会ウェブサイト　http://nolift.jp/（2017年8月17日閲覧）
4) Smith G, et al：Manual handling：issues for nurses. The Institute for Employment Studies, Royal College of Nursing, London, 1996
5) Engkvist IL：Evaluation of an intervention comprising a No Lifting Policy in Australian hospitals. Appl Ergon 37：141-148, 2005

5 自立生活支援用具

> **Essence**
> - 自立生活支援用具には，食事・排泄・入浴・整容・更衣関連用具や**コミュニケーションエイド**などが含まれる．
> - 特に脳血管障害・脊髄損傷・神経筋疾患・関節リウマチ（RA）など永続性・進行性に運動機能が低下する疾患では，自立生活支援用具の活用により，**生活動作の改善**や**残存機能の維持**に有効な場合がある．
> - **BFO** や **PSB** は，C5 レベルの脊髄損傷や筋萎縮性側索硬化症（ALS），筋ジストロフィーなど上肢近位筋力の低下した患者の食事や整容動作，パソコン作業などの自立を支援する用具である．

　自立生活支援用具とは，使用者のできない・しにくい生活動作をよりしやすく，また介助者がより安全に介助するための**福祉用具・機器**，**自助具**などを指す．選定にあたっては，使用者の疾患特性や症状，身体状況や精神機能，認知機能，介助者の能力，使用環境，経済力などを十分にアセスメントする必要がある．また可能なかぎり実際に使用する場所で，実際の用具を用いて練習を行ったうえでの導入が望ましく，導入後も使用状況を適宜フォローアップする．

1 食事関連用具

　箸の握りや細かな操作が困難な場合は，握りを補助するグリップ付箸や箸先の開閉動作を補助するバネ付箸がある．

　RA などによる把持能力低下で通常のスプーンが握れない場合は太柄のスプーン類，頸髄損傷などで手指の把持機能が著しく低下している場合は手掌に固定できる万能カフ（図1）などが適応となる．すくう動作や食物を口まで運ぶ動作が困難な場合は，首元を自由に曲げられるスプーン類で角度を調節する．片麻痺などで片側上肢が使用できない場合は，すべり止めマットやふちに返しがついた皿（図2）などを利用するとすくいやすくなる．

　ALS や頸髄損傷などによる筋力低下で上肢の空間保持ができない場合は，BFO や PSB などの腕保持用装具が使用される場合がある．これらの使用には三角筋・上腕二頭筋の筋力が MMT 1〜2 以上残存していることが望ましく，頸髄損傷では C5 レベルが適応となる．

▶**RA**
rheumatoid arthritis
関節リウマチ

▶**PSB**
portable spring balancer

▶**BFO**
balanced forearm orthosis

▶**ALS**
amyotrophic lateral sclerosis

▶**MMT**
manual muscle testing
徒手筋力テスト

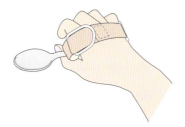

図1 スプーンを差し込んだ万能カフ

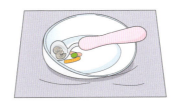

図2 すべり止めマットとふちに返しがついた皿

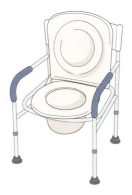

図3 ポータブルトイレ
金属製コモードタイプ．

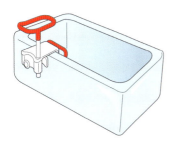

図4 簡易手すり
内グリップは浴槽内での身体安定に利用する．

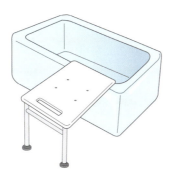

図5 移乗台
シャワーチェアの機能を兼ねる．

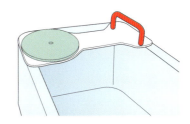

図6 回転盤
身体の向きを変えるのが困難な場合に使用する．

❷ 排泄関連用具

　RAや股・膝関節疾患などで立ち座りが困難な場合は，設置式の補高便座や電動式の昇降便座を導入する．またトイレでの排泄が困難な場合や，夜間の安全性を確保する場合，**ポータブルトイレ**の使用を検討する．ポータブルトイレにはプラスチック製の標準型・木製・金属製コモードタイプ(図3)などがあり，それぞれに長所・短所がある．立位での移乗が困難な場合は，ひじ掛けが跳ね上げ式のものを選択すると座位での横移乗ができる．

❸ 入浴関連用具

　浴室までの移動や浴室内の移動が困難な場合は，シャワーキャリーが適応となる(➡192頁，図13)．一方，座位保持や立ち座り能力が低下している場合は，シャワーチェアを使用する．立位で安全に浴槽をまたぐために手すりを取り付けるが，壁に手すりが取り付けられない場合や一時的な使用の場合は，簡易手すり(図4)を浴槽に取り付ける．また立位でのまたぎ動作が不安定な場合は，シャワーチェアや移乗台(図5)，バスボード，回転盤(図6)などを

各種ポータブルトイレの長所・短所　プラスチック製の標準型は，手入れがしやすく安価であるが，安定性に欠ける．木製は居室となじみやすく，重量感があり安定性で優れるが，比較的高価で持ち運びにくい．温水洗浄や温風乾燥，脱臭機能付などさまざまな機能が付加されているものもある．コモードタイプは，軽量で丸洗い可能，高さ調節が容易で，シャワーチェアとしても使用できるが安定性に欠け，外観が居室になじみにくい．機能や安定性，価格などから優先順位を決めて選択していく．

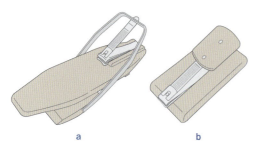

図7 片手用爪切り(a)と台付爪切り(b)
感覚障害がある場合には，深く切りすぎて気づかないこともあるため，慎重に導入を検討する．

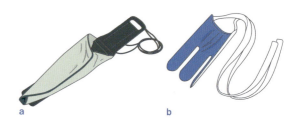

図8 ストッキングエイド(a)とソックスエイド(b)
ストッキングや靴下を自助具に装着する手指機能を有しているか，確認が必要である．

使用して，座位でまたげるように環境を整える．

さらに浴槽内の立ち座りを容易にするためには，浴槽台や滑り止めマットを浴槽内に設置する．浴槽内の立ち座りができない場合は浴槽内昇降機や入浴用リフトの使用も検討するが，浴室の広さや浴槽のサイズなどにより使用環境は限られる．

関節可動域制限や筋力低下などで頭部や背部，足部の洗体が困難な場合は，長柄の洗髪ブラシやボディブラシ，ループ付タオル，床に接着させた吸盤付ブラシなどを用いる．もしタオルの把持ができない場合は，洗体用ミトンがある．

4 整容関連用具

手指の把持機能が低下している場合は，太柄やカフ付のブラシ類，髭剃りホルダーなどを使用する．頭部や顔面に手を伸ばすことが困難な場合は，櫛や洗顔ブラシ，歯ブラシなどを長柄のものにする．片側上肢が使用できない場合は，吸盤付ブラシで健側の手や入れ歯などを洗うことができる．

また，筋力低下により通常の爪切りが使用できない場合は台付爪切り，片側上肢の使用が困難な場合は片手用爪切りを検討する(図7)．

5 更衣関連用具

手指の巧緻性低下によりボタンの留め外しが困難な場合は，ボタンエイドを使用する．また，RAや人工股関節手術後などで足部までの手を伸ばすことが困難な場合は，ソックスエイドやストッキングエイドを使用する(図8)．上肢の可動域制限や筋力低下などにより上着の着脱やズボンの上げ下ろし，靴下や靴を脱ぐ動作が困難な場合は，マジックハンドやリーチャーを利用する(図9)．

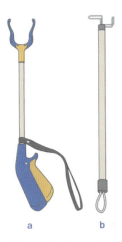

図9 マジックハンド(a)とリーチャー(b)

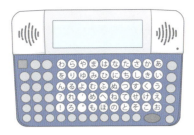

図10 携帯用会話補助装置
最近では，iPadなどのタブレット機器に専用アプリをインストールし，意思伝達装置として利用することも可能になっている．

⑥ コミュニケーション関連用具

　音声・言語障害に対して，キーボードやスイッチを押して文字を発声させる携帯用会話補助装置(図10)，簡単な意思疎通に便利な文字盤などがある．手指の振戦や麻痺などによりパソコンのキーボード操作が困難な場合は，穴あきのキーボードカバーやタイピングエイド，押しボタン式マウスなどがある．また手で操作するスイッチが困難な場合は，身体機能に合わせて足，頭部，顎，口唇，発声，呼気，瞬き，眼球などで操作するスイッチが市販されている．

文献

1) 川村次郎(編)：義肢装具学．pp411-431，医学書院，2006
2) 木之瀬隆(編)：福祉用具の使い方・住環境整備．日本作業療法士協会(監)：作業療法学全書，改訂第3版，第10巻．pp68-88，協同医書出版社，2009
3) 荻山泰地：日常生活活動(ADL)・福祉用具学．長﨑重信(監)：作業療法学 ゴールド・マスター・テキスト8．pp24-41，メジカルビュー社，2012

6　環境制御装置

Essence

- 環境制御装置（ECS）は，残存機能に応じたスイッチを選択することで，家庭用電化製品などの操作が可能となる機器である．
- 入力部・表示部・ECS本体で構成され，操作できる機器数や方法はさまざまである．
- ECSは高位頸髄損傷，筋萎縮性側索硬化症（ALS）による重度身体機能障害者に使用されることが多く，身体・認知機能を把握し，どの機器を制御するか本人・介護者と話し合う必要がある．
- 身体障害者手帳2級以上の重度障害者が給付対象となる．

1　環境制御装置（ECS）機器

▶ECS
environmental control system

ECSは，重度身体機能障害者の自立と介護者の負担軽減を目的として，残存機能に応じた入力方法を用いて周辺機器を操作することができる機器である．周辺機器としては，テレビ操作が多く，そのほかに呼び出しコール，オーディオ，電動ベッド，ビデオ，エアコンなどに使用されることが多い．

チャンネル　操作したい機器をECS本体に接続するが，その接点をチャンネルと呼ぶ．テレビでは電源のOn/Off，番組切り替え，音量上げ，音量下げの最低4チャンネルを必要とする．

ECSは入力部・表示部・ECS本体という構成をとる場合が多い（図1）．1,000チャンネル操作できるものもあるが，どの周辺機器をECSが代替するか，本人や介護者と確認する必要がある．電動ベッドなど有線機器も操作できる据え置き型と，赤外線式の電化製品のみ操作できる簡易型の2種類がある（図2）．

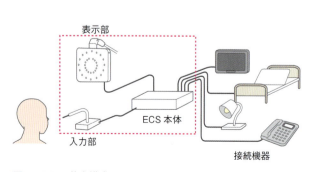

図1　ECSの基本構成（据え置き型）

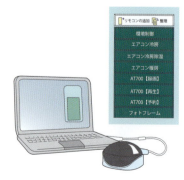

図2　簡易型ECS

対象疾患では高位頸髄損傷が最も多く，次いで多いのが**筋萎縮性側索硬化症（ALS）**である．上肢または下肢，もしくは体幹機能障害2級以上の者が**障害者総合支援法**の給付対象となる．意思伝達（伝の心）とECSが一体化したものは，コミュニケーション手段として必要があると市区町村から認められた場合に給付されるが，所得に応じて負担上限が設定されているため，市区町村に確認する必要がある．また，上肢機能障害をもつ場合は，「パソコンを使用するための周辺機器やアプリケーションソフト」としてスイッチなどが給付対象となっているが，パソコン本体は自己負担となる．

> **筋萎縮性側索硬化症（amyotrophic lateral sclerosis：ALS）** 上位運動ニューロンと下位運動ニューロンが進行性に変形・消失していく原因不明の疾患である．2～3年の経過で急速に筋力低下と筋萎縮が進行し，球麻痺（延髄にある運動神経麻痺により，嚥下障害，無声，舌の萎縮をきたす），呼吸筋麻痺になることが多い．末期まで意識は清明で，感覚，眼瞼や眼球運動と括約筋の障害はみられないが，残存する運動機能は乏しい．

1. 入力部（図3）

形や大きさ，作動圧などスイッチによってさまざまな種類（接点式，帯電式，筋電式，光電式，呼気または吸気式，圧電式，空気圧式）があり，セラピスト・リハ工学の研究者が残存機能に応じた最適なスイッチを選択し，使いやすさを確認する必要がある．

2. 表示部

スイッチからの入力を感知し，ECS本体を通じて表示器上に配置されたLEDが発光する．LEDにはそれぞれ周辺機器を登録しており，表示器上のLEDが点灯しているときに再度スイッチから入力すると，LEDの動きが止まり，発光している部分が選択されたこととなる．最近ではパソコンと連動しているものが多く，パソコン画面が表示部となることで，インターネットもできるメリットがある．

3. ECS本体

表示器からの信号がECS本体に流れ，意図した命令が周辺機器に伝わることになる．ほとんどの家電製品は赤外線操作できるが，電動ベッドは安全面を考慮したうえで有線となる．

「なんでもIR」（図2，テクノツール株式会社）は，専用ソフトをパソコンにインストールすることによりチャンネル数を多く設定でき，赤外線出力から家電製品を操作することができる．

② 対象疾患

1. 高位頸髄損傷

頸髄損傷は脊髄神経が損傷されることで運動・感覚麻痺を起こし，高位になれば発汗機能などの自律神経や呼吸機能にも影響してくる．

機器の操作方法として，C1・C2の頸髄損傷者は筋収縮がみられる箇所に

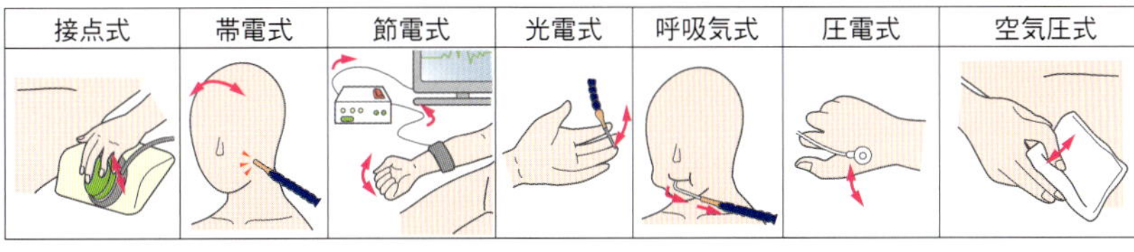

| 接点式 | 帯電式 | 筋電式 | 光電式 | 呼吸気式 | 圧電式 | 空気圧式 |

図3 スイッチの種類

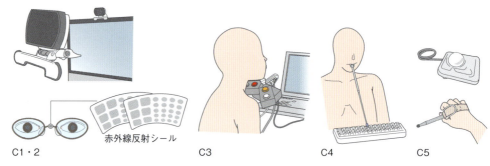

| C1・2 | 赤外線反射シール | C3 | C4 | C5 |

図4 損傷レベル別スイッチの種類

赤外線反射シールを付け，カメラから発せられた赤外線でその動きを検知するSmartNav™（米国 NaturalPoint 社）を用いることで，カーソルコントロールを行うことができる．C3 レベルではわずかな頸部の動きにより顎で操作するジョイスティック，C4 レベルでは口にくわえるマウススティック，C5 レベルでは上肢の粗大な動きが出るため，大きなボールで操作を行うトラックボールや把持具を用いる場合が多く（図4），ボイスキャン（図5，株式会社ボイスキャン）は声で指示ができるため，発声発語のはっきりした頸髄損傷者に効果は大きいが，タッチセンサーと比べると正確性が低い．

2. 筋萎縮性側索硬化症（ALS）

進行の症状に伴い身体機能が低下するため，その時々に応じて使いやすいものを選択する必要がある．末期では瞬きや，頬のわずかな動きで操作できる帯電式・光電式スイッチを選択する場合が多い．インターネットやテレビなど自分で操作できる機器を増やすことにより，介護量の軽減や QOL の向上につながる可能性がある．

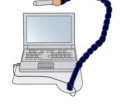

図5 ボイスキャン

▶IoT
Internet of things

Advanced Study　最新の環境制御装置

トビー（株式会社クレアクト）では白目・黒目を識別し視線入力が可能だが，顔面麻痺には使用困難で，国内での使用頻度はまだ低い．

最近では電子機器の発展により，iPhone や iPad でアプリケーションをダウンロードすることで，Bluetooth による電子機器の操作が可能となっており，IoT 技術がどんどん取り入れられている．

文献

1) 濱 昌代：筋萎縮性側索硬化症．宮永敬市，他（編）：作業療法士が行う IT 活用支援．p38，医歯薬出版，2011
2) 松本琢磨：IT 機器の基礎知識．宮永敬市，他（編）：作業療法士が行う IT 活用支援．pp85-86，医歯薬出版，2011
3) 日本リハビリテーション工学協会（編）：「重度障害者用意思伝達装置」導入ガイドライン 平成24〜25年度改訂版，2013　http://www.resja.or.jp/com-gl/（2017年8月17日閲覧）
4) 畠中 規，他：環境制御装置（ECS）の課題と展望．リハビリテーション研究紀要 19：147-151，2010

付録 模擬シラバス

1. 授業構成

科目名：義肢装具学				
担当講師名：				
担当年次：				

授業目標：
①リハビリテーションにおける義肢・装具の重要性と役割について理解させる．
②義肢装具の対象疾患について理解させ，それぞれに対する適応を理解させる．
③義肢装具の種類，使用目的，基本構造について理解させる．
＊装具製作演習により製作の過程と構造の理解を深めさせる．

授業内容	実施日	(前・後)期　(90・180)分×15回	参照頁
	1	第1章(義肢装具の基礎知識)	2頁
	2	第2章(装具)　1：装具総論	24頁
	3	第2章(装具)　2：脳卒中片麻痺の装具	39頁
	4	第2章(装具)　2：脳卒中片麻痺の装具	39頁
	5	第2章(装具)　3：整形外科治療装具	54頁
	6	第2章(装具)　4：脊髄損傷(四肢麻痺，対麻痺)の装具	79頁
	7	第2章(装具)　4：脊髄損傷(四肢麻痺，対麻痺)の装具	79頁
	8	第2章(装具)　5：関節リウマチの装具，6：末梢神経障害の装具，7：小児用装具	87, 95, 99頁
	9	第3章(切断)　1：切断総論，2：切断のリハビリテーション	102, 113頁
	10	第4章(義肢)　1：義肢総論，2：大腿義足	126, 135頁
	11	第4章(義肢)　2：大腿義足	135頁
	12	第4章(義肢)　3：下腿義足，4：股，膝，サイム，足部切断用義足	157, 166頁
	13	第4章(義肢)　5：義手	171頁
	14	第5章(そのほかの補装具，福祉用具)　1：車椅子，2：座位保持装置	188, 205頁
	15	第5章(そのほかの補装具，福祉用具)　3：歩行補助具(杖，歩行器)，4：移乗用具，5：自立生活支援用具，6：環境制御装置	212, 220頁　222, 226頁
	+α	製作演習	

評価方法：

参考書籍・文献：
1) 日本整形外科学会，日本リハビリテーション医学会(監)：義肢装具のチェックポイント，第8版．医学書院，2014
2) 日本義肢装具学会(監)，飛松好子，高嶋孝倫(編)：装具学，第4版．医歯薬出版，2013
3) 日本義肢装具学会(監)澤村誠志，田澤英二，内田克彦(編)：義肢学，第3版．医歯薬出版，2015
4) 川村次郎，陳隆明，古川宏，林義孝(編)：義肢装具学，第4版．医学書院，2009
5) 澤村誠志：切断と義肢，第2版．医歯薬出版，2016
6) 加倉井周一，初山泰弘，渡辺英雄(編)：装具治療マニュアル 疾患別・症状別適応．医歯薬出版，2000
7) 高田治実(監)，豊田輝，石垣栄司(編)：義肢・装具学 異常とその対応がわかる動画付き．羊土社，2016
8) その他

特記事項

2. 講師用シラバス

科目名：	義肢装具学
担当講師名：	
担当年次：	

授業目標：
①リハビリテーションにおける義肢・装具の重要性と役割について理解させる．
②義肢装具の対象疾患について理解させ，それぞれに対する適応を理解させる．
③義肢装具の種類，使用目的，基本構造について理解させる．
※装具製作演習により製作の過程と構造の理解を深めさせる．

授業内容	実施日	(前・後)期　(90・180)分×15回
	1	義肢装具療法にかかわる各専門職の役割から基本的な流れを教授する．また義肢装具の支給システム(関連する法律や基本的制度など)について，専門職として知っておくべき内容について教授する．
	2	装具療法の目的，装具の基本構造，材質など総論的な内容について教授する．
	3	脳卒中片麻痺患者に対する装具療法の重要性，特に下肢装具について教授する．片麻痺患者の病態像からどのような装具を適応させるのかについて教授する．
	4	同上
	5	整形外科的疾患に適応する装具について上肢，下肢，体幹に分けて，各疾患の病態像を理解させながら適応装具について教授する．
	6	脊髄損傷(頸髄損傷，脊髄損傷)の病態像から適応する装具について教授する．頸髄損傷では損傷レベルにより適応させる上肢装具を，脊髄損傷では損傷レベルにより適応させる下肢装具について教授する．
	7	同上
	8	関節リウマチ(RA)，末梢神経損傷，小児疾患(脳性麻痺，整形外科的疾患)の症状を理解させ，その適応装具について紹介する．
	9	切断に関する総論と切断患者に対するリハビリテーション(断端管理，義肢装着訓練など)について教授する．
	10	義肢の総論について，基本構造，適合判定について教授する．
	11	大腿義足について，各基本構造別に様々な種類の紹介と特徴について教授する．また義足装着時の異常歩行について，その原因を義足側，患者側からの分析とその対応策について教授する．
	12	下腿切断，股離断，膝離断，サイム，足部の切断患者に適応させる義足について，その種類，特徴的構造，適合判定，異常歩行について教授する．
	13	義手に関する基本構造，切断部位に対する適応義手，その種類について教授する．
	14	車椅子の基本構造，適合判定について，さらに疾患ごとの車椅子の適応について教授する．また脳性麻痺，筋ジストロフィーを中心とした座位保持装置について，その基本構造と適応について教授する．
	15	歩行補助具，移乗用具，自立生活支援用具，環境制御装置について紹介し，どのような疾患の場合に適応させるのかについてその代表例を中心に教授する．
	+α	装具製作演習を通じて製作工程を知り，適合判定への知識を整理し，理解を深める．

評価方法：	

参考書籍・文献：
1) 日本整形外科学会，日本リハビリテーション医学会(監)：義肢装具のチェックポイント，第8版．医学書院，2014
2) 日本義肢装具学会(監)，飛松好子，高嶋孝倫(編)：装具学，第4版．医歯薬出版，2013
3) 日本義肢装具学会(監)，澤村誠志，田澤英二，内田克彦(編)：義肢学，第3版．医歯薬出版，2015
4) 川村次郎，陳隆明，古川宏，林義孝(編)：義肢装具学，第4版．医学書院，2009
5) 澤村誠志：切断と義肢，第2版．医歯薬出版，2016
6) 加倉井周一，初山泰弘，渡辺英雄(編)：装具治療マニュアル 疾患別・症状別適応．医歯薬出版，2000
7) 高田治実(監)，豊田輝，石垣栄司(編)：義肢・装具学 異常とその対応がわかる動画付き．羊土社，2016
8) その他

特記事項

Check Sheet

各章で学習した内容を復習するための穴埋め問題です．
どれだけ内容を理解できたか腕試しをしてみましょう．

第1章 義肢装具の基礎知識

Q1 義肢装具は（　　　　　）と称され，関係する法制度に優先順位があるため，
（　　　　　）や（　　　　　）によって交付制度が異なる．
Q2 身体障害者手帳で支給交付される補装具は，（　　　　　）法に基づく．
Q3 運動中に身体にかかる外力は（　　　　），（　　　　），（　　　　）の3つである．
Q4 運動中に身体にかかる内力は（　　　　），（　　　　），（　　　　）の3つである．
Q5 歩行周期は（　　　　）期60％，（　　　　）期40％で構成される．
Q6 歩行中の重心は（　　　　）にあり，前額面で（　　　　）に移動する．
Q7 歩行時に生じる床反力は（　　　　）に向かい，それに釣り合うように（　　　　）を発生させている．
Q8 （　　　　）装具は治療を目的とした一時的使用のため給付され，（　　　　）装具は治療終了後あるいは症状固定後に給付される．
Q9 公的給付制度の優先順位は，戦傷病者特別援護法，労働者災害補償制度，（　　　　）制度，（　　　　）制度，（　　　　）制度の順となる．
Q10 障害者総合支援法と介護保険法で共通している補装具や日常生活用具については，（　　　　）法による支給が優先される．

第2章 装具

Q11 装具の目的は，体重支持，（　　　　）の予防または矯正，（　　　　）の固定や保護，（　　　　）の代償や補助，（　　　　）の制御などがある．
Q12 装具の種類は，（　　　　）による分類，（　　　　）による分類，（　　　　）による分類，（　　　　）による分類，（　　　　）による分類などがある．
Q13 脳卒中片麻痺の下肢装具は，（　　　　）からの時期などを考慮し，処方する．
Q14 脳卒中発症後早期から（　　　　）装具による歩行訓練が有効である．
Q15 短下肢装具は，（　　　　）と（　　　　）に大きく分けられる．
Q16 整形外科的治療に用いる上肢装具は，主に（　　　　）のための装具が適応となる．

解答

Q1 補装具，製作時期，目的➡2頁／**Q2** 障害者総合支援➡2頁／**Q3** 重力，床反力，慣性力➡8頁／**Q4** 筋張力，弾性力，粘性力➡8頁／**Q5** 立脚，遊脚➡10頁／**Q6** 骨盤内，横8の字➡11頁／**Q7** 重心，関節モーメント➡11頁／**Q8** 治療用，更生用➡16頁／**Q9** 医療保険，社会福祉，生活保護➡17頁／**Q10** 介護保険➡21頁／**Q11** 変形，病的組織，失われた機能，不随意運動➡24頁／**Q12** 法制度，使用目的，装着部位，構成材料，機能➡25頁／**Q13** 発症➡42頁／**Q14** 長下肢➡42頁／**Q15** プラスチック製，金属支柱付➡49頁／**Q16** 良肢位保持➡54頁

Q17 上肢装具は，肩関節では（　　　），（　　　）や（　　　）が適応疾患である．

Q18 上肢装具は，骨折後では（　　　）の目的で用いられる．

Q19 上肢装具は，肘関節では（　　　）に対して用いられることが多く，そのほかテニス肘など各種（　　　）が適応疾患である．

Q20 上肢装具は，前腕・手関節・手指では（　　　）や（　　　）などが適応疾患で，（　　　）や良肢位保持の目的で用いることが多い．

Q21 整形外科的治療に用いる下肢装具は，関節運動を（　　　）するためや（　　　）するための装具，外傷後や観血的治療後の患部への負荷を軽減するための（　　　）装具，（　　　）をするための装具に分類される．

Q22 人工股関節全置換術や人工骨頭置換術後には，脱臼予防のための（　　　）装具が適応となる．

Q23 膝・足・足部の変形予防や変形矯正には，各種装具や（　　　）が適応となる．

Q24 整形外科的治療に用いる脊椎疾患装具（体幹装具）の目的は（　　　）である．

Q25 脊椎疾患装具は，（　　　）法での適応部位によってCO・CTO・CTLO・TLO・LSO・SOに分類される．

Q26 脊椎変形の代表的疾患として（　　　）がある．変形の評価には，国際的な指標である（　　　）をX線画像にて測定する．

Q27 脊髄損傷の装具療法は，（　　　）によりさまざまな上下肢装具が適応となる．

Q28 脊髄損傷は，損傷部位や程度により（　　　）もしくは（　　　）に分類される．

Q29 関節リウマチの装具の効果としては，（　　　），（　　　），（　　　），（　　　）などがあげられる．

Q30 スワンネック変形の装具には，（　　　）や（　　　）などがある．

Q31 末梢神経障害の装具療法は，その機能面から（　　　）と（　　　）に区分される．

Q32 （　　　）麻痺，（　　　）麻痺，（　　　）麻痺に対しては，上肢装具が適応となる．

Q33 （　　　）や（　　　）による下肢麻痺に対しては，軽量の下肢装具が適応となる．

Q34 脳性麻痺児に用いる装具や器具は，起立（立位保持）や歩行の安定性を向上させるだけでなく，（　　　）や（　　　）の予防や（　　　）の助長が促されるものでなければならない．

Q35 発育性股関節形成不全は，最も多い3〜6か月の時期には（　　　）を使用する．

解答

Q17 腱板損傷，鎖骨骨折，上腕骨骨折→54頁／**Q18** 整復位固定→54頁／**Q19** 拘縮治療，スポーツ損傷→54頁／**Q20** 骨折，熱傷，変形予防→54頁／**Q21** 制限，誘導，免荷，変形矯正→58頁／**Q22** 外転→58頁／**Q23** 足底板→58頁／**Q24** 固定（運動制限）→69頁／**Q25** AAOS分類→69頁／**Q26** 脊椎側彎症，コブ（Cobb）角→73頁／**Q27** 損傷された髄節の高位→79頁／**Q28** 完全麻痺，不完全麻痺→79頁／**Q29** 変形の予防，痛みの軽減，障害進行の予防，動作の円滑化→88頁／**Q30** 三点支持型装具（リングスプリント），指用ナックルベンダー→91頁／**Q31** 静的装具，動的装具→95頁／**Q32** 正中神経，尺骨神経，橈骨神経→95頁／**Q33** 腓骨神経麻痺，ポリオ後遺症→95頁／**Q34** 変形，拘縮，発達→99頁／**Q35** リーメンビューゲル→100頁

第3章 切断

Q36 切断の原因は（　　　）と（　　　）がある．

Q37 近年は下肢切断のほうが多く，原因として（　　　）や（　　　）による切断が増えている．

Q38 切断のうち関節部位で切り離されることを（　　　）と呼ぶ．

Q39 切断に際しては可能なかぎり（　　　）かつ（　　　）の長さを長くすることが原則である．

Q40 （　　　）することが術前管理の目的であり，術後は創が治癒したあとに出現する切断に特有な（　　　）をコントロールすることを目的に管理する．

Q41 浮腫を軽減して早期の断端の成熟を促進するために（　　　）や（　　　）などの断端ケアを実施する．

Q42 大腿切断では（　　　）の屈曲・外転・外旋の拘縮をきたしやすく，下腿切断では（　　　）の屈曲拘縮をきたしやすい．

Q43 生活のなかでは，（　　　）を予防するために良肢位を保持する．

Q44 （　　　）法では，切断術後から義肢を装着して起立・歩行することで，早期に社会生活へ導くことを期待できる．

第4章 義肢

Q45 義肢の種類には，（　　　）による分類，（　　　）による分類，（　　　）による分類，（　　　）による分類がある．

Q46 義肢の構成要素は（　　　），（　　　），（　　　）からなる．

Q47 義肢の適合判定には，（　　　）アライメント，（　　　）アライメント，（　　　）アライメントの順番で評価する．

Q48 （　　　）は失った四肢が存在していた空間に感覚を知覚する現象で，近年は（　　　）の有効性の報告が多い．

Q49 大腿義足は，近年では（　　　）や（　　　）などの血行障害を起因とするものが増加しており，加えて切断者の（　　　）が大きな特徴である．

Q50 大腿切断では，立脚時の膝折れや遊脚時の下腿のスムーズな振り出しが障害されるなど，（　　　）に関する問題を生じやすい．

Q51 大腿義足歩行では義足側や切断者側の問題でさまざまな（　　　）がみられる．

解答

Q36 外傷，疾病→102頁／**Q37** 末梢循環障害，糖尿病→103頁／**Q38** 離断→104頁／**Q39** 末梢，断端→105頁／**Q40** 術後のリハを円滑に実施，合併症→113頁／**Q41** soft dressing, rigid dressing→116頁／**Q42** 股関節，膝関節→118頁／**Q43** 関節拘縮→118頁／**Q44** 術直後義肢装着→121頁／**Q45** 切断部位，構造，処方時期，機能→126頁／**Q46** ソケット，支持部，ターミナルデバイス→126頁／**Q47** ベンチ，静的，動的→133頁／**Q48** 幻肢，鏡療法（ミラーセラピー）→133頁／**Q49** 閉塞性動脈硬化症，糖尿病，高齢化→135頁／**Q50** 膝機能→135頁／**Q51** 異常歩行→151頁

Q52 下腿義足ソケットには( )式・( )式・( )式・( )式があり，患者の身体機能や生活環境に合わせた選択が必要である．

Q53 アライメント異常は断端とソケットの不適合により，( )や( )の原因となるため，入念な調整が必要である．

Q54 サイム切断は( )の場合，適応が問題となることが多い（禁忌とされている）．

Q55 義手は，装着して( )するため，あるいは残存能力および外力を利用して( )するために用いる．

Q56 能動義手とは，上肢帯および体幹の随意的な運動を力源として，( )と( )を介して肘継手や手先具を操作する義手のことをいう．

Q57 筋電義手は，能動義手に比べて外観がよく，( )，( )，( )といった利点がある．

第5章　そのほかの補装具，福祉用具

Q58 車椅子は，歩行困難者の移動能力を補う重要な( )である．

Q59 車椅子は，歩行困難者自らによる( )する側面と，移動を介助する介助者の( )する側面に作用する．

Q60 座位保持装置は，( )や( )といった座位保持姿勢をとることが困難な症例に対して用いる．

Q61 歩行補助具とは，( )と( )に大別される．

Q62 杖は，視覚障害者が用いる( )とその他の身体障害による( )に大別される．

Q63 歩行器は，平行棒と杖の中間的な存在であり，広い( )を確保して歩行時の安定性を保つことができる．

Q64 リフトは移乗困難な者を移乗させる( )である．

Q65 ( )は自力で殿部を動かせない場合に使用する．

Q66 仙骨や尾骨に( )がある場合は，ボードでの移乗は禁忌となる．

Q67 ( )や( )は，C5レベルの脊髄損傷や筋萎縮性側索硬化症（ALS），筋ジストロフィーなど上肢近位筋力の低下した患者の自立を支援する用具である．

Q68 ( )は，残存機能に応じたスイッチを選択することで，家庭用電化製品などの操作が可能となる機器である．

Q69 ECSは，( )，( )による重度身体機能障害者に使用されることが多く，( )以上の重度障害者が給付対象となる．

解答

Q52 PTB, PTS, KBM, TSB→157頁／**Q53** 創傷形成，異常歩行→157頁／**Q54** 女性→169頁／**Q55** 外観をよく，手の機能を代行→171頁／**Q56** ハーネス，ケーブル→171頁／**Q57** 把持力が強い，動作が行いやすい，疲れにくく着脱が容易→171頁／**Q58** 補装具→188頁／**Q59** 移動を支援，負担を軽減→188頁／**Q60** 脳性麻痺，筋ジストロフィー→205頁／**Q61** 杖，歩行器→212頁／**Q62** 白杖，歩行補助杖→213頁／**Q63** 支持基底面→217頁／**Q64** 福祉用具→220頁／**Q65** トランスファーボード→221頁／**Q66** 褥瘡→221頁／**Q67** BFO，PSB→222頁／**Q68** 環境制御装置（ECS）→226頁／**Q69** 高位頸髄損傷，筋萎縮性側索硬化症（ALS），身体障害者手帳2級→227頁

索引

和文

あ

アーチサポート 65
アームサポート 194
アームスリング 54
アウトリガー付 MP 関節伸展用
　スプリント 97
悪性腫瘍 103, 166
アクリル 33
足こぎ車椅子 191
足継手 47
　── チェックポイント 48
　── の種類 37
圧迫骨折 71
あぶみ 47
アライメント 9, 65, 113
アライメントスタビリティ 140
アルミニウム 32
安全膝 141
安全ピン型スプリント 58
アンダーアーム型装具 74

い

イオノマー 33
意見書, 装具の処方 6
移乗台, 入浴時の 223
異常歩行 14, 135, 157
　── の原因と対応 152, 163
移乗用具 220
一本杖 82
医療用装具 16
インストルメンテーション 71
インヒビターバー 41, 52

う

ウィリアムス型装具 71
ウィンドラス機構 65
ウェルニッケ・マン肢位 39
運動学 7

え

液圧支持 132
腋窩支持型クラッチ 214
腋窩スリング 74
エネルギー蓄積型足部 130, 170
エポキシ樹脂 34
遠位指節間関節(DIP 関節) 58, 96
エンゲン型 83

お

大阪医科大学型(OMC 型) 74
オーダーメイド車椅子 188
オープンショルダーソケット
　　　　　　　　　　　　173
オスグッド・シュラッター病 62
オッペンハイマー型装具 97
オフセット式 36
オルトップ® AFO 51

か

カーボン 35, 92
カーボン製長下肢装具 98
下位運動ニューロン障害 95
介護保険 17, 21
外側ソールウェッジ 66
外側縦アーチ 65
外側フレアヒール 66
階段昇降訓練 123
外転股継手 35
回転盤, 入浴時の 223
外転歩行 141, 153
開排位装具 100
外反 13
外反扁平足 65, 67, 94
外反母趾 94
解剖学的立位肢位 8
外力 8
下顎骨固定(SOMI)ブレース 76
踵接地時の回旋 155
鏡療法 134
下肢関節運動 10
下肢関節モーメント 11

下肢筋活動 12
下肢切断 123
下肢切断部位 105, 127
下肢装具 58
　──, 脳卒中 39
下肢末梢神経障害 98
荷重ブレーキ膝 141
顆上部支持式自己懸垂ソケット
　　　　　　　　　　　　109
下垂足 38
下腿義足 120, 157
　── のアライメント 159
下腿式義足, 足部切断用 170
下腿切断 107, 112
下腿の前傾角度(SVA) 43
肩関節装具 30, 54
肩関節離断 107
肩義手 107, 108, 179
肩腱板損傷 54
肩継手 174
肩吊り帯 131
片手用爪切り 224
肩の機能障害に対する特殊装具
　　　　　　　　　　　　82
カットオフヒール 66
過度の膝継手安定 156
過度の腰椎前彎 154
カナディアン式股義足 166
カフ 45
カプナースプリント 58, 91
可変摩擦膝 141
構えと体位 8
殻構造 126
ガラス繊維 34
仮合わせ, 装具 28
仮義肢 16, 128
ガレンガー型スプリント 97
簡易手すり, 入浴時の 223
環境制御装置(ECS) 226
間欠性跛行 70, 103
関節可動域(ROM)の評価 40
関節拘縮 120
関節リウマチ(RA) 67, 87
　──, 車椅子 203
完全麻痺 79

235

カンツアー型 206

き

機械的制御膝 141
偽関節 56
義肢
　── のアライメント 133
　── の種類 126
　── の適合 132
義肢処方 120
義肢装着訓練 116, 123
義肢装着前訓練 118
義肢装着方法 121
義手 171
　── の操作訓練指導 182
　── の名称 127
義足 110
　── のコントロール訓練 122
　── の名称 127
義足歩行のメカニズム 143
拮抗筋 8
機能肢位 54
機能的電気刺激（FES）49
機能的膝装具 61
ギプス・シーネ 64
ギプス包帯 28, 116
基本的立位肢位 8
逆トーマスヒール 66
逆ナックルベンダー 57, 91
キャスター（自在輪），車椅子 196
キャンバー角 200
吸着式ソケット 108, 131, 136, 172
胸郭バンドハーネス 176
胸椎移行部疾患 77
胸椎パッド 74
共同運動パターン 45
胸腰椎装具 69
曲鈎 177
虚血 114
ギヨン管症候群 96
起立訓練 119
近位指節間関節（PIP 関節）
　　　　　　　　 57, 96, 106

筋萎縮性側索硬化症（ALS）
　　　　　　　　 202, 227, 228
筋ジストロフィー 202, 210
筋収縮の分類 8
金属支柱コンベンショナル型
　KAFO 45
金属支柱付 AFO 51
筋電義手 129, 184
筋力サポート 60

く

空圧制御膝 141
靴型装具 65, 82, 89
駆動装置 197
駆動輪（主輪）196
クラッチ 197, 214
クラビクルバンド 55
クルーケンベルグ切断 109
車椅子 81, 188
　── の基本構造 192
　── の処方，採寸 198
クレンザック継手 47, 71
訓練用仮義肢 128

け

頸胸椎装具 76
頸胸腰椎装具 69
脛骨骨幹部骨折 67
脛骨神経麻痺 98
痙縮の評価 41
頸・上位胸椎装具 69
頸髄損傷 82
痙性片麻痺歩行 15
携帯用会話補助装置 225
頸椎カラー 75, 90
頸椎装具 69, 75
ケイデンス 13
鶏歩 15, 38
ケーブル，義手 171
ケーブルハウジング 180
けり上げの不同 155
肩甲胸郭間切断 107
幻肢 114, 133

幻肢痛 114, 120, 133
懸垂装置 131
健側補高の効果 43

こ

更衣関連用具 224
高位頸髄損傷 227
後距腓靱帯 63
膠原病 87
後骨間神経麻痺 97
交互歩行装具 85
後十字靱帯（PCL）30, 61
硬性装具 61
更生用装具 16, 115
　── の給付制度 19
公的医療保険 18
後方板ばね支柱短下肢装具 50
絞扼性ニューロパチー 95, 97
コーレス骨折 56
股外転継手 59
股関節装具 58
股関節離断 110
股義足 110, 120, 166
国際標準化機構（ISO）104
腰バンド 131
腰ベルト 69
骨格構造 126
股継手 59
　── の種類 35
コックアップスプリント 56, 97
骨直結義肢 129
骨盤運動 10
骨盤帯付長下肢装具（HAKFO）
　　　　　　　　 82, 84
骨癒合 58
　──，平均癒合日数 55
固定式リフト 221
固定膝 140
コブ角 73
コミュニケーション関連用具
　　　　　　　　 225
コルゲーション 50, 52
コルセット 3, 69
ころがり運動（rolling）35

コンテイメント療法 69
コントロールケーブルシステム
　　　　　　　132, 171
コンプレッション値 138

さ

座位 8
採型，採寸 2, 27
座位保持装置 205
　――の適合判定 209
サイム義足 168
サイム切断 105, 107, 112
作業用義肢 129
作業用義手 177
鎖骨骨折用装具 55
坐骨支持型長下肢装具 58, 60, 69
坐骨支持シェル 68
坐骨支持免荷装具 31, 68
坐骨収納型ソケット（IRC）
　　　　　　　137, 148, 150
坐骨神経麻痺 98
差し込み式ソケット
　　　　　131, 135, 172, 173
サッチヒール 66
サブオルソレン 33
作用点 8
作用・反作用の法則 7
猿手 95
三角布 54
三点支持型装具 91
三辺形ソケット型装具 68

し

シート，車椅子 193
シールインライナー 131
弛緩性運動麻痺 98
支持基底面 9, 212
四肢麻痺 79, 82
矢状面 9
自助具 84, 92
姿勢制御歩行器 99
姿勢と構え 8
姿勢反射 9

持続的他動運動器（CPM） 54, 63
支柱 46
支点 8
自動車運転補助装置 84
シニアカー 191
自発的反応制御歩行器 99
四辺形吸着式ソケット 147, 149
四辺形ソケット 68, 136
尺側偏位防止用装具 91
尺骨神経麻痺 96
舟状骨骨折 56
舟状骨パッド 65
重心 9
　――の移動 10
修正 Ashworth 尺度（MAS） 41
シューホーン型短下肢装具
　　　　　　　31, 42, 50
従来義肢装着法 122
ジュエット型装具 31, 71
手関節機能的把持装具 83
手関節背屈保持装具 56
手関節離断 107, 109
手根骨骨折 56
手根中手関節（CM 関節）56, 96
手指腱損傷 56
手指骨折 56
手指装具 56
術後管理 114
術前管理 113
術直後義肢 128
　――装着法 121
手動車椅子 189
手動リフト式普通型 190
手内筋プラス肢位 57
手内筋マイナス肢位 96
ジョイスティック 83
上位運動ニューロン障害 95
障害者総合支援法
　　　　　4, 29, 128, 189, 227
償還払い方式 20
踵骨棘 66
上肢切断 123
上肢切断部位 104, 127
上肢装具 54
小切断 104

掌側脱臼防止用装具 91
小児麻痺 98
小児用装具 99
踵腓靱帯 63
上腕義手 108, 178
上腕義手ソケット 172
上腕骨外側上顆炎 56
上腕骨骨折 54
上腕切断 107
初期屈曲角 146
初期内転角 147
食事関連用具 222
ショパール関節離断 105, 107, 169
処方 2
処方箋 4
シリコーンライナー 118
シリコーン 34
自立生活支援用具 222
シルバーカー 218
シレジアバンド 131
心筋梗塞 103
シングルクレンザック足継手 37
神経筋疾患，車椅子 202
神経腫 133
人工股関節置換術 59, 89
人工骨頭置換術 59
人工膝関節置換術 89
身体障害者更生相談所 6
身体障害者手帳 4, 115
身体障害者福祉法 128
身体障害者用車椅子 191
伸展筋剝離骨折 58
伸展ロック付のヒンジ 71

す

スイスロック膝継手 36, 47
垂直柄包丁 92
水平面 9
スウェーデン式膝装具 63
スタインドラー型装具 71
スタック型指装具 58
スタティックアライメント
　　→静的アライメントをみよ
スタビライザー 86, 99

スタンプシュリンカー® 117
ステッキホルダー 202
ステンレス鋼 32
ストッキングエイド 224
ストライド 13
スナイダー吊り具 69
スパイダースプリント 97
スパイラル型装具 57
スプリットソケット 109
スプリント 3
すべり運動（sliding） 35
スポーツ用車椅子 191
スワンネック変形 88, 91

せ

生活保護法 19
正中神経麻痺 95
静的アライメント 9, 133, 149, 160
静的安定機構 140
静的装具 26, 95
整容関連用具 224
セーフティーピン 91
脊髄小脳変性症 202
脊髄神経 79
脊髄性小児麻痺 98
脊髄損傷，車椅子 201
脊髄損傷の装具 79
脊髄損傷レベルの高位表示 79
脊椎圧迫骨折 71, 90
脊椎疾患装具 69
脊椎側彎症 73
切断 104, 166
切断（多肢切断），車椅子 202
ゼロ肢位 54
繊維強化プラスチック（FRP） 34
旋回ノブ 84
前額面 9
前距腓靱帯 63
仙骨ベルト 70
前十字靱帯（ACL） 30, 61
尖足 107
仙椎装具 69
全面接触式下腿義足（TSB）
　　　　　　　　132, 159
前腕義手 109, 178
前腕義手ソケット 173
前腕支持型クラッチ 214
前腕切断 108
前腕装具 56

そ

早期義肢装着法 121
装具
　　── の基本構造 29
　　── の材料 31
　　── の製作 26
　　── の定義 24
　　── の適合 29, 44
　　── の分類 25
装具支給の法制度 29
装具療法の効果判定 29
装飾用義肢 128
装飾用義手 176
創離開 119
足圧中心 8
足関節靱帯損傷の重症度分類 64
足関節装具 63
足関節部骨折 67
足底装具 65
足底板 67
足板 47
足部アーチ 65
足部切断 107, 112
足部切断用義足 169
側方支柱付サポーター 61
側彎の部位分類 73
ソケット 130
　　── の適合 157
足角 13
ソックスエイド 92, 224
ソフトカラー 75
損傷高位 79

た

ターミナルデバイス 130
ダーメンコルセット 69
ターンテーブル 167
ターンバックル機構継手付 55
体位 8
体幹装具 69
　　── の基本構造 30
体幹の側屈 152, 164
大切断 104
大腿義足 110, 120, 135
大腿骨近位部骨折 58
大腿切断 110
台付爪切り 92, 224
大殿筋歩行 14
体内力源義手 177
ダイナミックアライメント
　　　　→動的アライメントをみよ
タイピングエイド 84
ダイヤルロック股継手 35
ダイヤルロック膝継手 36, 47
ダイヤルロック肘継手 55
代理受領方式 20
対立バー 96
多脚杖 214
多軸式 36
多軸足 130
多軸膝 139
多節リンク式膝継手 111
多発神経炎 202
足袋式義足 170
ダブルクレンザック足継手
　　　　　　　　37, 51, 68
ダブルニーアクション 111
短下肢装具（AFO） 48, 98, 100
短靴付長下肢装具 31
単脚支持期 10
単脚杖 214
単式コントロールケーブルシステム 178, 180
単軸足 130
単軸膝 139
単軸ヒンジ型膝継手 111
炭素鋼 32
短対立装具 56, 83, 95
断端訓練 118
断端ケア 115
断端神経腫 114
断端痛 114, 120

断端袋 34, 124
弾力包帯 116

ち

チタン 32, 92
中手指節間関節(MP関節) 56, 96
中足骨骨幹部骨折 66
中足骨頭痛 66
中足骨切断 107
中足骨パッド 52, 65
中足骨部切断 169
中等度側彎症 73
肘部管症候群 96
虫様筋カフ 57
長下肢装具(KAFO) 45, 85, 98
調節式足継手付AFO 38
長対立スプリント 57
長対立装具 56, 83, 96
重複歩距離 13
長柄ブラシ 92
治療用装具 16
　——の給付制度 18
治療用装具装着証明書 6

つ

ツイスター 100
対麻痺 79
対麻痺用装具 85
杖 212
杖先ゴム 216
杖歩行パターン 216
継手 132, 174
　——の種類と特徴 35
継手位置の決定 35
継手付AFO 100
継手付プラスチックAFO 51
槌指 56
槌趾 39, 94
槌趾用装具 52
吊り下げギプス包帯法 54

て

ティッピングレバー 193
ティネル徴候 95
定摩擦膝 141
ティルティング機構 197
ティルト式車椅子 189
テーラー型装具 71
手押しハンドル 196
適合判定 2, 28
　——のポイント，装具 47
手義手 109, 177
テコの原理 8
手先具 171, 174, 177
鉄 32
手継手 174
テニス肘 56
テノデーシスアクション 83
手部切断 109
デュシェンヌ現象 60
デュシェンヌ歩行 14
電磁ブレーキ 197
電動車椅子 83, 190
　——の基本構造 192
電動ハンド 185
電動フック 185
転倒防止装置 193

と

動筋 8
橈骨遠位端骨折 56
橈骨神経麻痺 97
動的安定機構 140
動的アライメント
　9, 133, 151, 163, 168
動的装具 26, 95
糖尿病 103
動力義肢 129
動力義手 177
トーマス型懸垂装具 97
トーマスバー 66
特異的腰痛 69
特発性側彎症 73
トラス機構 65

トランスファーボード
　81, 204, 221
ドリンガー式足部 129
トレンデレンブルグ徴候 60
トレンデレンブルグ歩行 14
トングズ 76

な

内側ウェッジヒール 65
内側型変形性膝関節症 60
内側縦アーチ 65
内側月形しん 65
ナイト型装具 70
ナイトブレース 50
内反 13
内反尖足 15, 39
内反尖足変形 107
内反足 65
内反捻挫 64
内力 8
ナイロン 34
ナックルベンダー 57, 91, 96
軟性コルセット 34

に・ね

二重膝作用 10
日常生活用具 17
二分脊椎 86
入浴関連用具 223
入浴用車椅子 191
ネックリング 73
熱傷 56

の

脳梗塞 103
脳性麻痺(CP) 99, 210
　——，車椅子 202
脳卒中片麻痺の装具 39
能動義手 129, 176
　——の制御システム 180
能動ハンド 174
能動フック 175

ノースウエスタン型ソケット 173
ノーリフティングポリシー 221
伸び上がり歩行 39, 141, 154, 168

は

パーキンソン病 202
パーキンソン歩行 14
バージャー病 103
ハーネス 131, 171, 175
バイオメカニクス 7
背臥位 8
排泄関連用具 223
倍動肘ヒンジ継手 109
ハイブリッド型 KAFO 45
白杖 213, 216
発育性股関節形成不全 100
バックサポート 194
バッテリー，電動車椅子 196
パッテン底 68
パッド付バンド装具 63
ばね定数 50
バルーン椎体形成術 71
ハローブレース 76
半月 45
半側空間無視 45
反張膝 39, 43, 63
パンツェルン装具 31
ハンドリム 195, 200
万能カフ 223
万能ハンドル 92

ひ

ヒールクッション 66
腓骨神経麻痺 38, 98
膝
　── のインパクト 155
　── の過安定 163
　── の過屈曲 163
膝当て（膝パッド） 46
膝過伸展 43
膝関節屈伸運動 119
膝関節装具 60

膝関節マルアライメント 61
膝関節離断 111
膝義足 168
膝継手 46, 138
　── チェックポイント 48
　── の種類 35
　── の不安定 156
膝軟性装具 61
肘関節拘縮 55
肘関節装具 55
肘関節離断 106, 108
肘義手 108, 178
肘台付杖 216
肘継手 174
ヒステリシス（履歴効果） 50
ピストン運動 165
ピックアップ（4点）歩行器 217
ヒップサポーター 60
ヒッププロテクター 59, 88
非特異的腰痛 69
標準断端 108
ピンカム 64
ヒンジ型肘継手 108

ふ

ファンクショナルブレース 61
ファンロック膝継手 36
フィラデルフィアカラー 76
フォークォーター切断 107
ぶかぶか装具 100
不完全麻痺 79
副子 3
複式コントロールケーブルシステム 178, 181
フットサポート 195
フットスラップ 154
プライムウォーク® 85
プラスチック短下肢装具 28
プラットフォーム杖 92
フランケル分類 79
ブルンストロームステージ（BRS） 40
ブレーキ，車椅子 196
フレーム，車椅子 192

フレクション型装具 71
ブロンボード 99
分回し歩行 15, 141, 154

へ

米国脊髄損傷協会（ASIA） 79
閉塞性血栓性血管炎（TAO） 103
閉塞性動脈硬化症（ASO） 103
平面形状型 206
ヘッドサポート 194
ペルテス装具 68
変形性関節症（OA） 67, 89
変形性股関節症 59, 60
変形性膝関節症 60
片側骨盤切断 110
胼胝 94
ベンチアライメント 9, 132, 147, 160, 167
片麻痺，車椅子 201

ほ

ホイップ 155, 165
ポーゴスチック装具 68
ポータブルトイレ 223
歩隔 13
歩行器 212
　── の種類と適応 217
歩行周期 10, 163
歩行補助具 92, 212
歩行補助杖 213
歩行率 13
母指 CM 関節症，関節固定術 56
母指指節間関節（母指 IP 関節） 96
ボストン型装具 74
補装具 3
歩速応答 140, 145
ボタン穴変形 91
ボタンエイド 92
ボツリヌス治療 44
歩幅 13
ポリウレタン 34
ポリエステル 34
ポリエチレン 33

ポリ塩化ビニール 33
ポリオ 98
ポリオ後症候群 98
ポリネックカラー 75
ポリプロピレン 33
本義肢 16, 128

| ま |

マウススティック 84
マジックハンド 92, 225
末梢循環障害 103
末梢神経障害 38
　――の装具 95
松葉杖 69, 82, 216

| み・む |

ミュンスター型ソケット 173
ミラーセラピー 134
ミルウォーキー型装具 73
無軸足 130

| め |

メタタルザルバー 66
メディアルスラスト 164
免荷装具 67

| も |

モーメント 7
モールド型 71, 206
モジュラー型 121, 206
モジュラー車椅子 189
木綿 34

| や・ゆ |

夜間装具 89
油圧式 37
油圧制御膝 142
油圧制動足継手（GS） 49
遊脚期 10
遊脚相 164

遊脚相制御 141
床反力 8
ユニバーサルカフ 81, 84
指切断 109
指用逆ナックルベンダー 58
指用ナックルベンダー 57

| よ |

腰仙装具 69
腰痛 69, 73
腰部脊柱管狭窄症（LCS） 70
羊毛 34
横アーチ 65, 66

| ら |

ライナー 131
ラテラルスラスト 163
ランチョ型装具 57, 83

| り |

リーストラップ 52, 82
リーチャー 92, 225
リーメンビューゲル 34, 100
リウマチ靴 94
力点 8
リクライニング機構 197
リクライニング式車椅子 189
リスフラン関節離断 105, 107, 169
離断 104, 166
立位 8
立脚期 10
立脚相 163
立脚相制御 139
リフト 220
流体制御膝 141
リュックサックハーネス 109
両脚支持期 10
良肢位 54
療養費払い 3
リング型装具 57
リングストラップ 52
リングスプリント 91

リングロック膝継手 36, 47

| れ |

レッグサポート 195
レディメイド車椅子 188
レバーループ 181

| ろ・わ |

労働者災害補償制度 19, 21
ロールオン 131
ロッカー機能 14, 41
ロッカーバー 66
ロフストランド杖 92, 216
鷲手 57, 96

数字・欧文

| 数字 |

3 点固定の原理 25, 29, 50, 61
4 点固定の原理 61
6 分間歩行試験 13
8 字ハーネス 175
9 字ハーネス 176
10 m 歩行速度 13

| A |

abducted gait 153
ACL（anterior cruciate ligament）
　　　　　　　　　　　　30, 61
ADL 訓練 119
ADL での補助用具 84
AFO（ankle foot orthosis）
　　　　　　　　48, 82, 98, 100
ALS（amyotrophic lateral sclerosis）
　　　　　　　　　202, 227, 228
ASIA（American Spinal Injury Association） 79
ASO（arteriosclerosis obliterans）
　　　　　　　　　　　　　103

B

balloon kyphoplasty 71
bench alignment 133
BFO（balanced forearm orthosis）
　　　　　　　　　81, 82, 222
BRS（Brunnstrom recovery stage）
　　　　　　　　　　　　40
Buerger 病 103

C

C バー 95
cane 214
Chopart 関節離断 105, 107, 169
circumduction gait 154
clavicle band 55
claw toe 52
CM 関節（carpometacarpal joint）
　　　　　　　　　　56, 96
CO（cervical orthosis）69
Cobb 角 73
Colles 骨折 56
controlled environment treatment
　（CET）116
CP（cerebral palsy）99
CPM（continuous passive motion）
　　　　　　　　　　54, 63
crutch 214
CTLO（cervico-thoracic-lumbo orthosis）69
CTO（cervico-thoracic orthosis）69

D

delayed prosthetic fitting 121
DIP 関節（distal interphalangeal joint）58, 96
DIP 関節補助装具 58
Duchenne 現象 60
Duchenne 歩行 14
DynaCox® 股継手付 35
dynamic alignment
　　　　　9, 133, 151, 163, 168
dynamic orthosis 26

dynamic splint 95

E

early prosthetic fitting 121
ECS（environmental control system）226
excessive heel rise 155
excessive lumbar lordosis 154
excessive stability of prosthetic knee 156

F

FES（functional electrical stimulation）49
foot rotation 155
foot slap 154
forequarter amputation 107
Frankel 分類 79
functional brace 55

G・H

GS（Gait Solution®）37, 49
Guyon 管症候群 96
HAKFO（hip knee ankle foot orthosis）84
halo ring 76
hanging cast 法 54
hip disarticulation prosthesis 120

I

IADL（instrumental activities of daily living）訓練 123
immediate postoperative prosthetic fitting 121
instability of prosthetic knee 156
instrumentation 71
intermittent claudication 70
intrinsic plus position 57
IP 関節（interphalangeal joint）96

J・K

JIS 規格 191
KAFO（knee ankle foot orthosis）
　　　　　　　45, 82, 85, 98
──チェックポイント 48
──を構成するパーツ 45
KBM 式下腿義足 159
Klenzak 足継手 47
Krukenberg 切断 109

L

lateral bending of the trunk 152
lateral thrust 60
LCS（lumber spiral canal stenosis）70
Lisfranc 関節離断 105, 107, 169
LSO（lumbo-sacral orthosis）69

M

mallet finger 56
MAS（modified Ashworth scale）41
Milwaukee brace 73
MP 関節（metacarpophalangeal joint）56, 96
MP 関節補助装具 57, 96
MSW（medical social worker）115

N・O

No lifting policy 221
OA（osteoarthritis）67, 89
OMC（Osaka Medical College）74
Osgood-Schlatter 病 62

P

PC（posture control）walker 99
PCI（physical cost index）13
PCL（posterior cruciate ligament）30, 61
PCW（posture control walker）85
PDA（plantar dorsiflexion assist）37

PDC（plantar dorsiflexion control）
　足継手　37, 47
Perthes 病　68
phantom pain　133
PIP 関節（proximal interphalangeal
　joint）　57, 96, 106
PIP 関節補助装具　58
pogo-stick brace　68
polycentric knee　139
Prime Walk　85
PSB（portable spring balancer）
　　　　　　　　　81, 82, 222
PTB 式下腿義足　157
PTB 免荷装具　67
PTS 式下腿義足　158

| R |

RA（rheumatoid arthritis）67, 87
　——の頸椎病変と装具　89
　——の手指変形に対する装具
　　　　　　　　　　　　91
　——の脊椎病変と装具　90
RB（Riemenbügel）34, 100
rest splint　95
RGO（reciprocating gait orthosis）85
RIC 型（Rehabilitation Institute of
　Chicago）81, 83
Rie strap　52
rigid dressing　116

rigid type 装具　64
ROM（range of motion）41

| S |

SACH 足　130
Saturday night palsy　96
screw home movement　35
semi rigid dressing　116
semi rigid type サポーター　64
SG 規格　218
SHB（shoe-horn brace）50
single axis knee　139
Snyder sling　69
SO（sacral orthosis）69
soft dressing　116
SOMI（sternal occiput mandibular
　immobilization）brace　76
SPEX 式　36
SRC（spontaneous reaction control）
　walker　99
stance phase control　139
static alignment　9, 133, 149, 160
static orthosis　26
stiff knee gait　39
SVA（shank to vertical angle）43
swing phase control　141
Syme 義足　112, 168
Syme 切断　105, 107, 112

| T |

T ストラップ　38, 41, 47, 51
TAO（thromboangiitis obliterans）
　　　　　　　　　　　　103
tenodesis action　83
terminal swing impact　155
TES ベルト　131
Tinel 徴候　95
TLO（thoracic-lumbo orthosis）69
toe crest　52
trans-femoral[A/K：above-
　knee]prosthesis　120
trans-tibial[B/K：below-knee]
　prosthesis　120
Trendelenburg 徴候　60
Trendelenburg 歩行　14
trilateral socket hip abduction
　orthosis　68
TSB（total surface bearing）
　式下腿義足　132, 159

| V・W・Y・Z |

vaulting gait　154
walker　212
Wernicke-Mann posture　39
whip　155
Y ストラップ　38, 41, 47
Zancolli 分類　79

243